O MITO DO COLESTEROL

O MITO DO COLESTEROL

POR QUE A DIMINUIÇÃO DO SEU COLESTEROL
NÃO REDUZIRÁ O RISCO DE DOENÇAS CARDÍACAS

JONNY BOWDEN E STEPHEN SINATRA

Tradução
JEFERSON LUIZ CAMARGO
WALDÉA BARCELLOS

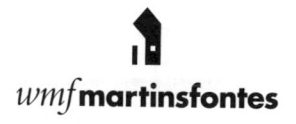

wmf **martinsfontes**

Esta obra foi publicada originalmente em inglês, em 2012,
com o título THE GREAT CHOLESTEROL MITH
por Fair Winds Press, selo do Quarto Publishing Group USA Inc.

Copyright © 2012 Fair Winds Press
Copyright do texto © 2012 Jonny Bowden e Stephen Sinatra

Todos os direitos reservados. Este livro não pode ser reproduzido, no todo ou em parte, nem armazenado em sistemas eletrônicos recuperáveis nem transmitido por nenhuma forma ou meio eletrônico, mecânico ou outros, sem a prévia autorização por escrito do Editor.

Copyright © 2016, Editora WMF Martins Fontes Ltda.,
São Paulo, para a presente edição.

1ª edição 2016
3ª tiragem 2022

Tradução	*Jeferson Luiz Camargo*
	Waldéa Barcellos
Preparação de texto	*Vera Lúcia Pereira*
Revisão técnica	*Sara Krasilcic*
Acompanhamento editorial	*Sorel Silva*
Revisões	*Ivany Picasso Batista*
	Marisa Rosa Teixeira
Produção gráfica	*Geraldo Alves*
Paginação	*Studio 3 Desenvolvimento Editorial*

Dados Internacionais de Catalogação na Publicação (CIP)
(Câmara Brasileira do Livro, SP, Brasil)

Bowden, Jonny
 O mito do colesterol : por que a diminuição do seu colesterol não reduzirá o risco de doenças cardíacas / Jonny Bowden e Stephen Sinatra ; tradução Jeferson Luiz Camargo, Waldéa Barcellos. – São Paulo : Editora WMF Martins Fontes, 2016.

 Título original: The great cholesterol myth : why lowering your cholesterol won't prevent heart disease-and the statin-free plan that will.
 ISBN 978-85-469-0115-9

 1. Colesterol – Aspectos de saúde – Obras de divulgação 2. Coração – Doenças – Etiologia – Obras de divulgação 3. Coração – Doenças – Prevenção – Obras de divulgação I. Sinatra, Stephen. II. Título.

	CDD-616.12
16-06296	NLM-WG 200

Índices para catálogo sistemático:
1. Coração : Doenças : Medicina 616.12

Todos os direitos desta edição reservados à
Editora WMF Martins Fontes Ltda.
Rua Prof. Laerte Ramos de Carvalho, 133 01325.030 São Paulo SP Brasil
Tel. (11) 3293.8150 e-mail: info@wmfmartinsfontes.com.br
http://www.wmfmartinsfontes.com.br

JB:
Para Robert Crayhon, que me ensinou sobre nutrição.
Para Anja Christy, que me ensinou tudo o mais.
E para Michelle, que me ensina diariamente o que significa amar de verdade.

SS:
Para minha filha Marchann, editora de meu site www.heartmdinstitute.com. Sua ajuda foi inestimável para que eu chegasse à verdade sobre a medicina integrativa. Você é uma defensora incansável dos pacientes, sempre em busca da verdade em meio a um mar de dissimulações.
Sou muito abençoado por ter você em minha vida.
Com amor,
Papai

"Nunca subestime as convicções do convencional, particularmente na medicina."
– WILLIAM DAVIS, M.D.

SUMÁRIO

Prefácio		XI
Capítulo 1	Por que você deve ser cético a respeito do colesterol como um indicador de doenças do coração	1
Capítulo 2	"O colesterol é inofensivo!"	19
Capítulo 3	Inflamação: A verdadeira causa das doenças cardíacas	41
Capítulo 4	Açúcar: O verdadeiro vilão da alimentação	59
Capítulo 5	A verdade sobre a gordura: Não é o que você pensa	85
Capítulo 6	O embuste da estatina	117
Capítulo 7	Ajude seu coração com esses suplementos	165
Capítulo 8	Estresse: O assassino silencioso	195
Capítulo 9	Juntando tudo: Um programa simples e fácil para um coração e uma vida saudáveis!	231

Glossário	271
Notas	283
Sobre os autores	307
Agradecimentos	309
Índice remissivo	313

"A mente é como um guarda-chuva – só funciona se for aberto."

– ANTHONY J. D'ANGELO

PREFÁCIO

DUZENTOS ANOS ATRÁS, fazia parte da rotina médica retirar sangue dos pacientes, purgá-los e envolver o corte com ataduras. A sangria era o tratamento-padrão para um grande número de doenças, o que já se praticava desde a época do médico e filósofo Galeno, ou seja, há quase dois milênios. Para a sistematização teórica da época, havia quatro humores corporais – sangue, fleuma, bílis negra e bílis amarela. Por ser considerado dominante, o sangue requeria o maior equilíbrio para devolver a saúde a um paciente.

A maleta de qualquer médico continha uma variedade de lancetas, escarificadores de aspecto brutal e, a partir de primórdios do século XIX, sanguessugas. Na verdade, seu uso era tão corriqueiro que era usual referir-se aos próprios médicos como "sanguessugas". Os melhores dentre eles encontravam facilmente as melhores veias para determinadas doenças e sabiam exatamente onde aplicar as sanguessugas para obter os melhores resultados terapêuticos. Um grande número de protocolos também determinava a quantidade ideal de sangue a ser extraído ou o número de sanguessugas a ser aplicadas. Muitos médicos escreveram longos textos, em que descreviam suas próprias técnicas de sangria, e os apresentavam em grandes congressos médicos.

A ideia toda era absurda, sem dúvida, conforme demonstrou, nos primórdios do século XVII, William Harvey, o primeiro a descobrir e descrever corretamente o funcionamento do sistema circulatório. Contudo, o fato de não existir nenhuma base "científica" para o uso das sanguessugas não impediu que, há duzentos anos, ainda houvesse médicos que as usassem e que chegavam a aplicar cinquenta delas em um único paciente. No caso de George Washington, por exemplo, extraíram quase dois litros de sangue na tentativa de tratar-lhe uma infecção de garganta, um procedimento que, junto com a anemia dele decorrente, terminou por matar o paciente.

Hoje, quando pensamos nessas práticas, só nos resta ficar perplexos e, ao mesmo tempo, gratos pelo fato de que nenhum médico nos fará sangrar com lancetas ou sanguessugas e de que a medicina moderna, assentada em bases verdadeiramente científicas, não irá nos expor a esses tratamentos de bases tão nebulosas. Sem dúvida, com todos os estudos científicos realizados em grandes instituições de todo o mundo, os médicos atuais nunca ignorariam as provas concretas nem buscariam tratamentos desnecessários e, provavelmente, prejudiciais. Será mesmo?

Infelizmente, hoje muitos médicos têm a mesma "mentalidade de rebanho" dos médicos desse passado remoto. Às dezenas de milhares, tratam uma doença inexistente com medicamentos que estão longe de ser benéficos. E não o fazem com base em dados científicos irrefutáveis, mas porque eles, como seus colegas de dois séculos atrás, estão solidamente apegados às concepções predominantes. Qual é a doença inexistente? O colesterol alto.

A grande maioria dos leigos tem sido tão bombardeada por tantas informações falsas sobre o colesterol que quase todos acreditam cegamente que se trata de algo nocivo e que, quanto menos o tivermos, tanto melhor. O fato é que nada poderia estar mais longe da verdade.

O colesterol é uma molécula essencial sem a qual a vida não existiria; sua importância é tamanha que praticamente qualquer célula do corpo é capaz de sintetizá-lo. Entre seus outros atributos, o colesterol é uma das principais moléculas estruturais, uma conformação que dá origem a outras substâncias de enorme importância. Se conseguíssemos remover todo o colesterol de nosso corpo, "[esta carne] tão sólida se desintegraria e dissolveria, fundindo-se em orvalho"*, como escreveu

---

* Trecho adaptado de uma fala da peça *Hamlet* (Ato I, Cena 2): "Oh, that this too, too sullied flesh would melt, / Thaw, and resolve itself into a dew, (…)." [N. do T.]

Shakespeare. Isso para não dizer que não teríamos ácidos biliares, vitamina D nem hormônios esteroides (inclusive os hormônios sexuais), uma vez que todos têm por base o colesterol.

Apesar da natureza essencial do colesterol, os médicos de todas as partes do mundo receitam medicamentos que consomem bilhões de dólares para tentar impedir sua síntese natural. O fato de que o uso desses medicamentos só prolongue a vida de uma insignificante minoria de pacientes é esquecido por médicos que continuam a receitá-los e pela indústria farmacêutica, que nunca para de produzi-los e vendê-los. Como pudemos chegar a uma situação tão lastimável?

Há sessenta anos, o Dr. Ancel Keys, um pesquisador pouco conhecido fora do meio acadêmico, sozinho, colocou-nos nesse caminho da paranoia do colesterol, ao propor o que se tornou conhecido como "hipótese lipídica". Esse pesquisador concluiu que o excesso de colesterol era a causa das doenças cardíacas. De início, ele pensou que a gordura alimentar, em geral, aumentava os níveis de colesterol, mas, com o passar dos anos, passou a acreditar que a gordura saturada era a verdadeira responsável pelo aumento desses níveis. (Essa ideia das gorduras saturadas como vilãs está tão entranhada na mente dos autores dos livros sobre alimentação e saúde que as palavras "gorduras saturadas" quase nunca vêm escritas com neutralidade; na verdade, são sempre complementadas por "gorduras saturadas que entopem as artérias".) Esse é, mais ou menos, o fundamento da hipótese lipídica: as gorduras saturadas aumentam os níveis de colesterol, e esse aumento leva às doenças do coração. É simples assim, mas carece de veracidade. Essa hipótese nunca foi comprovada, razão pela qual continua a ser chamada de *hipótese* lipídica.

Devido à influência de Keys, os pesquisadores das últimas cinco décadas têm trabalhado arduamente em laboratórios de várias partes do mundo, com o objetivo de encontrar provas concretas que transformem essa hipótese em fato, mas até o momento estão longe de encontrá-las. Ao longo do processo, porém, eles expandiram enormemente nosso conhecimento da bioquímica e da fisiologia da molécula do colesterol. Graças a seus esforços, hoje sabemos que o colesterol é conduzido pela corrente sanguínea ligado às proteínas transportadoras, e esses complexos de proteínas e colesterol recebem o nome de lipoproteínas. Sua classificação se faz conforme sua densidade: HDL (lipoproteína de alta densidade), LDL (lipoproteína de baixa densidade), VLDL (lipoproteína de muito baixa densidade) e outras. Algumas dessas lipoproteínas são consideradas boas (HDL), e outras ruins (LDL). E, como seria de esperar, os laboratórios farmacêuticos criaram medicamentos destinados a aumentar as primeiras e reduzir as segundas.

Contudo, essa indústria agiu com muita precipitação. Os pesquisadores descobriram um tipo de lipoproteína chamada LDL, pequena e densa (ou de tipo B), que, na verdade, pode vir a ser um fator de risco para as doenças cardíacas. O problema é que esse tipo pequeno e denso de LDL de tipo B é agravado exatamente pela dieta que os defensores da hipótese lipídica têm aclamado há décadas como a melhor de todas para evitar as doenças do coração: a dieta com baixo teor de gordura e rica em carboidratos. Acontece que as gorduras, sobretudo as saturadas, reduzem a quantidade dessas partículas LDL pequenas e densas, enquanto a dieta com baixo teor de gordura, tão recomendada, faz com que aumentem. O contrário das partículas LDL pequenas e densas são as partículas LDL grandes e esponjosas que, além de inócuas, são também saudáveis. Contudo, os medicamentos que reduzem o colesterol ruim (LDL) também reduzem as saudáveis.

Deveriam ter aparecido falhas na sólida consolidação da hipótese lipídica (que agora basicamente afirma que os altos níveis de LDL causam doenças cardíacas), quando um estudo recente mostrou que, dentre quase 140 mil pacientes hospitalizados por problemas de coração, quase a metade tinha níveis de LDL *inferiores* a 100 mg/dL (nos últimos anos, 100 mg/dL foi considerado o nível terapêutico ideal para o LDL). Em vez de dar um passo atrás, coçar a cabeça e pensar *Humm, nesse caso talvez tenhamos tomado o caminho errado*, os autores do estudo concluíram que, talvez, o nível terapêutico de 100 mg/dL para o LDL ainda fosse excessivamente alto e precisasse ser mais reduzido. Essa é a mentalidade de rebanho desses pesquisadores lipofóbicos.

O nutricionista Jonny Bowden, Ph.D., e o cardiologista Stephen Sinatra, MD*, escreveram este livro em coautoria para refutar o excesso de informações equivocadas sobre o colesterol, as lipoproteínas e a hipótese lipídica. Com base em fatos comprovados, escreveram um livro que, além de acessível aos leigos, apresenta uma hipótese muito mais válida sobre o que realmente causa as doenças cardíacas e muitas outras, como o diabetes, a hipertensão e a obesidade – um livro que abrirá os olhos do leitor e lhe ensinará a separar o joio do trigo. Se você está preocupado com seus níveis de colesterol, ou pensando em tomar um medicamento capaz de reduzi-los, é imprescindível que leia este livro! Nele, encontrará todo um conjunto de conhecimentos que lhe permitirá tomar uma decisão extremamente bem fundamentada. E estamos convencidos de que sua leitura lhe dará tanto prazer quanto deu a nós.

Michael R. Eades, MD
Mary Dan Eades, MD
Maio de 2012
Incline Village, Nevada

---

* A abreviação MD, que provém do latim e significa "Medicinae Doctor", é muito usada nos Estados Unidos, no Canadá e em alguns países da Europa, com o significado de "médico". Apesar de traduzido literalmente como "doutor em medicina", o MD não tem necessariamente um doutorado. [N. do T.]

CAPÍTULO 1

POR QUE VOCÊ DEVE SER CÉTICO A RESPEITO DO COLESTEROL COMO UM INDICADOR DE DOENÇAS DO CORAÇÃO

NÓS DOIS RESOLVEMOS ESCREVER ESTE LIVRO por acreditarmos que você tem sido enganado, mal informado e, em alguns casos, ouvido mentiras explícitas sobre o colesterol.

Acreditamos que estranhas misturas de informações equivocadas, estudos cientificamente questionáveis, ganância corporativa e propaganda enganosa conspiraram para criar um dos mitos mais indestrutíveis e nocivos da história médica: aquele segundo o qual o colesterol é a causa das doenças cardíacas.

Os milhões de dólares gastos em incontáveis campanhas de *marketing* destinadas a perpetuar esse mito tiveram sucesso em nos manter focados em um personagem relativamente secundário na história das doenças do coração, criando um mercado para os medicamentos redutores de colesterol que anualmente consome mais de 30 bilhões de dólares. A verdadeira tragédia é que, ao voltar toda a nossa atenção para o colesterol, praticamente ignoramos as *verdadeiras* causas das doenças cardíacas: a inflamação, a oxidação, o açúcar e o estresse.

Na verdade, como este livro vai lhe ensinar, os números relativos ao colesterol são indicadores muito frágeis dessas doenças; mais da metade das pessoas hospitalizadas por ataque cardíaco têm níveis perfeitamente normais de colesterol, e cerca de metade das pessoas com altos níveis de colesterol têm corações normais e saudáveis.

Muitas das diretrizes dietéticas gerais aceitas e promovidas pelo governo e por grandes organizações de saúde, como a American Heart Association [Associação Norte-Americana do Coração], estão direta ou indiretamente relacionadas com a fobia do colesterol. Essas diretrizes-padrão nos advertem a restringir a quantidade de colesterol que ingerimos, apesar do fato de que, para pelo menos 95% da população, o colesterol na *alimentação* praticamente não exerce nenhum efeito sobre o colesterol no *sangue*.

Essas diretrizes nos advertem sobre os perigos das gorduras saturadas, apesar de a relação entre gordura saturada na alimentação e doenças cardíacas nunca ter sido convincentemente demonstrada e a pesquisa mostrar que a substituição da gordura saturada por carboidrato na alimentação na verdade *aumenta* o risco de doenças do coração.

Nós dois nos tornamos céticos sobre a teoria do colesterol em momentos diferentes de nossas carreiras, percorrendo caminhos distintos até chegar à mesma conclusão: o colesterol não causa doenças cardíacas.

Também acreditamos que, ao contrário das gorduras trans, por exemplo, as gorduras saturadas *não* são o equivalente dietético das ovas de Satã (e mostraremos por quê). Finalmente, mais importante é o fato de acreditarmos piamente que acabamos pagando um alto preço por nossa obsessão nacional por reduzir os níveis de colesterol. A colesterolmania levou-nos a concentrar toda nossa energia em uma molécula bastante inócua, que tem uma relação periférica com as doenças cardíacas, e, ao mesmo tempo, ignorar as *verdadeiras* causas dessas doenças.

◀ O QUE VOCÊ PRECISA SABER

- O colesterol tem um papel secundário nas doenças cardíacas.
- Os níveis de colesterol são apenas um modesto previsor dos ataques cardíacos.
- Metade das pessoas com doenças do coração tem colesterol normal.
- Metade das pessoas com colesterol alto tem corações saudáveis.
- A diminuição do colesterol tem benefícios extremamente limitados.

Explicaremos ao leitor, cada um a seu modo, como nos tornamos céticos em relação ao papel desempenhado pelo colesterol e por que acreditamos fervorosamente que a informação contida neste livro pode salvar sua vida.

DR. JONNY

Antes de me tornar nutricionista e, posteriormente, escritor, fui *personal trainer*. Trabalhava nos clubes Equinox para condicionamento físico em Nova York, e a grande maioria dos meus clientes só queria uma coisa: perder peso. Estávamos na década de 1990, quando as gorduras eram consideradas a inimiga alimentar número um, e as gorduras saturadas eram consideradas *particularmente* nocivas porque todos "sabíamos" que elas entupiam as artérias, aumentavam os níveis de colesterol e provocavam doenças cardíacas. Portanto, como a maioria dos meus colegas de profissão, eu submetia meus clientes a dietas baixas em gorduras e os estimulava a fazer toneladas de exercícios aeróbicos e um pouco de exercícios com pesos.

E isso funcionava.

Às vezes.

Quase sempre, a estratégia não dava bons resultados.

Vejamos o caso de Al, por exemplo, um empresário incrivelmente bem-sucedido e poderoso, com sessenta e poucos anos de idade e uma barriga enorme da qual não conseguia se livrar. Al vinha fazendo uma dieta muito baixa em gorduras, infindáveis exercícios aeróbicos na esteira de sua casa e, ainda assim, quase não perdia peso. Se tudo o que me haviam ensinado em minha formação de *personal trainer* estivesse certo, aquilo não devia estar acontecendo.

Mas estava.

Então Al decidiu-se por algo que eu não aprovava. Começou a fazer a Dieta Atkins.

Não se esqueça de que aqueles eram os tempos em que nos ensinavam que as gorduras, em particular as saturadas, eram o que havia de pior. Tínhamos aprendido que "precisávamos" de carboidratos para ter energia e sobreviver (isso não é verdade, mas essa é uma discussão que pode ficar para outro livro). Também haviam nos ensinado que as dietas com altos teores de proteínas, como a de Atkins, eram perigosas e prejudiciais, em grande parte porque todas aquelas gorduras saturadas iriam entupir nossas artérias, aumentar nosso colesterol e provocar um infarto.

Não havia dúvida, portanto, de que Al estava à beira de um desastre. A questão é que ele não estava.

Ele não só começou a perder peso e aquela grande "barriga em forma de maçã", como também passou a ter mais energia e a sentir-se tão bem como não se sentia há décadas. De minha parte, eu estava impressionado com os resultados obtidos por Al, mas convencido de que ele teria um alto preço a pagar e de que, quando os resultados de seus exames de sangue anuais chegassem, eu poderia cantar vitória.

Mas não foi o que aconteceu.

Os níveis de triglicérides de Al – um tipo de gorduras encontradas na corrente sanguínea e em outras partes do corpo – haviam diminuído, sua pressão arterial estava ótima e o colesterol havia aumentado um pouco, mas seu colesterol "bom" (HDL) havia aumentado mais do que seu colesterol "ruim" (LDL), de modo que, em termos gerais, seu médico estava muito satisfeito.

Bem naquela época, um bioquímico chamado Barry Sears veio a Nova York para fazer uma série de seminários nos clubes Equinox, dos quais participei sem pestanejar. Sears, cujos livros sobre a Dieta da Zona tinham vendido milhões de exemplares, trazia uma nova abordagem que podemos resumir em quatro palavras: *coma gorduras, perca peso*. (Se Sears não fosse um bioquímico com formação no MIT, é bem provável que teria sido alvo de risadas e zombarias. Contudo, suas credenciais e seu extraordinário conhecimento do corpo humano tornavam muito difícil não levá-lo a sério.)

Sears não foi o primeiro a introduzir as gorduras e proteínas na dieta e a recomendar que comêssemos menos carboidratos. Atkins, cuja dieta original tinha sido aquela adotada por Al com resultados tão salutares, vinha dizendo coisas parecidas desde 1972. Porém, toda a contestação às ideias de Atkins centrava-se no fato de que, por ser rica em gorduras saturadas, sua dieta poderia resultar em doenças do coração. Portanto, ainda que muitas pessoas admitissem, sem muita convicção, que quem seguisse esse programa conseguiria perder peso facilmente, todas (inclusive eu) acreditavam que o preço a pagar incluiria um risco muito maior de vir a ter alguma doença cardíaca.

Entretanto, meus olhos me contavam uma história bem diferente, e não somente devido ao que se passara com Al. Os mesmos resultados vinham sendo obtidos por outros clientes. Cansados de não obter resultados com as dietas pobres em gorduras e ricas em carboidratos, eles decidiram mandar as precauções às favas e adotar a Dieta de Atkins, a Protein Power Diet [Dieta das Proteínas], e outras, igualmente caracterizadas pela presença de altos teores de proteínas e gorduras. Estavam ingerindo mais gorduras – inclusive mais gorduras saturadas –, mas não estavam tendo nenhum problema, a menos que considerássemos problemático o fato de alguém se sentir melhor e emagrecer.

E isso me fez pensar.

Por que não estávamos tendo bons resultados com nossos clientes que seguiam fielmente dietas com baixos teores de gorduras e faziam um monte de exercícios aeróbicos? Por outro lado, por que nossos pacientes que vinham fazendo dietas baixas em carboidratos estavam tendo resultados excelentes em seus exames de sangue e, com isso, deixando seus médicos extremamente surpresos? E se tudo que nos haviam ensinado sobre o perigo das gorduras saturadas não fosse tão correto quanto havíamos imaginado? E se o que nos haviam ensinado sobre as gorduras saturadas estivesse parcialmente errado, qual seria a relação entre gorduras e colesterol? Seria tudo tão simples como me haviam ensinado?

Depois de tudo, mesmo voltando aos anos 1990, quando só se falava em colesterol "bom" e colesterol "ruim", ainda era evidente que, acima de tudo, a gordura saturada havia exercido um efeito positivo tanto sobre o colesterol de Al quanto sobre o de muitos de meus outros clientes. As gorduras saturadas haviam aumentado seus níveis do colesterol HDL muito mais do que os do colesterol LDL. Será que toda essa questão do colesterol não seria um pouco mais complicada do que eu e todos os demais tínhamos acreditado?

Por fim, contrariando o pensamento dominante, perguntei a mim mesmo: "E se toda a teoria de que o colesterol causa doenças cardíacas não fosse nada além de um equívoco?" Se assim fosse, o efeito das gorduras saturadas sobre o colesterol seria bem irrelevante, não?

E foi então que comecei a ler os estudos que tratavam do assunto. O Lyon Diet Heart Study[1] [Estudo de Lyon sobre Dieta do Coração] descobriu que certas mudanças dietéticas e de estilo de vida conseguiam diminuir as mortes em cerca de 70%, além de diminuir as mortes por problemas cardiovasculares em impressionantes 76%, tudo sem praticamente alterar os níveis de colesterol. O Nurses' Health Study[2] [Estudo da Saúde das Enfermeiras] descobriu que 82% das doenças coronarianas podiam ser atribuídos a cinco fatores, nenhum dos quais tinha a ver com a diminuição do colesterol. E isso era só a ponta de um *iceberg* que não parava de crescer.

Ao contrário do que todos pensavam, estudo após estudo sobre dietas ricas em proteínas e pobres em carboidratos, incluindo as dietas ricas em gorduras saturadas, mostravam que os exames de sangue das pessoas que as faziam eram semelhantes aos de Al. A saúde delas realmente *melhorava* com essas dietas. Os níveis de triglicérides baixavam. Outros indicadores de risco de doenças do coração também melhoravam.

Na metade da década de 1990, retomei o curso de nutrição para obter meu certificado de nutricionista. Posteriormente, doutorei-me em nutrição holística e obtive o título de especialista em nutrição pela Certification Board for Nutrition Specialists [Conselho de Certificação para Especialistas em Nutrição], uma instituição associada à American College of Nutrition [Colégio Americano de Nutrição]. Durante meus estudos, aprendi que eu não era o único a questionar a relação entre gorduras saturadas, colesterol e doenças do coração. Conversei com muitos outros profissionais de saúde que compartilhavam minhas dúvidas, até mesmo com uma das maiores especialistas do país em bioquímica de lipídios, a Dra. Mary Enig, cuja carreira acadêmica foi totalmente dedicada ao estudo das gorduras e que acredita não existir absolutamente nada que nos leve a temer as gorduras saturadas. (A propósito, Enig fez algumas das primeiras pesquisas sobre gorduras trans, que para ela são as verdadeiras vilãs da dieta norte-americana, e não as gorduras saturadas, opinião com a qual estou totalmente de acordo.) Enig não está sozinha ao pensar que sofremos uma lavagem cerebral coletiva sobre o tema das gorduras saturadas e do colesterol. Ela afirmou que, quando os norte-americanos consumiam produtos naturais, com níveis elevados de gorduras, como cremes, manteiga, carnes de animais alimentados em regime de pastoreio, leite integral e outros alimentos tradicionais, o índice de doenças cardíacas era apenas uma fração do que é hoje. Como tantos de nós, ela começou a se perguntar insistentemente se seria apenas uma coincidência que as duas pandemias globais – obesidade e diabetes – passaram a ocorrer mais ou menos na época em que abolimos coletivamente esses alimentos, devido à fobia ao colesterol e às gorduras saturadas na dieta, e começamos a substituí-los por óleos vegetais, carboidratos processados e, por último, pelas gorduras trans.

Enig era muito ativa em um grupo pelo qual passei a ter grande respeito: A Fundação Weston A. Price, que leva o nome de um pesquisador pioneiro nos campos da dieta e da saúde. Essa fundação defende abertamente os alimentos "tradicionais" não processados, o que inclui a manteiga, o leite integral, a carne de animais alimentados em regime de pastoreio e outros alimentos que foram demonizados pelo poder e influência então vigentes sobre o colesterol, por seu conteúdo relativamente alto de gorduras saturadas. A fundação também prestou o grande serviço de chamar a atenção para o fato de que, quando os norte-americanos ingeriam esses alimentos regularmente – por exemplo, nos primórdios do século XX –, as doenças cardíacas eram muito menos comuns do que hoje.

Ao longo de minha carreira, analisei as estratégias que pareciam funcionar para as pessoas mais saudáveis e longevas do mundo e descobri que a redução do colesterol não tem quase *nada* a ver com a diminuição das doenças cardíacas e, em definitivo, nada a ver com a longevidade. Estudo após estudo, como o de Lyon mencionado anteriormente, têm demonstrado que a redução do risco de ter doenças do coração não tem absolutamente nada a ver com a redução dos níveis de colesterol.

E há um número cada vez maior de estudos e relatos médicos demonstrando que os verdadeiros responsáveis pelos danos nas artérias são a oxidação e a inflamação, e que o colesterol é, nessa história toda, pouco mais que um tipo de lipídio inocente ao qual se vinham imputando todas as culpas. A oxidação e a inflamação, ao lado do açúcar e do estresse (retomaremos a abordagem desse tema nos capítulos 4 e 8), eram, sem sombra de dúvida, os maiores responsáveis pelo envelhecimento do corpo. Parecia-me, na época – e hoje parece muito mais –, que *esses* eram os vilões em que devíamos nos concentrar, e não em uma molécula bastante inocente que é profundamente essencial à saúde humana.

Naquela altura, eu estava convencido de que havíamos sido maciçamente enganados sobre o papel do colesterol nas doenças cardíacas e também sobre os riscos das gorduras saturadas. Uma de minhas maiores frustrações foi tentar convencer meus clientes de que, se eles seguissem uma dieta à base de mais proteínas e mais gorduras, não só não morreriam, como também teriam avanços significativos no controle de seu peso e na saúde de seu coração. Contudo, eu vinha entrando constantemente em choque com os médicos de meus clientes, que acreditavam piamente no mito de que a gordura saturada seria fatal, pelo fato de entupir as artérias, elevar os índices de colesterol e, finalmente, provocar uma doença cardíaca.

Voltemos a 2010.

Em 2010, a Fair Winds Press – a editora que havia publicado meus 13 livros ao longo de sete anos – apresentou-me uma ideia. "Que tal escrever um livro sobre como diminuir o colesterol com alimentos e suplementos?", perguntaram-me.

Respondi que provavelmente eu não seria a pessoa ideal para escrever um livro desses, porque não acreditava que a redução do colesterol tivesse tanta importância.

Como o leitor pode imaginar, minha resposta provocou um espanto coletivo. A curiosidade dos meus editores foi muito além do que eu poderia imaginar. "Como a diminuição do colesterol pode *não* ser importante?", eles queriam saber. "Os médicos não acreditam que os altos índices de colesterol são a causa das doenças do coração? E

também não acreditam que reduzi-lo é a coisa mais importante a fazer quando o que está em jogo é evitar os ataques cardíacos?"
"É assim mesmo que eles pensam", respondi. "Só que estão errados." Intrigados, meus editores me pediram mais informações. Sugeri que começassem por explorar o *site* The International Network of Cholesterol Skeptics, www.thincs.org. Mandei-lhes vários estudos revisados por pares que punham em dúvida a relação entre gorduras saturadas e doenças cardíacas, e enviei-lhes o impecável trabalho investigativo de Gary Taubes, premiado autor de textos científicos cujas exaustivas investigações sobre o papel das gorduras no coração (começando por seu artigo semanal publicado no *New York Times*, "What If It's All Been a Big Fat Lie?" ["E se tudo for uma grande mentira?"]) foram cruciais para chamar a atenção para a profunda fragilidade da conexão entre gorduras saturadas, colesterol e doenças cardíacas.

Meu amigo Steve Sinatra não é apenas cardiologista registrado no Conselho de Medicina Norte-Americano, mas também psicoterapeuta e nutricionista. Como eu, também é membro do Colégio Americano de Nutrição. Steve já acredita há muito tempo que nos venderam gato por lebre em toda essa questão relativa ao colesterol. A história de como ele chegou à mesma conclusão que eu é fascinante e inclui sua experiência pessoal como conferencista e educador de algumas das maiores empresas farmacêuticas do mundo.

Steve promovia os medicamentos à base de estatinas e acreditava piamente no mito "colesterol-causa-doenças-cardíacas", que mais tarde abandonamos.

Leia agora sua história, escrita em suas próprias palavras, e comece a ver por que nós dois queremos tão fervorosamente revelar a verdade sobre o colesterol e as doenças do coração.

DR. SINATRA

Hoje, a maioria dos médicos lhe receitará algum medicamento à base de estatina – talvez até o incomodem de tanto insistir – se os seus índices de colesterol estiverem altos. E eles assim o farão mesmo que você não apresente indícios de doenças cardíacas, seja você homem, seja mulher e tenha a idade que tiver. Na cabeça deles, ao reduzir seu colesterol você estará evitando alguma doença do coração.

Já houve época em que eu também acreditava nisso. Fazia sentido, com base nas pesquisas e informações médico-científicas que então predominavam. Acreditei nisso a ponto de fazer conferências nas quais recomendava esse tipo de medicação. Eu era pago para dar consultoria a alguns dos maiores fabricantes de estatinas, e minhas conferências eram regiamente pagas. Virei o menino do coro do colesterol, cantando o refrão do colesterol alto como o grande vilão das doenças cardíacas. Por sorte, eu não corria tanto risco de só dizer inverdades, pois havia alguns medicamentos que o faziam baixar. Mudei de opinião anos atrás, quando comecei a notar evidências conflitantes entre meus pacientes. Vi, por exemplo, muitos deles que, apesar de apresentar baixos índices de colesterol total – de apenas 150 mg/dL! –, ainda assim desenvolveram cardiopatias.

Naquela época, insistíamos com os pacientes para que fizessem angiografias (método invasivo de realização de um exame radiográfico para confirmar a presença de obstruções nas artérias coronárias), quando eles apresentavam sintomas suficientes de dor toráxica, obtinham resultados limítrofes nos testes ergométricos e, sobretudo, quando seus níveis de colesterol fossem superiores a 280 mg/dL. Fazíamos isso porque, em nossa profissão, havia a crença generalizada de que qualquer pessoa com colesterol alto corria o risco de ter um ataque cardíaco.

Usávamos a técnica de tomografia para verificar o mau estado de suas artérias. E, de fato, às vezes encontrávamos artérias doentes, mas isso nem sempre acontecia. Muitas artérias estavam perfeitamente saudáveis. Esses resultados me diziam alguma coisa diferente da mensagem do grupo dominante: que não se tratava simplesmente de um problema associado ao colesterol.

Diante dessas discrepâncias, comecei a pesquisar e investigar o pensamento convencional sobre o colesterol e a aprofundar minha investigação das pesquisas existentes sobre esse tema. Descobri que outros médicos que haviam feito descobertas semelhantes tinham tomado conhecimento de que esses estudos vinham sendo manipulados. Por exemplo, o bioquímico George Mann, da Universidade de Vanderbilt, que havia participado do mundialmente famoso Framingham Heart Study [Estudo Cardiológico de Framingham], descreveu mais tarde a hipótese do colesterol como indicador de doenças cardíacas como "a maior fraude perpetrada contra o público norte-americano".

Essa e outras vozes dissonantes foram abafadas pelo coro do colesterol. Até hoje, tudo que foi publicado – e que monopolizou a atenção da mídia – defende o paradigma do colesterol e parece contar com o apoio da indústria farmacêutica e de produtos com baixos índices de gorduras, bem como das principais agências reguladoras e organizações médicas.

De minha parte, porém, deixei de fazer parte do coro que defendia esse paradigma. Parei de acreditar e vou agora dizer por quê.

Descobri que a vida não pode seguir existindo sem o colesterol, uma matéria-prima básica criada pelo fígado, pelo cérebro e por quase todas as células do corpo. As enzimas o convertem em vitamina D, em hormônios esteroides (como nossos hormônios sexuais – o estrógeno, a progesterona e a testosterona) e sais biliares para digerir e assimilar as gorduras. Está presente na maior parte das membranas que circundam as células e nas estruturas no interior delas.

O cérebro é particularmente rico em colesterol e responde por cerca de um quarto do que dele temos em nosso corpo. A adiposa bainha de mielina que reveste cada célula e fibra dos nervos é formada por mais ou menos um quinto de colesterol. Não surpreende que se tenha encontrado uma conexão entre o colesterol produzido naturalmente e as funções mentais. Os níveis mais baixos são associados a um fraco desempenho cognitivo.

Lembro-me de um juiz federal – que aqui chamarei de Sílvio – que veio se consultar comigo. Estava tomando estatinas e reclamou que sua memória estava tão comprometida que, por iniciativa própria, renunciou ao cargo. Seu nível de LDL havia baixado a 65 mg/dL. Pedi-lhe para abandonar as estatinas e comer muitos ovos orgânicos, ricos em colesterol, e dentro de um mês seu nível de LDL já estava acima de 100 mg/dL. Sua memória voltou com força total. (A perda de memória é um efeito potencial dos medicamentos que fazem baixar o colesterol.)

Alguns pesquisadores sugerem que os médicos devem ser extremamente cautelosos ao receitar estatinas aos idosos, particularmente aos que estão fragilizados. Estou de pleno acordo. Já vi pessoas frágeis ficarem ainda mais fracas e muito mais propensas a contrair infecções. Embora isso tenha me surpreendido na época, hoje não me causa nenhuma surpresa. O colesterol tem um papel muito importante no combate às bactérias e infecções. Em San Francisco, um estudo com 100 mil participantes saudáveis ao longo de 15 anos constatou que aqueles com valores baixos de colesterol eram muito mais propensos à internação hospitalar por conta de doenças infecciosas[3].

Posteriormente, muitos desses pacientes me disseram que sua força, energia, apetite e vitalidade haviam voltado depois que deixaram de usar estatinas. Era evidente que eles precisavam de sua fração de colesterol.

Além de ser um cardiologista registrado no Conselho de Medicina Norte-Americano, sempre tive grande interesse pela nutrição. Usei suplementos nutricionais em minha prática profissional desde o início da década de 1980, especificamente a coenzima Q_{10} (CoQ_{10}), um nutriente absolutamente vital produzido por todas as células do corpo e uma das principais substâncias químicas na produção de energia celular. A CoQ_{10} é de importância fundamental para a capacidade de bombeamento do coração. E, no começo da década de 1990, descobri algo que abalou profundamente minha crença nas estatinas – elas privavam o corpo da coenzima CoQ_{10}.

Esse fato é bem conhecido atualmente, o que não acontecia na época. E foi então que parei para refletir sobre o assunto. Que benefícios tão grandes podiam ter esses medicamentos "milagrosos", que todos consideravam ser a resposta às doenças do coração, se em longo prazo privavam o corpo exatamente do nutriente do qual o coração depende?

Mesmo hoje, muitos médicos desconhecem o efeito que os medicamentos à base de estatinas exercem sobre os níveis de CoQ_{10}. Como é irônico que exatamente o medicamento que eles receitam para reduzir a probabilidade de um infarto na verdade prive o coração do combustível de que ele necessita para funcionar bem! Não admira que a fadiga, a falta de energia e as dores musculares acompanhem tão de perto o uso de medicamentos com estatinas.

Esses medicamentos só começaram a ser muito receitados em meados da década de 1990, mas antes os médicos usavam outros para baixar o colesterol. Muitos estudos e pesquisas foram feitos com esses fármacos e, em 1996, o U.S. Government Accountability Office [Agência de Prestação de Contas do Governo dos Estados Unidos] avaliou essas experiências em uma publicação intitulada *Cholesterol Treatment: A Review of the Clinical Trials Evidence* [Tratamento para o Colesterol: Uma Análise sobre as Provas Obtidas em Experiências Clínicas]. Esse texto demonstrava que, embora algumas experiências demonstrassem um decréscimo de mortes associadas a problemas cardiovasculares (sobretudo no caso daqueles que já haviam começado a participar dos estudos com doenças cardíacas), também se constatou um *aumento* correspondente de mortes *não associadas* às cardiopatias. "Essa descoberta de que o tratamento do colesterol não havia reduzido o número de mortes em termos gerais foi preocupante para muitos pesquisadores e ocupa uma posição central em grande parte da controvérsia sobre a política do colesterol", escreveram os autores.

O texto também deixava claro que os mais beneficiados pela redução de seus níveis de colesterol eram homens de meia-idade que já tinham alguma doença cardíaca. "As experiências concentraram-se basicamente em homens brancos de meia-idade, considerados com alto risco de desenvolverem doenças do coração", afirmava-se também. "Contudo, há uma grande falta de informações sobre mulheres, homens pertencentes a minorias e idosos de ambos os sexos."

Já se passou mais de uma década desde a publicação desse informe médico-científico, mas continua sendo verdadeiro que a diminuição dos níveis de colesterol oferece benefícios muito limitados aos segmentos da população, a não ser àquele dos homens de meia-idade com histórico de doenças cardíacas. Contudo, os médicos continuam a receitar medicamentos à base de estatinas a mulheres e a idosos, e – o que é mais estarrecedor – muitos estão defendendo que esse tipo de tratamento também seja extensivo às crianças.

Hoje, minha conversão de defensor contumaz do papel benéfico do colesterol foi completa e tornei-me um cético. Ainda receito estatinas – mas somente em determinados casos, e quase exclusivamente a homens de meia-idade que já tiveram um primeiro infarto, uma intervenção coronariana (por exemplo, ponte de safena, *stents*, angioplastia) ou doenças coronarianas.

Passei a acreditar que o colesterol desempenha um papel pouco importante no desenvolvimento das doenças do coração, e que os efeitos positivos das estatinas, sejam quais forem, têm pouco a ver com sua capacidade de baixar os níveis de colesterol. (Aprofundaremos a discussão desse tema no capítulo 6, "O embuste da estatina".) Os medicamentos à base de estatinas são anti-inflamatórios, e sua capacidade de reduzir a inflamação é muito mais importante do que a capacidade de baixar o colesterol. Contudo, podemos diminuir a inflamação (e o risco de cardiopatias) com suplementos naturais, uma dieta mais apropriada e mudanças de estilo de vida, como, por exemplo, aprender a lidar melhor com o estresse. E o melhor de tudo é que nada disso traz consigo aquela lista enorme de sintomas preocupantes e efeitos colaterais associados às estatinas e à redução do colesterol.

COMO MORTOS-VIVOS

Foi isso, então, o que se passou. Duas pessoas com trajetórias muito distintas acabam por chegar à mesma conclusão. E como essa conclusão pode ser bem difícil de engolir, sobretudo se o pensamento dominante sobre o colesterol já lhe fez uma lavagem cerebral – e que paciente ainda não passou por isso? –, talvez seja útil dizer algumas coisas sobre um estudo já citado aqui: o Estudo de Lyon sobre Dieta e Coração.

No início da década de 1990, alguns pesquisadores franceses resolveram fazer uma experiência – conhecida como Estudo de Lyon sobre Dieta e Coração – para testar os efeitos de diferentes dietas sobre as doenças cardíacas[4].

Escolheram 605 homens e mulheres com grande probabilidade de infartar. Essas pessoas tinham todos os fatores de risco imagináveis.

Todas já haviam sobrevivido a um primeiro infarto. Seus níveis de colesterol eram altíssimos, eram fumantes, a base de sua alimentação consistia em alimentos de alto teor calórico e poucos nutrientes, não faziam exercícios físicos e tinham altos níveis de estresse. Pessoas assim são pesadelos para as companhias de seguros. Para ser bem sincero, eram "mortos-vivos".

Os pesquisadores dividiram os participantes em dois grupos. O primeiro foi aconselhado (por um cardiologista e um nutricionista durante uma sessão de uma hora) a adotar uma dieta mediterrânea que estimula o consumo de frutas, verduras e legumes frescos, cereais integrais, nozes, gorduras saudáveis (como as do azeite de oliva) e frutos do mar. Os membros do segundo grupo, o de controle, não receberam nenhuma recomendação dietética dos pesquisadores, mas ainda assim foram aconselhados pelos médicos que os atenderam a adotar uma *dieta prudente*.

Você talvez queira saber que dieta prudente seria essa. Praticamente a dieta-padrão (e, como veremos, inútil) que os médicos vêm recomendando há décadas: não consumir mais de 30% de calorias procedentes de gorduras, não mais de 10% de gorduras saturadas e não mais de 300 mg de colesterol por dia (mais ou menos a quantidade contida em dois ovos). Então, o que aconteceu com o estudo?

Na verdade, foi interrompido.

E por quê? Porque a redução de infartos no grupo que adotou a dieta mediterrânea foi tão grande que, para os pesquisadores, não seria ético continuar o estudo. Para ser mais preciso, houve uma enorme diminuição de 70% nas mortes nesse grupo, além de incríveis 76% de redução nas mortes por doenças cardiovasculares. Além disso, a incidência de anginas, embolias pulmonares, paradas cardíacas e AVCs também foi muito menor no grupo experimental. Uma vitória colossal da dieta mediterrânea e um enorme fracasso da "dieta prudente".

O que aconteceu, então, com os níveis de colesterol dessas pessoas? Bem, o leitor pensará que diminuíram vertiginosamente, uma vez que poucos morreram de doenças cardíacas.

Humm... Não foi bem assim.

Seus níveis de colesterol *não baixaram*.

Vou dizer de novo: uma redução de 76% nas mortes por doenças cardíacas, mas nenhuma mudança nos níveis de colesterol. Nem nos níveis do colesterol *total nem* nos do colesterol LDL (o chamado colesterol "ruim"). Você deve ter acabado de pensar que isso provocou algum abalo nos alicerces do pensamento dominante sobre o colesterol, não?

Enganou-se, caro leitor! O respeitado periódico *New England Journal of Medicine* recusou-se a publicar o estudo. (Depois, foi publicado por outro periódico médico extremamente conceituado, *The Lancet*.) Algo nos diz que o *New England Journal of Medicine* não publicou o estudo exatamente porque não houve diferenças nos níveis de colesterol entre os dois grupos de participantes, os que se saíram muito bem e os que não tiveram bons resultados. Nos Estados Unidos, o pensamento médico dominante apega-se tão firmemente à ideia de que o colesterol e as gorduras causam as doenças do coração que a inconveniência de quaisquer indícios contrários – e eles são muitos, como logo se verá – precisa ser ignorada ou ter sua importância minimizada.

Baixos índices de doenças do coração? E nada de alterações nos níveis de colesterol?

Alguma coisa tem de estar errada!

Na verdade, *havia* alguma coisa errada, mas não no estudo. O que estava errado, e ainda está, é a crença cega de que o colesterol simplesmente faz uma enorme diferença.

Um fato inconveniente

Ainda não se convenceu? Voltemos ao estudo clínico ENHANCE, concluído em 2006 e amplamente divulgado[5]. Se você acompanhava os noticiários em 2008, certamente se lembrará desse estudo, pois foi manchete em toda a imprensa escrita e esteve em todos os telejornais. Vejamos o que aconteceu.

Um medicamento combinado que fazia baixar os níveis de colesterol, o Vytorin, tinha sido objeto de um grande projeto de pesquisa e seus resultados começavam finalmente a ser divulgados, provocando uma profusão de reações negativas. Uma das muitas razões para essa recepção negativa se devia ao fato de que as duas empresas farmacêuticas que o haviam criado conjuntamente (Merck e Schering-Plough, que pouco depois anunciaram um acordo de fusão) haviam esperado quase dois anos para introduzi-lo no mercado.

Não podia ter sido diferente. Os resultados eram desprezíveis, e foi essa a *outra* razão pela qual o ensaio clínico desse medicamento foi parar em todas as manchetes.

O novo fármaco "maravilhoso" realmente baixava o colesterol. Na verdade, baixava-o ainda *mais* que os medicamentos-padrão à base de estatinas. Você então vai pensar que todo mundo ficou louco de alegria, certo? Colesterol mais baixo, menos doenças cardíacas e os acionistas todos festejando.

Humm... Não foi bem assim. Embora os níveis de colesterol das pessoas que tomaram Vytorin realmente tenham baixado, na verdade elas tiveram um aumento das placas arteriais *maior* do que o das que tomaram o medicamento-padrão para o colesterol. Os pacientes que tomaram Vytorin tiveram um aumento quase duas vezes maior na espessura de suas paredes arteriais, um resultado que não interessa a ninguém quando o que se está buscando é prevenir as doenças cardíacas.

Portanto, seus níveis de colesterol baixaram maravilhosamente e seu risco de cardiopatias foi parar nas alturas – alguma coisa do tipo "a operação foi um sucesso, mas o paciente morreu".

Há inúmeros outros exemplos, muitos dos quais discutiremos mais adiante, mas no momento eu gostaria de mencionar um deles. Refiro-me a um dos trabalhos de maior duração sobre dieta e doenças, o Estudo da Saúde das Enfermeiras. Realizado pela Universidade Harvard, o estudo acompanhou mais de 120 mil mulheres desde meados da década de 1970, com o objetivo de determinar os fatores de risco do câncer e das doenças cardíacas[6]. Em uma análise exaustiva de 84.129 dessas mulheres, publicada no *New England Journal of Medicine*[7], identificaram-se cinco fatores que diminuíam significativamente o risco de doenças cardíacas. De fato, escreveram os autores, "82% das ocorrências coronarianas do estudo [...] podiam ser atribuídos à falta de adesão a esses cinco fatores".

Quer saber quais são eles?

1. Não fume.
2. Beba com moderação.
3. Comece a fazer exercícios moderados ou vigorosos pelo menos meia hora por dia.
4. Mantenha um peso saudável (Índice de Massa Corporal [IMC] inferior a 25).
5. Tenha uma alimentação saudável, baixa em açúcares e com muitas gorduras ômega-3 e fibras.

Espere um pouco, não ficou faltando alguma coisa? Onde está a parte relativa a baixar o colesterol?

Ah, não está aí... Mas não se preocupe.

Sem dúvida, se esses conselhos fossem alardeados, não haveria essa quantia anual de 30 bilhões de dólares (que representa a receita bruta somente dos medicamentos à base de estatinas), e engolir uma pílula é muito mais fácil do que mudar de estilo de vida, mas essa é a praxe. O fato inconveniente de que a diminuição do colesterol quase *não tem efeito* sobre o prolongamento da vida é simplesmente ignorado pelos interesses especiais que auferem lucros fabulosos ao alimentar a ignorância das pessoas.

Como disse o escritor Upton Sinclair, "é muito difícil levar um homem a entender alguma coisa quando seu salário depende de que ele não a entenda".

CAPÍTULO 2

"O COLESTEROL É INOFENSIVO!"

AGORA, FALAREMOS UM POUCO SOBRE VOCÊ.
A menos que você seja uma pessoa viciada em informações, há uma grande probabilidade de que esteja lendo este livro porque pretende encontrar algo de específico nele. Vamos ver se adivinhamos: você está preocupado com *seu* colesterol.

Talvez você seja uma mulher que já ouviu um sermão de seu médico porque seu colesterol está quase chegando a 300 mg/dL, e ele a convenceu de que seu infarto será iminente e fulminante se você não tomar imediatamente alguma medicação.

Talvez você seja um homem de meia-idade que já teve um infarto, e seu médico insiste em receitar um remédio para baixar o colesterol.

Ou talvez você seja um sexagenário em boa forma cujo índice de colesterol é de 240 mg/dL, e cujo médico está "preocupado" com esse número.

Contudo, apenas *um* dos três casos hipotéticos descritos acima precisa de um remédio para baixar o colesterol. Consegue imaginar qual deles seria? Não se preocupe: quando terminar de ler este livro, você não só saberá a resposta, como também estará informado sobre muito mais coisas a respeito do colesterol do que a maioria dos médicos. E não pense que estamos fazendo afirmações levianas.

INFORMAÇÕES BÁSICAS

O colesterol, uma substância cerosa – tecnicamente, um *esterol* –, é um componente importante das membranas celulares. A maior parte do colesterol do corpo é produzida no fígado, e o restante é absorvido de nossa alimentação.

O colesterol é a matéria-prima básica que seu corpo usa para produzir vitamina D; hormônios sexuais, como os estrógenos, a progesterona e a testosterona; e os ácidos biliares necessários à digestão. O colesterol circula em partículas chamadas lipoproteínas; as mais comuns são as lipoproteínas de alta densidade (HDL) e as lipoproteínas de baixa densidade (LDL).

A seguir, apresentamos as concepções convencionais sobre os aspectos básicos do colesterol que consideramos ultrapassadas.

O QUE É HDL?

Escola Antiga

O HDL é considerado o colesterol "bom" porque ajuda a eliminar o colesterol "ruim", o LDL. Quando mensurados, o ideal é que os níveis de HDL sejam o mais altos possíveis, de preferência 60 miligramas por decilitro de sangue (mg/dL), ou ainda mais. Nessa escola, acredita-se que manter um peso saudável, fazer exercícios físicos e seguir uma dieta com gorduras saudáveis, como as do azeite de oliva, são comportamentos que ajudam a manter os níveis de HDL altos.

Nova Escola

As lipoproteínas de alta densidade (HDL) são muito mais fortemente controladas pela genética do que as lipoproteínas de baixa densidade (LDL). Um estudo feito em 2011 pelos Institutos Nacionais de Saúde, o chamado AIM-HIGH, constatou que o aumento do HDL não fazia nada para proteger contra os infartos, os acidentes vasculares cerebrais (AVCs) ou a morte. E nem todas as partículas de HDL são iguais. As do HDL-2 são grandes, flutuantes e mais protetoras. Por outro lado, as do HDL-3 são pequenas e densas, e podem ser inflamatórias. As partículas HDL-2 são anti-inflamatórias e antiaterogênicas (a aterosclerose é uma doença em que a parede de uma artéria se estreita devido ao acúmulo de matéria adiposa, as chamadas placas, que são induzidas pela inflamação e inibem o fluxo sanguíneo do coração). As partículas de HDL-3, por sua vez, ainda não são bem conhecidas. É preferível ter altos níveis de HDL-2 do que de HDL-3.

Na Nova Escola, há uma posição consensual de que níveis mais altos de HDL são desejáveis, mas as pesquisas vêm se concentrando na *função* dos subtipos de HDL, e não naquela da quantidade total. Daniel Rader, médico e diretor de cardiologia preventiva na Universidade da Pennsylvania, escreveu no *New England Journal of Medicine* que "Descobertas científicas recentes aumentaram o interesse pelo conceito segundo o qual as avaliações da função do HDL, e não apenas de seu nível no sangue, poderiam ser mais importantes para determinar o risco cardiovascular e avaliar novas terapias voltadas para o HDL".

O QUE É LDL?

Escola Antiga

O LDL é o colesterol "ruim" porque pode acumular-se nas artérias e impedir o fluxo sanguíneo. Seus níveis devem ser mantidos baixos. A recomendação é que fiquem entre 100 e 129 mg/dL: menos de 100 para as pessoas em risco de ter um infarto, e menos de 70 para as que apresentam alto risco. Acredita-se que o excesso de gorduras saturadas na dieta, a falta de atividades físicas e a obesidade aumentem os níveis de LDL.

Nova Escola

Nem todas as partículas de LDL são iguais. O LDL-A é uma molécula flutuante e esponjosa que não faz nenhum mal, desde que não seja prejudicada pela oxidação (um processo causado pelos radicais livres que permite que o colesterol forme placas). O LDL-B é uma molécula pequena, dura e densa que provoca o surgimento da aterosclerose. O mais benéfico de todos os padrões é o de altos níveis de LDL-B. Os exames de sangue atuais também avaliam o número de partículas de LDL-A e LDL-B.

A mais importante de todas as partículas de colesterol, que não é objeto de foco nos exames convencionais, é a Lp(a), uma partícula muito pequena e extremamente inflamatória que é trombogênica (que causa trombose ou coagulação do sangue). O dr. Sinatra refere-se a ela como o "lobo alfa" das partículas de colesterol. Em um corpo saudável, ela não constitui um grande problema. A Lp(a) circula e faz um trabalho de reparo e restauração dos vasos sanguíneos danificados. Contudo, de quantos mais reparos você precisar em suas artérias, maior será a quantidade de Lp(a) utilizada. A Lp(a) concentra-se no local danificado, liga-o com um par de aminoácidos no interior da parede de um vaso sanguíneo danificado, deposita sua carga de LDL e começa a fazer a deposição de LDL oxidado na parede da artéria, levando a um aumento da inflamação e, por fim, à formação das placas.

A Lp(a) também promove a formação de coágulos sobre as placas recém-formadas, levando a um estreitamento ainda maior dos vasos sanguíneos.

COMO SE MEDE O COLESTEROL

Escola Antiga

Um exame de sangue comum irá informá-lo sobre o nível de colesterol total e os níveis de HDL e LDL.

Nova Escola

Meça seu colesterol com os exames mais recentes, que lhe indicam quanto do seu LDL é tipo A e quanto é tipo B (mais informações no capítulo 9). Meça a *quantidade* de partículas e a quantidade do potencialmente perigoso Lp(a). Essa é a única informação que interessa.

CONSELHOS DIETÉTICOS

Escola Antiga

Consuma menos de 300 mg de colesterol por dia, e menos de 10% de calorias em forma de gorduras saturadas.

Nova Escola

Segundo o Estudo Cardiológico de Framingham, as pessoas cuja alimentação continha muito colesterol não o apresentavam em níveis mais altos, no sangue, do que as que o consumiam em menor quantidade. O efeito exercido no sangue (soro) pelo colesterol proveniente da alimentação é muito variável e individual, e, para a maioria das pessoas – mas não todas –, o efeito do colesterol dos alimentos sobre o colesterol sérico é insignificante.

De qualquer modo, como o colesterol não é um fator de risco tão importante como se acreditava, isso não tem muita importância. As gorduras saturadas aumentam o colesterol, mas aumentam muito mais o colesterol HDL geral e a parte *boa* do colesterol LDL (LDL-A) do que a parte ruim do colesterol LDL (LDL-B). Não há evidências que confirmem uma relação *direta* entre as gorduras saturadas e as doenças cardíacas.

A RELAÇÃO COM AS DOENÇAS CARDÍACAS

Escola Antiga
Os altos níveis de colesterol são um importante fator de risco para as doenças cardíacas porque o colesterol se acumula nas artérias, inibindo o fluxo sanguíneo do coração.

Nova Escola
O colesterol desempenha um papel relativamente menor nas doenças cardíacas e não é um bom previsor de infartos. Mais da metade das pessoas hospitalizadas por infartos apresenta níveis de colesterol perfeitamente normais.

Além do fato de você estar preocupado com seu colesterol, há duas outras coisas que podemos presumir. A primeira é que você não tende a seguir cegamente quaisquer recomendações sem antes fazer suas próprias leituras. (Se agir assim, estará simplesmente seguindo as recomendações do seu médico e não estará interessado em ler este livro.)

A segunda coisa é que estamos convencidos de que você é mais inteligente do que o leitor mediano.

Eis o porquê de pensarmos desse modo:

Para compreender o mito do colesterol – e conscientizar-se plenamente de como os conselhos sobre saúde que decorrem desse mito são obsoletos –, você precisa adquirir muito mais informações sobre o colesterol do que a maioria das pessoas. Contudo, não é muito fácil ler – e entender – a história toda sobre o colesterol, inclusive os mitos, as ideias falsas, as mentiras evidentes e as práticas médicas mal orientadas. Isso vai requerer um pouco mais de inteligência, motivação e perseverança do que, digamos, ler o último romance mais vendido.

A história do colesterol abrange não só a medicina e as pesquisas, mas também a política, a economia, a psicologia e a sociologia. Muitos personagens compõem esse universo: desde o execrável e egoísta até o bem-intencionado e o equivocado.

É uma história formada por bandidos e mocinhos, por inovadores e conservadores, todos eles engajados em uma batalha que, infelizmente, tem pouco a ver com salvar vidas (ainda que tenha sido essa a sua origem). Envolve quantidades colossais de dinheiro, políticas de publicação, a sociologia da crença (por que as ideias equivocadas continuam a sobreviver mesmo depois da extinção de seu prazo de validade) e o corporativismo entre os conselhos consultivos governamentais e as indústrias que eles supostamente fiscalizam. (Por exemplo: quando o National Cholesterol Education Program [Programa Nacional de Educação sobre o Colesterol] baixou os níveis "ótimos" de colesterol em 2004, oito entre nove membros do comitê de arbitragem tinham ligações econômicas com a indústria farmacêutica, quase todos com os fabricantes de medicamentos redutores do colesterol que, subsequentemente, obteriam lucros imediatos por suas indicações favoráveis.)

A esta altura, deve estar perfeitamente claro que nenhum de nós acreditará no mito de que o colesterol é o alvo principal para a prevenção das doenças cardíacas. Como, porém, começou esse mito? Como, exatamente, o colesterol e as gorduras saturadas passaram a ser estigmatizados como os dois demônios das doenças do coração?

Para responder a essa pergunta, precisamos remontar a 1953, quando um jovem e ambicioso biólogo chamado Ancel Keys propôs a teoria, então inovadora, de que as doenças cardíacas eram causadas pelo excesso de gorduras na dieta.

O SURGIMENTO DA HIPÓTESE DIETA-CORAÇÃO

É difícil imaginar que essa teoria tenha sido radicalmente inovadora, tendo em vista como sua aceitação se espalhou por toda parte, mas, na época, a crença predominante era de que a dieta tinha pouco a ver com as doenças cardíacas. Keys, porém, acreditou ter descoberto alguma coisa nova.

Pesquisas realizadas anteriormente por cientistas russos haviam mostrado que, quando os coelhos eram alimentados com grandes quantidades de colesterol e posteriormente dissecados, suas artérias estavam cheias de placas de colesterol e se assemelhavam estranhamente às artérias das pessoas que haviam morrido em decorrência de doenças cardíacas. Não se levou em conta o fato inconveniente de que coelhos são herbívoros. A quantidade de colesterol que eles consomem em sua alimentação está muito próxima do zero. Outros animais, como ratos e babuínos, *não* reagem da mesma maneira que os coelhos quando submetidos a uma dieta alta em colesterol, além do fato de que eles o metabolizam de maneira bem diferente. O próprio Keys entendeu que o colesterol na dieta não tinha importância. Em 1997, afirmou: "Não há absolutamente nenhuma conexão entre o colesterol na comida e no sangue. E já faz tempo que temos conhecimento desse fato. O colesterol na alimentação não tem nenhuma importância, a menos que você seja um frango ou um coelho."

Contudo, a advertência de não ingerir "mais de 300 mg de colesterol" por dia continua a ser, até hoje, o conselho de todas as maiores organizações de saúde, apesar do fato de que até os cientistas mais responsáveis pela popularização da hipótese dieta-coração a considerassem ridícula.

A despeito de alguns fatos inconvenientes que sugeriam o contrário, o excesso de colesterol no *sangue*, e não na dieta, parecia a Keys ser o provável culpado pelo desenvolvimento das doenças cardíacas.

Uma vez que se imaginava haver uma ligação entre as gorduras na dieta e o colesterol no sangue, Keys decidiu investigar as gorduras na dieta e sua conexão com as cardiopatias. Ele examinou dados sobre o consumo de gorduras e as doenças de coração em vários países e publicou os resultados de seu famoso estudo intitulado Seven Countries Study [Estudo de Sete Países], que supostamente demonstrava uma clara relação entre a quantidade de gorduras consumidas na alimentação e a incidência de doenças cardíacas. Os países que consumiam a maior quantidade de gorduras também apresentavam os maiores índices dessas doenças. Parece uma questão já resolvida contra as gorduras na alimentação, não acha?

Só que não era bem assim. Quando Keys publicou os resultados de seu estudo, na verdade ele dispunha de dados confiáveis sobre o consumo de alimentos de 22 países, mas usou apenas sete. Ao selecionar os sete países que confirmavam sua hipótese preconcebida, Keys conseguiu criar o argumento "convincente" de que havia uma conexão direta entre gordura na alimentação e doenças cardíacas.

O fato de Keys ter optado por incluir somente 7 países e ignorar os outros 15 não passou exatamente despercebido. Muitos pesquisadores o criticaram pela conveniência de omitir dados que não sustentavam sua teoria. Dentre esses pesquisadores, os que analisaram os dados dos 22 países descobriram que a correlação entre gorduras, colesterol e doenças cardíacas não tinha nenhuma sustentação empírica.

Um desses pesquisadores foi John Yudkin, um médico inglês da Universidade de Londres. Ele descobriu que em alguns países havia praticamente o mesmo consumo de gorduras, mas que os índices de doenças cardiovasculares eram totalmente distintos. Por exemplo, a Finlândia fora um dos países usados por Keys para testar sua hipótese, porque esse país apresentava um alto consumo de gorduras *per capita* e um alto índice de doenças cardíacas. Contudo, Yudkin também constatou que os alemães ocidentais consumiam a mesma quantidade de gorduras que os finlandeses, mas que estes apresentavam um índice três vezes maior de cardiopatias. O paradoxo era ainda maior na Holanda e na Suíça, que também só apresentavam um terço do índice de doenças cardíacas encontrado na Finlândia, muito embora os holandeses e os suíços consumissem ainda mais gorduras do que os finlandeses.

Yudkin fez uma análise muito mais ampla sobre os fatores dietéticos do que Keys. Ele viu as gorduras como uma porcentagem de calorias. Analisou os diferentes tipos de gorduras. Chegou a analisar o papel dos carboidratos e das proteínas. E, em vez de confirmar a hipótese de Keys, os dados muito mais abrangentes de Yudkin mostraram que o único fator dietético mais fortemente associado às doenças coronarianas era – vejam vocês! – o *açúcar*.

Portanto, voltemos a Keys. Segundo consta, ele era uma pessoa muito inteligente e admirada, que por acaso estava equivocado sobre a questão do colesterol e das gorduras. Mas não lhe faltavam ambição e ego. Conhecido por ser rude e irônico, ele apresentou sua teoria sobre as gorduras, o colesterol e as doenças cardíacas a um público seleto em 1954, quando a Organização Mundial da Saúde (OMS) criou sua primeira comissão de especialistas na patogênese da aterosclerose. Um de seus colaboradores de longa data, Henry Blackburn, lembrou-se certa vez que Keys ficou perplexo ao constatar que suas ideias não foram aceitas de imediato. Um dos participantes pediu-lhe que citasse a principal comprovação de sua teoria dieta-coração, colocando-o em situação difícil, para dizer o mínimo. "Ancel caiu na armadilha e cometeu um erro", disse Blackburn. "Citou uma prova, mas alguns dos que ali estavam conseguiram contestá-la por inteiro. Como se tivesse sido nocauteado, ele levantou-se e deixou o local, não sem antes dizer: 'Essa gente vai se ver comigo'." Mais tarde, desenvolveria seu Estudo de Sete Países[3].

Na verdade, esse estudo[4] é a pedra angular das recomendações atuais sobre o colesterol e as gorduras, além da política oficial de governo, o que torna conveniente examiná-lo com algum detalhamento. Keys analisou o consumo de gorduras saturadas em sete países e, vejam só, descobriu exatamente o que pretendia encontrar – uma estreita relação entre as doenças cardíacas, os níveis de colesterol e a ingestão de gorduras saturadas.

Os sete países eram Itália, Grécia, a ex-Iugoslávia, a Holanda, a Finlândia, os Estados Unidos e o Japão. Foi impossível não perceber que Keys só havia escolhido os países que se amoldavam à sua hipótese. Se tivesse escolhido outro grupo de países, teria conseguido demonstrar uma hipótese totalmente distinta.

Na verdade, foi exatamente o que fez o médico inglês Malcolm Kendrick. Usando os mesmos dados disponíveis a Keys, descobriu rapidamente que, se escolhesse países diferentes, seria fácil comprovar que, quanto *mais* gorduras saturadas e colesterol as pessoas consumissem, *menor* seria seu risco de ter doenças do coração[5].

Prevendo que sua "prova" seria contestada por defensores da hipótese do colesterol, Kendrick afirmou que estava fazendo exatamente o que fora feito por Keys – selecionando os dados capazes de provar sua teoria. "O que lhes passa pela cabeça quando dizem que não posso escolher meus próprios países?", perguntou sarcasticamente. "Não é justo, pois foi exatamente o que Keys fez."[6]

Fazer uma escolha seletiva dos países que comprovavam essa teoria foi apenas um dos muitos problemas que o Estudo de Sete Países teve de enfrentar. Nesses países houve tremendas variações na mortalidade por doenças cardíacas, mesmo quando o consumo de gorduras saturadas era idêntico. Na Finlândia, por exemplo, o consumo dessas gorduras era praticamente igual em dois grupos populacionais de Turku e da Carélia do Norte, mas nessa segunda região a mortalidade cardiovascular era três vezes maior. Da mesma maneira, o consumo de gorduras saturadas também era igual em duas ilhas gregas, Creta e Corfu, mas a mortalidade por doenças cardíacas era 17 vezes mais alta na segunda do que na primeira[7].

Como Keys explicava esses fatos, que estavam claramente presentes em seus dados?

Simples. Ele os ignorava.

Keys era membro da comissão consultiva de nutrição da Associação Norte-Americana do Coração, de modo que, apesar das falhas de seu estudo, conseguiu incorporar oficialmente suas teorias às normas de procedimentos dietéticos[8] determinadas, em 1961, por essa Associação. Desde então, já faz décadas que elas vêm influenciando a política governamental sobre as doenças cardíacas, o consumo de gorduras e o colesterol.

Na época, as teorias de Keys sobre gorduras e colesterol não eram muito conhecidas fora dos círculos científicos, e toda a batalha teórica entre os defensores da hipótese do "açúcar" e os defensores da hipótese das "gorduras" nada mais era que uma troca de insultos por pessoas que nem sempre conheciam o assunto em profundidade, e cujos ecos passavam ao largo da opinião pública. Tudo isso, porém, estava na iminência de mudar.

E o mais interessante é que a pessoa indiretamente responsável por essa mudança não foi um cientista, mas um político chamado George McGovern.

A política da ciência

McGovern, presidente do Select Committee on Nutrition and Human Needs do Senado [Comitê sobre Nutrição e Necessidades Humanas], praticamente mudou a política nacional sobre nutrição nos Estados Unidos. E o comitê era diretamente responsável pela transformação da hipótese de que a gordura dietética causa doenças cardíacas, que deveria deixar de ser apenas uma hipótese não muito sólida e firmar-se como dogma.

O comitê de McGovern criou uma série maravilhosa de programas federais de assistência alimentar que se tornaram um marco nessa área, mas seu trabalho sobre a desnutrição começou a perder força em meados da década de 1970. Os membros do comitê sob direção de McGovern, em particular Marshall Matz, seu conselheiro-geral, e Alan Stone, diretor de pessoal, ambos advogados, resolveram virar a mesa e assumir o outro lado da *sub*nutrição: a *super*nutrição. "Foi uma iniciativa casual", afirmou Matz. "Na verdade, éramos totalmente ingênuos, um bando de sujeitos que pensou: 'Será que não deveríamos dizer alguma coisa sobre esse tema antes que nos ponham fora desse negócio?'"[9]

Em 1976, o comitê ouviu os testemunhos de especialistas durante dois dias, e em seguida atribuiu a um jovem escritor, Nick Mottern, a tarefa de redigir tudo. O único problema era que Mottern não sabia nada sobre nutrição e saúde e não tinha nenhum histórico pessoal de textos científicos que lhe pudessem ser úteis. Ele então fez o que faria qualquer escritor jovem e inteligente: foi pedir orientação aos especialistas.

A não ser nesse caso, na verdade, Mottern não foi atrás dos "especialistas"; ele recorreu a um especialista em *particular*, Mark Hegsted, um nutricionista de Harvard, e se baseou quase totalmente na interpretação do testemunho dele, bem como em suas recomendações pessoais.

Hegsted tinha uma crença incondicional na teoria emergente de que as dietas baixas em gorduras poderiam evitar as doenças cardíacas e de que as gorduras e o colesterol eram algo como o inferno na Terra.

Epa!

Mottern então redigiu as recomendações do comitê e atribuiu a Hegsted o papel de autoridade máxima – não mais de 30% de calorias procedentes de gorduras, não mais de 10% de calorias procedentes de gorduras saturadas –, e em 1977 o comitê teve suas atividades encerradas. Contudo, exatamente naquele momento, Carol Tucker Foreman

> ◀ **O QUE VOCÊ PRECISA SABER**
> - A teoria segundo a qual as gorduras e o colesterol causam doenças cardíacas tornou-se amplamente aceita, *apesar* de muitas provas em contrário. Essas provas merecem ser reexaminadas. É preciso rever o caso.
> - Muitos médicos *não* concordaram com a ideia do mito do colesterol e questionaram a ciência que lhe servia de base.
> - Mais tarde descobriu-se que os estudos em que o mito do colesterol se baseava eram problemáticos.
> - A adoção do mito do colesterol pelas organizações mais importantes e pelo governo teve um forte componente político à causa.

foi nomeada secretária-adjunta do US Department of Agriculture (USDA) [Departamento de Agricultura dos Estados Unidos] e decidiu que o departamento devia fazer alguma coisa com essas recomendações. Como, por exemplo, transformá-las em política oficial! O único problema era que ela precisava de um bom respaldo científico.

Muito bem. Foreman não era cientista, mas certamente tinha acesso aos melhores. Então ela procurou o presidente da National Academy of Sciences (NAS) [Academia Nacional de Ciências], Philip Handler, um renomado especialista em metabolismo humano.

Quer saber o que ele lhe disse?

Os objetivos dietéticos antigorduras que Mottern havia escrito não passavam de um total absurdo.

Pois muito bem: Foreman fez o que outras autoridades competentes fazem quando uma opinião emitida por alguém não lhes agrada. Foi procurar outro especialista.

Consegue imaginar que especialista foi esse?

Hegsted, o grande defensor dos projetos nutricionais com baixos índices de gorduras e de colesterol – a pessoa que praticamente havia escrito todas as recomendações dietéticas.

É evidente que Hegsted tinha uma opinião totalmente diferente da de Handler. Com a cobertura científica de Hegsted, o USDA publicou *Using the Dietary Guidelines for Americans*, um manifesto a favor da alimentação baixa em gorduras e em colesterol que reproduzia exatamente a mesma postura contrária às gorduras e ao colesterol do documento original de Mottern-Hegsted, concebido de acordo com as opiniões dos especialistas do comitê de McGovern.

O que aconteceu em seguida faz as baixezas e golpes sujos do *reality show* competitivo *Survivor* parecer brincadeira de criança.

O Conselho de Alimentação e Nutrição da Academia Nacional de Ciências, não satisfeito com o relatório do USDA, publicou suas próprias diretrizes alimentares em *Toward Healthful Diets*. Para o *Reader's Digest*, eis a versão condensada do que ali se dizia: "Não se preocupe com as gorduras."

Isso contrariava frontalmente o relatório do USDA, que havia recomendado um consumo muito específico de gorduras: menos de 30% de calorias totais, procedentes das gorduras, e menos de 10% procedentes das gorduras saturadas.

O USDA não recebeu esse golpe sem revidar e vazou informações segundo as quais o presidente do Conselho de Alimentação e Nutrição da Academia Nacional de Ciências e um de seus membros tinham relações econômicas com a indústria de alimentos, como se isso bastasse para explicar por que a totalidade dos membros do Conselho não havia endossado as recomendações do USDA, que aconselhava as pessoas a evitar o consumo de gorduras. A indústria de carne bovina e produtos lácteos enfureceu-se e pôs em campo toda a agressividade de seus lobistas para pressionar contra as recomendações do USDA, afirmando que não tinham nenhuma fundamentação científica. Contudo, a sorte estava lançada. No clima político então predominante, os "gatos gordos" das atividades pecuárias pareciam os lobistas da indústria do tabaco, cuja reação tinha sido igualmente violenta quando os primeiros ataques contra os cigarros haviam começado. Enquanto isso, como você bem pode imaginar, o setor cerealista estava no paraíso.

A mídia fez a festa e não foi nada delicada com a National Academy of Sciences (NAS). Jane Brody, a defensora da causa do pensamento dominante, que durante décadas escreveu sobre alimentação e nutrição para o *New York Times*, acusou os membros do Conselho da

NAS de estarem todos "vendidos às indústrias prejudicadas"[10]. E, como para as duas partes envolvidas havia verdadeiras fortunas em jogo, o debate entre a indústria de carne bovina e a indústria cerealista dificilmente poderia ser visto como um modelo de objetividade científica. Tudo podia resumir-se a uma questão de imagem e relações públicas: os magnatas do setor agropecuário eram vistos como camelôs de alimentos pouco saudáveis, com "altos índices de gorduras" e "entupidores de artérias", enquanto os cerealistas eram retratados como os "bons moços" que estavam do lado da ciência, da saúde, da granola e do bem-estar dos norte-americanos. Ricos em carboidratos e com baixo teor de gorduras, os cereais tornaram-se o novo alimento saudável, enquanto as carnes ricas em gorduras foram consideradas um veneno propagado por pecuaristas gananciosos, indiferentes à saúde dos norte-americanos. Basicamente, o movimento contra as gorduras não teve envolvimento da ciência; em vez disso, foi um movimento popular alimentado pela desconfiança aos grupos poderosos e conservadores – os gigantes dos alimentos industrializados, a bilionária indústria farmacêutica e o abastado setor pecuário. Também foi alimentada pelos novos valores e práticas da contracultura, que investiu contra o consumo excessivo, representado, nesse caso, por grandes bifes gordurosos, *bacon* e ovos.

Todos sabemos quais foram os vencedores dessa batalha de relações públicas.

O fenômeno Snackwell

Os alimentos com baixos teores de gordura transformaram-se no novo mantra da época, em algo que gostamos de chamar de "Fenômeno Snackwell". As indústrias alimentícias trataram de criar rapidamente versões baixas em gorduras de cada alimento imaginável, todos comercializados como "alimentação saudável para o coração", sem colesterol. (Aparentemente, ninguém se deu conta de que os fabricantes *substituíram* as gorduras eliminadas por toneladas de açúcar e carboidratos processados, ambos perigosíssimos para o coração, muito mais do que as gorduras o haviam sido.)

A manteiga foi demonizada e substituída pela margarina, uma gordura alimentar de origem vegetal, que é um dos substitutos nutricionais mais estúpidos de nossa memória recente. Só muito mais tarde descobriu-se que a margarina supostamente mais saudável estava cheia de gordura trans, um tipo realmente ruim de gordura, criada com uma espécie de seringa que injeta átomos de hidrogênio em gorduras líquidas (insaturadas), tornando-as mais sólidas e duráveis. (Sempre que na lista de ingredientes estiver escrito "óleo parcialmente hidrogenado" ou "gordura vegetal hidrogenada", isso significa que o alimento em questão contém gorduras trans.) Ao contrário das gorduras saturadas de alimentos integrais como a manteiga, as gorduras trans (pelo menos as manufaturadas) aumentam o risco de doenças cardíacas e AVCs!

Cerca de 80% das gorduras trans da dieta norte-americana provêm de óleo vegetal manufaturado e parcialmente hidrogenado[11]. Contudo, os óleos vegetais foram (e são!) agressivamente anunciados como a alternativa saudável às gorduras saturadas, ainda que, em sua maioria, esses óleos sejam altamente processados, favoreçam inflamações e sejam potencialmente danosos quando reutilizados várias vezes, o que constitui um procedimento padrão em muitos restaurantes.

Você vê como coincidência o fato de as epidemias de obesidade e diabetes terem se alastrado mais ou menos à mesma época em que começamos a seguir uma dieta baixa em gorduras e rica em carboidratos como alternativa à dieta com mais gorduras e proteínas? Não é assim que vemos as coisas.

A essa altura, porém, as gorduras – e, por extensão, o colesterol – haviam se tornado o novo bicho-papão da dieta norte-americana, só defendidas pelos que haviam apostado alto nelas (por exemplo, as indústrias de laticínios e carne), e os produtos com baixo teor de gorduras haviam se transformado na nova religião das massas. Agora, cabia à ciência não ficar para trás. Os Institutos Nacionais de Saúde financiaram meia dúzia de estudos que foram publicados entre 1980 e 1984, esperando encontrar provas convincentes de que as dietas com baixo teor de gorduras prolongavam a vida.

Seria verdade?

Não exatamente.

Vamos aos fatos concretos

Os quatro primeiros desses estudos comparavam os índices de doenças cardíacas com as dietas de quatro cidades: Honolulu, Porto Rico, Chicago e Framingham, Massachusetts, onde se fez o estudo mais famoso. *Nenhum* deles mostrou a menor evidência de que os homens que seguiam dietas com baixos índices de gorduras viveram mais ou tiveram menos infartos do que os que seguiam dietas ricas em gorduras.

O quinto estudo foi o MRFIT, um projeto de pesquisa que custou 115 milhões de dólares e do qual participaram 28 centros médicos e 250 pesquisadores. Nesse estudo, 360 mil homens entre 35 e 55 anos de idade, de 18 cidades dos Estados Unidos, foram sistematicamente avaliados entre 1973 e 1977; e, por fim, cerca de 13 mil homens saudáveis de meia-idade, que foram considerados especialmente propensos a desenvolver doenças cardíacas, foram escolhidos para participar do estudo. Esses 13 mil homens foram aleatoriamente distribuídos a um dos dois grupos. O grupo de controle não recebeu nenhuma instrução específica sobre dieta ou estilo de vida, e seus membros apenas continuaram a seguir o tratamento médico geral que lhes fora prescrito por seus médicos. Ao grupo experimental, porém, pediu-se para evitar a ingestão de gorduras, parar de fumar, fazer exercícios físicos e baixar a pressão arterial.

Depois de sete anos de acompanhamento, os participantes do grupo experimental apresentavam pressão arterial e índices de colesterol ligeiramente mais baixos do que os do grupo de controle, mas não se verificou *nenhuma diferença* de mortalidade cardiovascular ou por qualquer causa* (jargão médico para "número total de mortes sem causas específicas"). O grupo experimental teve 17,9 mortes por cardiopatias a cada mil homens, e o grupo de controle, 19,3 mortes pelo mesmo motivo e mesma quantidade de participantes, uma variação que não equivale ao que os pesquisadores chamam de *importância* estatística para designar algo que provavelmente se deveu ao acaso[12].

Além disso, os dados sobre as mortes por qualquer causa eram problemáticos. Na verdade, no grupo experimental houve *mais* mortes

---

* *All-cause mortality*. [N. do T.]

– por qualquer causa – do que no grupo de controle! Lembre-se de que nos empenhamos em evitar as doenças do coração porque queremos viver mais; evitar as doenças cardíacas não chega a ser exatamente uma vitória se houver morte prematura por conta de outras doenças!

Os próprios pesquisadores descreveram os resultados como "decepcionantes". A única redução *real* na mortalidade total verificou-se nas pessoas que pararam de fumar, pouco importando o grupo em que tinham estado[13].

Chegando à conclusão errada

O sexto dos estudos financiados pelos Institutos Nacionais de Saúde, a Lipid Research Clinics Coronary Primary Intervention Trial (LRC--CPPT) [Experiência sobre o Papel dos Lipídios na Prevenção Coronária Primária], iniciado em 1973, é digno de menção porque os pesquisadores deram um interessante salto no escuro, uma vez que não tinham por base praticamente nenhuma confirmação. Contudo, esse salto no escuro terminou por mostrar-se certeiro e transformou-se no fundamento da política contra as gorduras durante as décadas seguintes. Eis o que aconteceu.

Os pesquisadores do National Heart, Lung, and Blood Institute [Instituto Nacional do Coração, dos Pulmões e do Sangue] mediram o colesterol de quase um terço de 1 milhão de homens de meia-idade e só optaram por estudar aqueles que tinham os níveis mais altos de colesterol (cerca de 4 mil homens). Deram um novo medicamento para baixar o colesterol à metade desses participantes (colestiramina), enquanto a outra metade recebeu um placebo. O medicamento realmente baixou os níveis de colesterol dos homens que tinham níveis anormalmente altos e, ao longo do processo, reduziu um pouco os índices de mortalidade por doenças cardíacas. (A probabilidade de sofrer um infarto nos sete ou oito anos de duração do estudo foi de 8,6% no grupo do placebo para 7% no grupo tratado com colestiramina, enquanto a probabilidade de morrer de infarto caiu de 2% para 1,6%, números que não são exatamente de fazer cair o queixo[14].)

Ok, o colesterol baixa, as doenças cardíacas diminuem um pouquinho, e os pesquisadores concluem que o fato de baixar o colesterol significa um menor risco de cardiopatias. O leitor deve ter em mente, porém, que esse era um estudo sobre um *medicamento*, e não sobre uma *dieta*. Os pesquisadores deram um grande salto no escuro ao presumir que, se reduzir o colesterol era "bom" (isto é, diminuía o risco de doenças do coração), não deveria importar muito o modo *como* seria reduzido. Diminuí-lo por meio da dieta deveria produzir os mesmos "bons" resultados (se é que podemos considerar como "bom resultado" a insignificante diminuição de doenças cardíacas, que pode ou não estar relacionada à diminuição do colesterol). O mergulho no escuro dos pesquisadores deveu-se ao fato de que as dietas com baixos índices de gordura deveriam ser recomendadas porque teriam os mesmos resultados obtidos com o medicamento: o colesterol baixaria e todos viveriam felizes desde então.

Em geral, porém, os medicamentos têm outros efeitos além daquele para o qual foram expressamente criados. (Lembremos que o Viagra foi originalmente criado para baixar a pressão arterial!) A droga usada na Experiência sobre o Papel dos Lipídios na Prevenção Coronária Primária também poderia ter tido alguns bons efeitos secundários como, por exemplo, reduzir a inflamação. Presumir que baixar o colesterol com uma dieta baixa em gorduras seria idêntico a baixá-lo com uma medicação multifacetada que poderia, de fato, ter tido efeitos inesperados, foi um completo salto no escuro que levou à recomendação em grande escala de uma dieta baixa em gorduras, tendo em vista a prevenção das cardiopatias.

Naquele mesmo ano, os Institutos Nacionais de Saúde organizaram uma "conferência de consenso" com o objetivo básico de justificar o LRC-CPPT e as recomendações dietéticas decorrentes dessa experiência – uma conferência que foi muitas coisas, menos consensual. Vários especialistas chamaram a atenção para falhas significativas nos estudos, chegando mesmo a questionar sua precisão. Mas nada disso é visível ou perceptível no relatório final, que passou a impressão de que todos haviam se bandeado para uma posição de consenso sobre a dieta com baixos índices de gorduras.

Bem, não exatamente todos.

O QUE O ESTUDO CARDIOLÓGICO DE FRAMINGHAM DESCOBRIU

Um dos estudos mais comumente citados pelos defensores da teoria sobre o colesterol é o Estudo Cardiológico de Framingham. Esse estudo científico de longa duração começou em 1948 e acompanhou as cardiopatias de mais de 5 mil habitantes de Framingham, Massachusetts. Depois de um acompanhamento de 16 anos, os pesquisadores afirmaram ter encontrado uma correlação direta entre as doenças cardíacas e os níveis de colesterol.

Deus, porém, está nos detalhes. Como se constatou a seguir, os habitantes de Framingham que desenvolveram doenças cardíacas e o grupo de habitantes da mesma localidade que não as desenvolveram tinham níveis semelhantes de colesterol. Na verdade, o nível *médio* de colesterol do grupo que teve problemas cardíacos era somente 11% mais alto do que o do grupo *sem* cardiopatias. As doenças cardiovasculares também acometiam as pessoas com níveis de colesterol de não mais que 150 mg/dL. Segundo esse estudo, dificilmente se poderia dizer que os níveis baixos de colesterol eram uma garantia de um coração saudável.

As coisas ficaram melhores (ou piores, dependendo de seu modo de vê-las), pois, quando os pesquisadores remontaram aos dados de Framingham, 30 anos depois do início do projeto, descobriram que, no caso dos homens com mais de 47 anos de idade, não fazia a menor diferença se seu colesterol fosse baixo ou alto[15]. Os homens de 48 anos e colesterol alto tinham a mesma longevidade, ou *mais* ainda, do que os que apresentavam colesterol baixo. Portanto, se o nível de colesterol só é importante para o número relativamente pequeno de homens que infartaram antes dos 48 anos, por que haveremos de nos preocupar com os alimentos ricos em gorduras e os níveis de colesterol?

A pergunta vai muito além do meio acadêmico. Em 1992, 44 anos depois do início do projeto Framingham, o médico William Castelli, diretor do estudo, escreveu o seguinte em um editorial da revista científica *Archives of Internal Medicine*:

"Em Framingham, Massachusetts, quanto *mais* gorduras saturadas, *mais* colesterol e *mais* calorias alguém consumisse, *menor* seria seu colesterol sérico [...] descobrimos que as pessoas que consumiam *mais* colesterol, *mais* gorduras saturadas [e] ingeriam *mais* calorias eram as de menor peso e as mais fisicamente ativas [grifo nosso]."[16]

CONSENSO? NÃO EXATAMENTE

George Mann, médico e professor adjunto de bioquímica da Faculdade de Medicina da Universidade de Vanderbilt e um dos pesquisadores do Estudo Cardiológico de Framingham, foi um dos que tiveram dúvidas.

A ideia centrada na relação dieta-coração é a "maior fraude" na história da medicina, afirmou Mann. "[Os pesquisadores] convocaram várias entrevistas coletivas para vangloriar-se dessa inovação calamitosa que, segundo os diretores do estudo, mostra que reduzir o colesterol equivale a reduzir a frequência das doenças do coração. Eles manipularam os dados para chegar a conclusões erradas."[17]

Mann também declarou que os diretores dos Institutos Nacionais de Saúde "usaram o aparato midiático da Avenida Madison para vender esse estudo malogrado da mesma maneira que os publicitários vendem desodorantes!"[18]

Michael Oliver, renomado cardiologista inglês, concordou. "A comissão de juristas [...] foi escolhida de modo a incluir especialistas que, previsivelmente, diriam que [...] todos os níveis de colesterol sanguíneo nos Estados Unidos são demasiado altos e precisam ser reduzidos. Sem dúvida, foi exatamente isso o que se disse."[19]

Contudo, as vozes dissidentes tiveram como resposta um silêncio sepulcral. Com certeza arrogante, a comissão deixou claro em seu relatório final que as dietas baixas em gorduras dariam proteção significativa contra as doenças coronarianas a homens, mulheres e crianças acima de 2 anos de idade. "As provas justificam [...] a redução de calorias procedentes de gorduras [...] em 30%, e a de calorias procedentes de gorduras saturadas em 10% ou menos; quanto ao colesterol procedente da alimentação, não deve ir além de 250 a 300 mg diários", declararam[20].

Como o Dr. Phil poderia perguntar, "E como isso está funcionando para vocês?"

Um estudo que tentou responder a essa pergunta hipotética foi o Women's Health Initiative [Iniciativa para a Saúde das Mulheres], o mesmo programa que tinha sugerido que a terapia hormonal depois da menopausa traz mais riscos do que benefícios. Esse estudo dos Institutos Nacionais de Saúde, que custou 415 milhões de dólares, contou com cerca de 49 mil pessoas de 50 a 79 anos que foram acompanhadas durante oito anos, numa tentativa de responder à pergunta: "Uma dieta baixa em gorduras diminui o risco de ter doenças cardíacas ou câncer?"[21]

Encontraram a resposta.

"O maior estudo realizado para verificar se uma dieta baixa em gorduras diminui o risco de ter câncer ou doenças cardíacas descobriu que o efeito da dieta é nulo", noticiou o *The New York Times* em 2006[22].

"Esses estudos são revolucionários", afirmou Jules Hirsch, médico-chefe emérito da Universidade Rockefeller, da cidade de Nova York e especialista em como as dietas influenciam o peso e a saúde. Os estudos "deveriam pôr fim a essa era caracterizada pelo pensamento de que temos todas as informações de que precisamos para mudar toda a dieta nacional e fazer com que todos sejam saudáveis"[23].

Sem dúvida, nenhuma dessas descobertas questionáveis conseguiu conter a força avassaladora de baixar o colesterol e reduzir o consumo de gorduras, que começou a se alastrar com força total em fins da década de 1970 e continua até hoje, apesar de golpeada e combalida. E temos de aplaudir esses pesquisadores equivocados por sua motivação – ao reduzir os níveis de colesterol, eles acreditavam sinceramente que reduziriam as doenças do coração. Como disse ironicamente o médico Dwight Lundell, autor de *The Cure for Heart Disease* [A cura para a doença cardíaca], "Eles agarraram o touro pelos chifres – mas o touro não era aquele"[24].

Quando nos reunimos pela primeira vez para tratar desse projeto, Steve levou consigo uma série de textos de um dos autores científicos mais respeitados do mundo, Michel de Lorgeril, cardiologista e pesquisador francês do renomado Centro Nacional para a Pesquisa Científica, a maior organização pública para a pesquisa científica da França.

De Lorgeril é autor de dezenas de textos científicos em periódicos que fazem revisão por pares, e foi o principal pesquisador do Estudo de Lyon sobre Dieta do Coração. A citação abaixo provém de seu único livro escrito em inglês, e não há melhor maneira de encerrar este capítulo:

"Podemos resumir [...] em uma só frase: *O colesterol é inofensivo!* [grifo nosso]"[25]

CAPÍTULO 3

INFLAMAÇÃO: A VERDADEIRA CAUSA DAS DOENÇAS CARDÍACAS

ENTÃO, SE O COLESTEROL *NÃO É* A CAUSA DAS DOENÇAS DO CORAÇÃO, qual é a verdadeira causa?

Nós sabemos que você não quer esperar mais, então aqui está uma resposta curta: a causa principal das doenças cardíacas é a *inflamação*.

O tema inflamação será recorrente ao longo deste livro por razões que logo serão esclarecidas, mas a primeira coisa que você deve saber sobre a inflamação é que existem dois tipos. Com um você certamente já está familiarizado, mas o tipo que você *menos* conhece é o que se encontra no cerne das cardiopatias.

Passemos às explicações.

Quase todos nós já tivemos uma inflamação *aguda*. Acontece sempre que você dá uma topada com o dedo do pé ou o joelho, ou quando um espinho lhe entra em um dedo da mão. Quando você se queixa de dor nas costas, de um abscesso na boca ou de uma irritação na pele. O fato é que há uma inflamação aguda por trás de tudo isso. É visível e incômoda, às vezes muito dolorosa. A vermelhidão de sua pele resulta do sangue que se desloca para a área afetada. O inchaço resulta de um exército de células especializadas (com nomes como *fagócitos* e *linfócitos*) enviadas pelo sistema imunológico para sanar a área contundida. (O trabalho dessas células estimuladas pelo sistema imunológico consiste em cercar o local do ferimento e neutralizar invasores nefastos, como os micróbios, impedindo a propagação de uma infecção potencial.) O inchaço, a vermelhidão e a dor que o incomodam e que você sente em decorrência da inflamação aguda são efeitos secundários do processo de cura.

Portanto, todos nós sabemos o que significa inflamação aguda, e a maioria a conhece por experiência própria. Contudo, o *outro* tipo de inflamação, a inflamação *crônica* – bem, aqui já estamos falando de coisa bem diferente.

A inflamação aguda dói, mas a inflamação crônica mata.

POR QUE VOCÊ DEVE SE PREOCUPAR COM A INFLAMAÇÃO CRÔNICA, NÃO COM O COLESTEROL

A inflamação crônica não é "percebida pelo radar". De maneira muito semelhante à hipertensão, não tem sintomas evidentes. Contudo, é um componente significativo de praticamente todo problema degenerativo, inclusive Alzheimer, diabetes, obesidade, artrite, câncer, doenças neurodegenerativas, doenças crônicas do trato respiratório inferior, gripe e pneumonia, doenças crônicas do fígado e dos rins e, acima de tudo, doenças cardíacas.

Quando uma inflamação crônica existe, mas passa despercebida no sistema cardiovascular, é comum que implique um grande problema para o coração.

E a inflamação raramente é um fenômeno local. Por exemplo, as mulheres que sofrem de artrite reumatoide, uma doença de grande potencial inflamatório que afeta basicamente as articulações, terminam por ter um risco duplo de infarto quando comparadas com as que não têm esse problema. Os micróbios que causam problemas em uma parte do corpo podem migrar facilmente para outras áreas e, nelas, provocar danos inflamatórios. Uma infecção que começa nas gengivas, por exemplo, pode facilmente fazer com que as bactérias migrem para a corrente sanguínea, onde podem encontrar terreno fértil em uma parede arterial enfraquecida que lhes permita lançar ali as sementes de uma inflamação.

Portanto, como é exatamente que uma inflamação ocorre, e, o mais importante, o que podemos fazer a respeito?

UMA MANEIRA MELHOR DE PREVER AS DOENÇAS CARDÍACAS

Quer uma maneira bem melhor de saber se você está sob o risco de sofrer alguma cardiopatia? Verifique estes dois itens do seu exame de sangue: os triglicérides e o HDL (o chamado "bom" colesterol).

Se você deixar um pouco de lado sua aversão à matemática, calcule a proporção dos seus triglicérides em relação ao seu HDL. Se, por exemplo, os triglicérides estiverem em 150 mg/dL e o HDL em 50 mg/dL, você tem uma proporção de 3 (150:50). Se seus triglicérides estiverem em 100 mg/dL e seu HDL em 50 mg/dL, sua proporção é de 2 (100:50).

Essa proporção é um indicador de doenças do coração muito melhor do que o colesterol jamais o foi. Em um estudo da Universidade de Harvard publicado no periódico *Circulation*, da Associação Norte-Americana do Coração, os que tinham a maior proporção de triglicérides em relação ao HDL apresentavam, por incrível que pareça, 16 vezes mais risco de ter doenças cardíacas do que aqueles com proporções mais baixas[1]. Se você tiver uma proporção de 2, pode ficar bem feliz a despeito de seus níveis de colesterol. (Uma proporção de 5, porém, é problemática.)

OXIDAÇÃO: A ORIGEM DA INFLAMAÇÃO

Em *The Most Effective Ways to Live Longer* [As maneiras mais eficientes para viver mais], o Dr. Jonny [Bowden] introduziu o conceito dos "Quatro Cavaleiros do Envelhecimento". Esses quatro cavaleiros contribuem muitíssimo para a incidência de doenças cardíacas, e teremos muito a dizer sobre eles nas páginas seguintes. Porém, para os que querem saber *neste exato momento* quais são eles, aqui está a lista: oxidação, inflamação, açúcar e estresse. Neste capítulo, iremos nos concentrar nos dois primeiros.

Um dos principais deflagradores da inflamação é a *oxidação*. Se você já viu um pedaço de metal enferrujado, está familiarizado com a oxidação (também conhecida como *dano oxidativo*), mesmo que o nome técnico lhe seja desconhecido. Você também estará familiarizado com a oxidação se já deixou fatias de maçã sobre a mesa de um piquenique, expostas ao ar. Adquiriram uma cor marrom, não é? *Aí está* o dano oxidativo.

Para os que não se lembram das aulas de química no colégio (ou acharam melhor esquecê-las, o que é perfeitamente compreensível), os elétrons viajam em pares e orbitam ao redor dos átomos. De vez em quando, um desses elétrons se "liberta", e segue-se um pandemônio. O átomo com o elétron desemparelhado – conhecido como *radical livre* – começa a girar como um frango decapitado que tenta encontrar a cabeça. Os radicais livres são como universitários segundanistas no recesso de primavera – temporariamente livres das restrições da vida nos dormitórios da universidade, basicamente enlouquecem e tentam "emparelhar-se" com quem quer que seja! Diariamente, os radicais livres "golpeiam" milhares de vezes os pares de elétrons estáveis, tentando encontrar um elétron com o qual possam emparelhar-se, ao mesmo tempo que infligem danos enormes às nossas células e ao nosso DNA.

Os radicais livres que provêm do oxigênio (conhecidos, portanto, como *radicais livres de oxigênio*) são os mais nocivos e mortais. (Agora você conhece o significado de "*anti*oxidantes" – uma classe de substâncias que inclui certas vitaminas, minerais e muitos componentes químicos de plantas, que ajudam a neutralizar os radicais livres, absorvendo-os como pequenas esponjas e, desse modo, limitando os danos que podem causar ao nosso corpo. A razão pela qual as fatias de maçã não ficam marrons rapidamente quando esprememos limão sobre elas é que o suco de limão contém uma grande quantidade de vitamina C, um poderoso antioxidante.)

Os radicais livres são tão importantes que, em meados da década de 1950, um cientista chamado Denham Harman desenvolveu uma teoria chamada Free Radical Theory of Aging [Teoria do Envelhecimento Baseada nos Radicais Livres], que é muito conhecida até hoje[2]. Nela, ele basicamente propõe que o envelhecimento é uma espécie de "efeito de enferrujamento interno", em grande parte devido aos danos causados pelos radicais livres de oxigênio.

Ok, guarde bem essa informação, pois voltaremos a ela. Antes de prosseguir, porém, falemos um pouco sobre as artérias – ou, mais especificamente, sobre as paredes arteriais –, porque é aí que começam os danos.

Endotélio: onde começam os danos

As paredes arteriais podem ser tudo, menos duras e firmes. Compõem-se de músculos lisos que se expandem e contraem como um pequeno acordeão, respondem ao ritmo do coração e ajustam a pulsação do sangue. Essas artérias estão longe de ser um sistema estático de tubos e canais; na verdade, são um órgão vivo e ativo, *muito* dinâmico. E a camada mais interna das paredes arteriais – ou sua "interface", por assim dizer –, entre o sangue circulante e as paredes que o contêm,

◀ O QUE VOCÊ PRECISA SABER

- O colesterol é a molécula que dá origem aos hormônios sexuais (estrógeno, progesterona e testosterona), bem como à vitamina D e aos ácidos biliares necessários à digestão.
- O colesterol só passa a ser um problema quando estiver *oxidado* (lesionado).
- O colesterol LDL oxidado ou lesado adere ao revestimento das artérias e dá início ao processo inflamatório.
- A verdadeira causa das doenças cardíacas é a inflamação.
- A inflamação começa com o dano causado pelos radicais livres (estresse oxidativo).
- O conceito de colesterol "bom" e "ruim" tornou-se ultrapassado.
- Há vários tipos de colesterol LDL ("ruim") e vários tipos de colesterol HDL ("bom").
- É muito mais importante saber se você tem um perfil de colesterol LDL de padrão A ou padrão B do que saber sua quantidade total de LDL.
- Um nível de colesterol de 160 mg/dL ou menos foi associado à depressão, agressão, hemorragia cerebral e perda do desejo sexual.

> ## SÓ PARA HOMENS
>
> Observação aos leitores do sexo masculino: A disfunção endotelial tem o mesmo acrônimo (DE) de outro problema com o qual vocês podem estar familiarizados, ou que talvez os esteja preocupando: a disfunção erétil. E há relação entre os dois problemas. Nosso amigo Mark Houston, diretor do Instituto de Hipertensão e professor adjunto de medicina na Universidade de Vanderbilt, fez um comentário irônico: "Nunca me deparei com um caso de DE (disfunção erétil) desassociado de um caso de DE (disfunção endotelial)."
> Moral da história: o funcionamento saudável do endotélio é essencial para... muitas outras coisas além do coração!

desempenha um papel de extrema importância nesse pequeno drama. Essa camada, chamada *endotélio*, é o ponto de partida para os problemas que podem provocar um infarto.

O endotélio é certamente uma palavra muito importante, embora quase não apareça nas conversas sociais sobre doenças cardíacas, mas é um dos locais mais importantes das artérias, e você deve conhecê-lo porque é exatamente *ali* que se encontra a origem de seus problemas arteriais. O endotélio tem apenas a espessura de uma célula, mas nele acontece uma tremenda quantidade de atividade bioquímica. Há, inclusive, uma expressão para designar o estado patológico que se caracteriza pela presença de uma lesão na camada mais interior: *disfunção endotelial*, um evento crucial para o desenvolvimento das doenças cardíacas.

Bem, já apresentamos aqui dois conceitos importantes: o dano oxidativo e a inflamação, além de uma estrutura igualmente importante – o endotélio. Agora precisamos verificar o que é o colesterol e saber como ele se encaixa nesse cenário todo. Isso feito, voltaremos à interação entre a oxidação, a inflamação e as paredes arteriais.

COLESTEROL "BOM" E "RUIM": UM CONCEITO ULTRAPASSADO

Ao contrário da má reputação do colesterol, sem ele nosso corpo simplesmente não pode funcionar. Ele está presente em cada célula e é tão fundamental que, na verdade, a maior parte do colesterol em nosso corpo é *produzida* por ele mesmo, especificamente pelo fígado, que produz essa substância gordurosa e cerosa precisamente *porque* ela é essencial para a saúde de nossas células.

O colesterol que você consome tem um efeito mínimo sobre os seus níveis sanguíneos de colesterol, razão pela qual a advertência de consumi-lo menos na dieta e a grande visibilidade gráfica dada à quantidade de colesterol nas informações nutricionais contidas nos alimentos não remetem a nada tão importante quanto somos levados a crer. Se você consumir *menos* colesterol, seu fígado produzirá mais para compensar a diminuição. Se você o consumir *mais*, o fígado produzirá menos. O colesterol é básica e copiosamente fabricado no fígado, mas em outras partes do corpo também é produzido em pequenas quantidades. Para todos os efeitos, a "central manufatureira" é o fígado, e é aí que se encontra a resposta ao vaivém "consuma mais/fabrique menos – coma menos/fabrique mais". O Estudo Cardiológico de Framingham descobriu que a quantidade de colesterol consumida por dia pelas pessoas que desenvolviam doenças cardíacas e pelas que não as desenvolviam praticamente não alterava *em nada* seu estado de saúde. Tomem nota, vocês que só comem omelete de clara!

Como já dissemos aqui, o colesterol é a matéria-prima básica que seu corpo transforma em vitamina D, em hormônios sexuais, como o estrógeno, a progesterona e a testosterona e nos ácidos biliares necessários à digestão. A ênfase em baixar ao máximo possível os níveis de colesterol não é somente um equívoco, mas também um perigo. Os estudos mostram que as pessoas com os mais baixos níveis no espectro do colesterol têm um risco significativamente maior de morrer de um sem-número de doenças não associadas às cardiopatias, incluindo o câncer, o suicídio e outras circunstâncias e acidentes.

Acidentes e suicídios? É mesmo? Sim, e aqui está a explicação: você precisa do colesterol para produzir as células cerebrais. De fato, um nível demasiado baixo de colesterol (por volta de 160 mg/dL) tem sido associado à depressão, à agressão e às hemorragias cerebrais. (No capítulo 6 abordaremos a conexão com o impulso sexual – é um assombro!)

As membranas das suas células contêm uma superabundância de colesterol porque ele as ajuda a manter sua integridade e também facilita a comunicação celular. A consistência da membrana celular deve ser exata – firme o bastante para agir como barreira a todos os tipos de rebotalho molecular, porém maleável e tenra o suficiente para dar acesso às moléculas que precisam entrar. Fundamentalmente, você *precisa* de colesterol para a memória. A redução excessiva do colesterol pode facilmente acarretar uma espécie de amnésia global; com muito pouco colesterol nas membranas celulares, a transmissão nervosa pode ser prejudicada. Não nos surpreende que Duane Graveline – que já foi astronauta, atuou na área de medicina aeroespacial e adquiriu renome internacional por sua pesquisa sobre descondicionamento aeróbico devido à falta de gravidade – tenha dado a seu livro sobre sua perda de memória depois de tomar medicamentos à base de estatinas o infausto título de *Lipitor: Thief of Memory* [Lipitor: ladrão de memória].

O colesterol também é uma das armas importantes que seu corpo usa para o combate às infecções. Ajuda a neutralizar as toxinas produzidas por bactérias que infestam a corrente sanguínea, vindas do intestino quando o sistema imunitário está debilitado. Quando você tem uma infecção, o nível total de colesterol no sangue aumenta, mas o HDL (que definiremos dentro em pouco) diminui devido ao fato de estar sendo usado na luta [contra a infecção]. A capacidade de o colesterol combater as toxinas talvez seja uma das razões pelas quais esse esterol eucariótico (o colesterol) seja encontrado no local das lesões arteriais causadas pela inflamação. Contudo, culpar o colesterol por essas lesões é mais ou menos como culpar os bombeiros pelo incêndio.

Falemos agora sobre um fato interessante que você talvez desconheça: na verdade, é impossível medir o colesterol diretamente no fluxo sanguíneo. Por ser uma substância gordurosa, o colesterol é insolúvel em água e no sangue. De que maneira, então, chega ao fluxo sanguíneo? É simples. O fígado reveste-o com um "envoltório de proteínas" e o envolve com algumas outras substâncias (como os triglicérides); seu revestimento com esse manto protetor é o que lhe permite entrar no sistema circulatório de modo muito semelhante a pedras que flutuassem no mar por estarem dentro de um recipiente hermeticamente fechado e à prova d'água. Em nosso caso, o envoltório de proteínas age como um passaporte, permitindo que o colesterol viaje ao longo de nossa corrente sanguínea. São esses "pacotes", conhecidos como *lipoproteínas*, que na verdade medimos ao aquilatar nossos níveis de colesterol.

Conhecemos essas combinações de colesterol-proteína como HDL (*lipoproteína de alta densidade*) e LDL (*lipoproteína de baixa densidade*). Ambas contêm colesterol e triglicérides, mas as porcentagens são diferentes, e os dois tipos de lipoproteínas têm diferentes funções no corpo. O LDL, conhecido como colesterol "ruim", transporta o colesterol para as células que dele necessitam, enquanto o HDL, conhecido como colesterol "bom", pega o excesso e o leva de volta para o fígado.

Contudo, essa ideia antiga de colesterol "bom" e "ruim" está totalmente ultrapassada.

Hoje sabemos que há muitos "subtipos" diferentes de HDL e de LDL, e que eles fazem coisas muito diferentes. O LDL, o colesterol impropriamente chamado de colesterol "ruim", tem vários subtipos distintos, nem todos eles necessariamente ruins – bem ao contrário.

Os subtipos mais importantes de LDL são o A e o B. Quando a maior parte do seu colesterol é do subtipo "A", diz-se que você tem um perfil de colesterol de *padrão A*. Quando a maior parte do seu colesterol é do subtipo "B", diz-se que você tem um perfil de colesterol de *padrão B*. Simples, não? E é fundamental conhecer essas variações, por motivos que explicaremos a seguir.

O subtipo A é uma molécula grande e esponjosa que parece uma bola de algodão e causa tanto mal quanto uma delas, isto é, nenhum. O subtipo B, porém, é pequeno, duro e denso como balas para espingardas de ar comprimido. É o verdadeiro vilão do sistema, uma vez que se oxida, adere às paredes arteriais e desencadeia problemas em cascata. As partículas do subtipo B (que poderíamos chamar de as "ruins" do colesterol ruim) são aterogênicas, o que significa que contribuem significativamente para as doenças cardíacas. Como já observamos aqui, as partículas grandes e esponjosas do colesterol LDL (o "bom" colesterol ruim) são extremamente benignas. Saber que você tem um "alto" nível de colesterol LDL é uma informação um tanto inútil, *a menos que* você seja informado sobre a *quantidade* do LDL que é do tipo pequeno e denso (prejudicial) e a quantidade que é do tipo grande e esponjoso (totalmente inofensivo). Nós dois nos sentiríamos totalmente aliviados se soubéssemos que temos altos níveis de colesterol, desde que a maior parte fosse quase toda formada pelas moléculas parecidas com bolas de algodão, grandes e inofensivas (distribuição de padrão A). Isso é bem mais reconfortante do que ter níveis *mais baixos* de colesterol LDL, porém basicamente formados pelas moléculas que se parecem com balas para espingardas de ar comprimido (distribuição de padrão B).

Infelizmente, um grande número de médicos ignora este último padrão por falta de atualização profissional. Eles se concentram no valor total do LDL – e não em seu tamanho e seu tipo – e, mesmo que esse número seja um pouco mais alto do que deveria ser, segundo os laboratórios, tratam logo de prescrever uma receita. As empresas farmacêuticas adoram quando os conselhos consultivos – que geralmente estão em conluio com médicos que têm ligações financeiras com a indústria farmacêutica – recomendam que devemos manter níveis cada vez mais baixos de colesterol LDL, pois isso significa um mercado cada vez maior para os medicamentos que baixam o colesterol. Infelizmente, a maioria dos médicos não prescreve os exames ao alcance de quase todos – quase sempre cobertos por seguro-saúde – que determinam o LDL dos pacientes.

O leitor estará lembrado de quando, no primeiro capítulo, afirmamos que as recomendações médicas para baixar o colesterol a todo e qualquer custo – que perduram até hoje – começaram com o Estudo Cardiológico de Framingham. Em 1948, quando o estudo começou, somente o colesterol "total" era medido. Se você soubesse quais eram seus níveis de colesterol, estaria informado sobre um número específico (por exemplo, 200 mg/dL ou 220 mg/dL). Em 1961, não dispúnhamos da tecnologia capaz de diferenciar entre o colesterol "bom" e o "ruim" (HDL e LDL), e menos ainda da tecnologia mais recente que nos permite localizar com precisão diferentes subtipos do chamado colesterol "ruim", que, como o leitor terá percebido, estão longe de ser totalmente "ruins".

Mesmo o HDL, o chamado colesterol "bom", não é *totalmente* bom. Um estudo publicado na edição de 2008 do *FASEB Journal*, um periódico criado pela Federation of American Societies for Experimental Biology [Federação de Sociedades Norte-Americanas de Biologia Experimental] questionou as ideias convencionais de que o simples fato de ter altos níveis de colesterol bom (HDL) e baixos níveis de colesterol ruim (LDL) seria suficiente como indicador de boa saúde. Os pesquisadores mostraram que até o colesterol *bom* tem graus variáveis de qualidade, e que certos aspectos do colesterol HDL significam, na verdade, uma má notícia.

"Durante muitos anos, o HDL foi visto como colesterol bom, gerando a falsa percepção de que, quanto mais alto seu nível no sangue, tanto melhor", afirmou o grande pesquisador Angelo Scanu, da Universidade de Chicago.[3] "Hoje, é evidente que altos níveis de HDL nem sempre nos mantêm a salvo de problemas cardíacos e devemos pedir a nossos médicos que verifiquem se nosso colesterol HDL é bom ou ruim". O estudo de Scanu constatou que o HDL das pessoas

O BOM, O RUIM E O DESASTROSO!

Informação recém-chegada: enquanto escrevemos este livro, uma nova pesquisa financiada pela British Heart Foundation [Fundação Britânica do Coração] descobriu mais um subtipo de colesterol LDL que é particularmente ruim. Foi chamado de *lipoproteína de baixa densidade MGmin* e é mais comum em pessoas com diabetes tipo 2 e em idosos. É mais "pegajosa" do que o LDL normal, o que facilita mais sua adesão às paredes arteriais.

Na verdade, esse novo e ainda mais terrível "vilão" é criado por um processo chamado glicação, e o leitor mais perspicaz estará lembrado de que faz parte de um dos Quatro Cavaleiros do Envelhecimento. A glicação ocorre quando há um excesso de açúcar circulando pela corrente sanguínea. Esse excesso começa a dificultar as coisas, inserindo-se em lugares que não lhe dizem respeito – nesse caso, nas moléculas de LDL. (No capítulo 4, teremos muito a dizer sobre o açúcar e seu papel nas doenças do coração. Mas já podemos adiantar que o açúcar é uma ameaça muito maior para o seu coração do que as gorduras jamais o foram.)

com doenças crônicas como artrite reumatoide e diabetes é muito diferente do HDL das pessoas saudáveis, mesmo quando seus níveis sanguíneos de HDL são semelhantes. O colesterol HDL normal, "bom", diminui a inflamação; o disfuncional, também chamado de "ruim", não o faz.

"Essa é mais uma linha de pesquisa que explica por que algumas pessoas que têm níveis perfeitos de colesterol terminam por desenvolver doenças cardiovasculares", afirmou o médico Gerald Weissmann, editor-chefe do periódico *FASEB*. Da mesma maneira que a descoberta do colesterol bom e ruim modificou totalmente nossa maneira de lidar com a questão, a constatação de que uma parte do "bom colesterol" é, na verdade, *ruim* terá resultados semelhantes."[4]

A questão é que há, de fato, colesterol "ruim" – e até colesterol "desastroso" – mas que o uso de uma abordagem farmacêutica indiscriminada para diminuir todo o colesterol não serve para nada, além de ter efeitos colaterais indesejáveis, como veremos no capítulo 6.

Agora que os quatro personagens principais de nosso drama foram apresentados – oxidação, inflamação, colesterol e paredes arteriais –, vejamos de que modo eles interagem na vida real e atuam em conjunto de forma a criar uma situação perigosa para o coração.

QUANDO O LDL É *REALMENTE* RUIM PARA VOCÊ: O PARADOXO DO FUMANTE

Tente decifrar este mistério: Por que os fumantes com níveis de colesterol LDL *normal* (o chamado colesterol "ruim") correm um risco muito maior de ter doenças cardíacas do que os não fumantes com altos níveis de LDL?

Todos sabemos como o tabagismo é nefasto para os pulmões, além de aumentar significativamente as probabilidades de contrair câncer pulmonar. Na verdade, porém, qual é a conexão entre o tabagismo e as doenças cardíacas, ou, mais especificamente, entre o hábito de fumar e os níveis de colesterol LDL?

Boa pergunta.

Além do efeito nocivo do tabaco, os cigarros também infestam graciosamente seu corpo com uma quantidade imensa de substâncias tóxicas, sem custo extra. Essas substâncias químicas e toxinas comprimem os vasos sanguíneos e causam dano às paredes arteriais. Especificamente, fazem com que seu LDL se danifique por oxidação devido aos radicais livres encontrados em abundância no cigarro! (A propósito, não é apenas o ato de fumar que oxida o LDL; os metais pesados como o mercúrio também o fazem, assim como os inseticidas, a radiação e todo tipo de substância química encontrado no meio ambiente, no ar e nos alimentos.)

E agora preste muita atenção: o LDL *só* se torna um problema para o corpo *quando* se oxida. Somente o LDL oxidado adere às paredes arteriais, contribuindo para a formação de placas e causando mais inflamação e danos. O LDL não oxidado é muito mais inofensivo. Na verdade, é a oxidação que desencadeia o processo que vai culminar na aterosclerose.

Portanto, um fumante com baixos níveis de LDL, a *maioria* do qual foi lesada pela oxidação, corre um risco muito maior de ter doenças cardiovasculares do que um não fumante com níveis muito *mais altos* de LDL, do qual somente uma minúscula parte sofreu danos. O que causa o problema não é o LDL, mas o LDL *danificado* pela oxidação.

O LDL então flutua pela corrente sanguínea, transportando colesterol para as células que dele precisam, e *uma parte* desse LDL, aquela que foi danificada pela oxidação, infiltra-se no endotélio. Assim que o endotélio é infiltrado por esse LDL danificado, inicia-se o processo de inflamação.

Está lembrado de nossa discussão anterior sobre o colesterol "ruim" inofensivo (LDL padrão A) e o colesterol "ruim" perigoso (LDL) padrão B? Bem, uma das razões pelas quais as moléculas de padrão B (que parecem balas para espingardas de ar comprimido) são tão nocivas é o fato de serem as mais propensas a danificar-se e oxidar-se. Além disso, são suficientemente pequenas para entrar nas paredes arteriais. Quanto menores as partículas (e as partículas de padrão B são realmente pequenas), maior sua capacidade de causar inflamação. O LDL oxidado é como LDL "irritado" e, quanto menores suas partículas, mais irritado fica. Portanto, essas particulazinhas nocivas de LDL aderem ao endotélio e iniciam o processo de inflamação. Na presença de dano oxidativo – ou quando há um alto nível de açúcar no sangue, um fator tão prejudicial que iremos examiná-lo em separado, no capítulo 4 –, esse LDL passa por mudanças químicas que o sistema imunitário percebe como perigosas.

O sistema imunológico envia sua artilharia pesada assim que se dá conta da presença desse LDL danificado (oxidado). Em primeiro lugar, células conhecidas como *monócitos* dirigem-se rapidamente para o local da ação, liberando substâncias químicas conhecidas como *citocinas*. As citocinas são essencialmente mensageiros químicos que ajudam a regular a resposta do sistema imunológico, mas muitas delas são, elas próprias, extremamente inflamatórias. Constatada a presença de algumas dessas citocinas, o revestimento dos vasos sanguíneos (o endotélio) secreta minúsculas moléculas pegajosas, as chamadas *moléculas de adesão*, que agem como uma cola molecular, prendendo-se aos monócitos que correram para a cena do crime para ajudar a apagar o incêndio. O cirurgião cardíaco Dwight Lundell refere-se apropriadamente a isso como "efeito Velcro".

Agora, os monócitos se transformam em uma espécie de células que gostamos de chamar de "Little Ms. Pac-Man"*. Tecnicamente, são chamadas de *macrófagos*, e seu trabalho assemelha-se muito ao do Pac-Man no *videogame* – ou seja, comer os inimigos, nesse caso as partículas danificadas de LDL e outros detritos moleculares que estão na origem do problema. (*Macrófago* significa, literalmente, "grande comedor".)

Os macrófagos são como pessoas viciadas em açúcar em um concurso cujo vencedor deverá comer o maior número de tortas doces. Seu apetite é ilimitado; continuarão consumindo LDL oxidado sem parar, até que morrem de tanto comer, deixando algo que se chama *núcleo lipídico* da placa. Ao atingirem determinado tamanho, começam a parecer-se com espuma e, na verdade, transformam-se em algo que os patologistas chamam de "células espumosas", células vivas que da-

---

* *Videogame* cujo personagem (aqui, em sua versão feminina) é conhecido por seu apetite voraz. [N. do T.]

rão continuidade ao trabalho dos macrófagos, lutando e ingerindo microrganismos, outras células ou qualquer material estranho até que o "invasor" desapareça.

Contudo, elas não foram ativadas pelo invasor. Trata-se apenas do velho LDL passando por mudanças químicas devido aos açúcares, amidos, ou à oxidação, e, desse modo, desencadeando um processo inflamatório que pode facilmente transformar-se em um "incêndio" incontrolável em suas paredes arteriais. Como já dissemos, quando não há inflamação, os níveis de colesterol são bastante irrelevantes.

Se a inflamação não for interrompida e se os macrófagos continuarem seu festim até colapsarem, eles irão liberar um novo conjunto de toxinas nas paredes das artérias.

"Nas cirurgias, podemos ver isso como veios amarelos dentro da parede arterial", disse Lundell, que fez mais de 5 mil cirurgias cardíacas. "Nós os chamamos de 'estrias lipídicas', e estão na origem de uma doença cardíaca grave."[5]

O corpo tenta conter essas estrias lipídicas construindo "muros" para evitar sua expansão – a cicatrização é um exemplo disso. A essa altura, porém, o sistema imunitário está em alerta máximo e envia mais soldados para a linha de frente; estes, por sua vez, se empenham ao máximo em desfazer os muros (o tecido cicatricial), e o ciclo continua – mais cicatrizes são criadas, mais soldados são enviados. Com o tempo, se as defesas do sistema imunitário do corpo forem boas, elas enfraquecerão a parede da artéria e terminarão por "empanturrar-se" do tecido cicatricial. Ocorrerá uma ruptura cujo resultado será mais inflamação, e o ciclo potencialmente letal seguirá seu curso.

Más notícias, não?

Se o ciclo não for interrompido, as estrias lipídicas crescerão até se transformarem no que se conhece como "placas". (Basicamente, a placa é um grande e antigo acúmulo de células espumosas.) Algumas dessas células morrerão e, ao fazê-lo, liberarão uma grande quantidade de gorduras acumuladas (lipídios) que, por sua vez, irão se transformar no núcleo lipídico que já mencionamos aqui – uma substância macia e amarelada que se parece com manteiga derretida (mas que não é, de modo algum, tão boa para você quanto esta última).

Se a inflamação for interrompida a tempo nesse ponto, a artéria cura-se por si própria com o que se chama de *revestimento fibroso*. Esse revestimento é composto de tecido cicatricial fibroso e se manterá bem e estável. (Cardiologistas como Steve chamam-no de "placa estável".) Contudo, se surgir uma nova inflamação, o ciclo recomeçará novamente.

Portanto, quanto mais inflamação houver, maior será o acúmulo de células esponjosas. Isso significa mais macrófagos (Ms. Pac-Man), o que, por sua vez, resultará na criação de mais *núcleos lipídicos* viscosos e pegajosos. Esses núcleos lipídicos entram na corrente sanguínea, onde o sangue imediatamente envia um sinal de alerta que diz: "Que diabo está acontecendo aqui? Objeto estranho! Objeto estranho!" Forma-se então um coágulo sanguíneo para tentar impedir a propagação dessa substância estranha e pegajosa.

Na verdade, o coágulo sanguíneo é um mecanismo protetor. É o modo como o sangue – ou o corpo, se preferir – diz: "Vamos bloquear essa ameaça e impedir que ela se espalhe!" Contudo, ainda que essa estratégia faça sentido, ela tem uma grande desvantagem. Esse coágulo sanguíneo pode bloquear o acesso ao músculo cardíaco, impedindo a entrada do oxigênio. Sempre que as células deixam de receber oxigênio, o tecido por elas formado começa a morrer.

E quando esse tecido é o músculo do coração, você pode estar na iminência – como já pressentiu – de um infarto.

Em termos gerais, portanto, o LDL pode ser comparado às árvores de uma floresta. Uma floresta que tem uma infinidade de árvores, mas onde chove muito, provavelmente quase não terá incêndios, mas uma floresta com bem menos árvores pode ser um verdadeiro barril de pólvora se suas árvores estiverem secas (deterioradas) e quase nunca chover. Derrubar essas árvores certamente é uma maneira muito *tosca* de impedir os incêndios florestais, assim como baixar o colesterol indiscriminadamente *poderia*, em teoria, diminuir o risco de um "incêndio" em suas paredes arteriais, mas a que preço? Essas árvores desempenham um papel ecológico fundamental, e sua derrubada traz consequências tanto para o meio ambiente quanto para a paisagem.

Não seria melhor reduzir as condições que podem levar à propagação de um incêndio? Desse modo, poderíamos desfrutar de todos os maravilhosos benefícios das árvores sem nenhum efeito colateral de uma ecologia ameaçada.

Esperamos, leitor, tê-lo convencido de que a inflamação ocupa uma posição central no surgimento das doenças cardíacas e que devemos nos preocupar sobretudo com ela – e com a oxidação, que é sua causa primeira.

A oxidação, porém, é apenas uma das condições que causam a inflamação, ainda que uma das mais importantes.

Outra causa da inflamação é tão importante que lhe dedicaremos todo um capítulo. É algo que você consome todos os dias e que já sabe que faz mal à sua saúde, ainda que somente por ter um papel muito bem documentado no diabetes e na obesidade. O que você está prestes a aprender é a conexão entre esse alimento tão comum e as doenças do coração.

Quando terminar o capítulo seguinte, você estará convencido – como nós estamos – de que esse alimento é muitíssimo mais perigoso para sua saúde geral e, especificamente, para o seu coração, do que as gorduras jamais o foram.

Estamos falando do açúcar.

CAPÍTULO 4

AÇÚCAR: O VERDADEIRO VILÃO DA ALIMENTAÇÃO

PARA AQUELES QUE GOSTAM DE IR DIRETO AO ASSUNTO, aqui está algo que nunca deve ser esquecido: o açúcar é um perigo muitíssimo maior para o seu coração do que as gorduras jamais o foram.

A história toda do açúcar e de sua influência, frequentemente ignorada, sobre as doenças cardíacas exige que abordemos um tema que gostamos de chamar de Endocrinologia 101. Sabemos que isso soa como alguma coisa que um perverso professor de biologia ensinaria a seus alunos do segundo grau com a finalidade expressa de infernizar a vida deles, mas prometemos que as coisas serão mais amenas por aqui. De fato, ao terminar este capítulo, você saberá mais do que a maioria dos médicos sobre a relação entre doenças cardíacas, diabetes, obesidade e hipertensão – condições que não estão exatamente entre os interesses da maioria dos leitores.

Quando você entender a relação existente entre todas essas doenças degenerativas modernas, acreditamos que chegará à mesma conclusão a que chegamos: nossos gurus da saúde processaram e condenaram a pessoa errada – meritíssimo. As gorduras eram inocentes o tempo todo.

O *açúcar* é o verdadeiro vilão da dieta.

ENDOCRINOLOGIA 101*: O EFEITO HORMONAL DOS ALIMENTOS

Nossa viagem começa com uma simples premissa: os hormônios controlam quase todos os processos metabólicos que ocorrem no seu corpo, e *você* controla alguns dos hormônios mais cruciais por meio do seu estilo de vida. O que você come – aliado a diversos fatores básicos do estilo de vida, como o estresse – é o medicamento que estimula os hormônios, e estes levam o corpo a armazenar ou queimar gorduras, assim como realizar uma infinidade de outras operações metabólicas.

"A comida pode ser o remédio mais poderoso que você jamais terá, porque produz mudanças dramáticas em seus hormônios que são centenas de vezes mais poderosas do que qualquer produto farmacêutico", afirmou o Dr. Barry Sears. Os hormônios são os controladores do tráfego aéreo que determinam o destino de qualquer coisa que voa (ou, em nosso caso, do que nos "desliza" garganta abaixo!).

Esse fato foi convenientemente ignorado por muitos dietetas e médicos da corrente dominante, cuja orientação habitual às pessoas obesas com grande risco de desenvolver doenças cardíacas sempre foi a redução de seu consumo de calorias e gorduras saturadas. Contudo, nem todas as calorias são criadas da mesma maneira. Alguns alimentos aumentam significativamente os níveis de um hormônio que *armazena* gorduras, enquanto outros não o fazem – mesmo quando as calorias são as mesmas. Não é mera coincidência o fato de que o hormônio que armazena gorduras também tenha graves consequências para o coração.

O nome desse hormônio que armazena gorduras? Insulina.

A insulina, um hormônio descoberto em 1921, é a estrela de nosso joguinho hormonal. É um hormônio anabólico, o que significa que é responsável por acumular coisas – colocar compostos como a glicose (açúcar e aminoácidos) dentro de unidades de armazenamento (como as células). Sua "irmã", o hormônio glucagon, é responsável por rompê-las – abrindo essas unidades de armazenamento e liberando seu conteúdo conforme a necessidade do corpo. A insulina é responsável

---

* Também chamada "endocrinologia básica". [N. do T.]

por *poupar*; o glucagon, por *gastar*. Juntos, seu trabalho principal consiste em manter os níveis de açúcar no sangue dentro dos limites rigorosamente exatos de que o corpo necessita para manter seu mecanismo metabólico funcionando sem problemas.

A insulina ocupa uma posição central em um número significativo de doenças da civilização. Ao controlar a insulina, você reduz o risco não apenas de doenças cardíacas, mas também de hipertensão, diabetes, síndrome do ovário policístico, doenças inflamatórias e, possivelmente, câncer.

Tanto a insulina quanto o glucagon são essenciais para a saúde. Sem ela, o açúcar no sangue subiria vertiginosamente, e o resultado seria coma e morte, o destino de praticamente todo diabético tipo 1 nos primórdios do século XX, antes da descoberta da insulina. Sem o glucagon, porém, o açúcar no sangue despencaria, e o resultado seria a disfunção cerebral, o coma e a morte.

Portanto, o corpo sabe o que está fazendo. Essa pequena dança entre a força que impede que o açúcar no sangue fique *alto* demais (insulina) e a força que não o deixa ficar demasiado *baixo* (glucagon, entre outros) é essencial para a sobrevivência. É interessante notar que, embora a insulina seja o único hormônio responsável por impedir que o açúcar no sangue suba demais, existem vários outros hormônios, além do glucagon – o cortisol, a adrenalina, a noradrenalina e o hormônio do crescimento humano –, que o impedem de ficar demasiado baixo. Poderíamos dizer que a insulina é um hormônio tão poderoso que precisa de outros cinco para contrabalançar seus efeitos!

Para ver como se *supõe* que a insulina funciona no corpo, vamos examinar um metabolismo que ainda não foi "estragado" por anos e anos de má alimentação e vida sedentária. Tomemos então como exemplo o metabolismo de um garotinho fictício de 5 anos de idade que vive numa fazenda orgânica, alimenta-se apenas de produtos naturais, respira ar puro e faz, todos os dias, um grande número dos mais variados tipos de exercícios físicos. (Sim, caro leitor, também sabemos que atualmente um garotinho desse tipo é uma raridade, mas vamos fazer de conta que este aqui existe – só para servir de fundamento à nossa discussão.)

O menino chega da escola e come uma maçã. O açúcar em seu sangue sobe ligeiramente, como sempre acontece quando alguém come alguma coisa. O pâncreas responde a essa ligeira elevação do açúcar no sangue secretando uma pequena quantidade de insulina, que se põe imediatamente a trabalhar, recolhendo o excesso de açúcar, levando-o para a corrente sanguínea do menino e conduzindo-o para as células musculares. O que é excelente, porque agora o menino vai sair para brincar, ou andar de bicicleta, ou fazer algum serviço no quintal, ou outro tipo de atividade física – atividades para as quais suas células musculares precisarão do combustível representado por esse açúcar.

Até aqui, tudo bem.

As células musculares acolhem com prazer o açúcar extra que usarão como combustível, e isso fará com que o açúcar no sangue volte a seu nível normal, inclusive um pouco mais, pois os músculos o estão "devorando". Agora o menino está com fome novamente, então volta para casa e come outra vez. Estamos em um mundo perfeito!

Contudo, esse metabolismo ideal não é o *seu* metabolismo, prezado leitor.

Seu metabolismo é mais ou menos assim: você acorda tarde, com os hormônios do estresse já circulando pelo seu corpo. (Esses hormônios são um importante fator nas doenças cardíacas, e mais adiante aprofundaremos sua discussão.) Uma das coisas que eles fazem é enviar ao cérebro um sinal primitivo de que chegou o momento de obter combustível para uma emergência. É aí que você sai de casa, entra em uma cafeteria, toma um café com leite cheio de açúcar e come um pedaço de bolo recheado que contém uma tonelada de calorias. Seu nível de açúcar no sangue dispara com a velocidade do ônibus espacial *Challenger*. O pâncreas diz: "Ah, não, melhor mandar a artilharia pesada desta vez, porque esse cara enlouqueceu, tem açúcar por toda parte!" E produz um monte de insulina para tentar remover todo aquele açúcar da corrente sanguínea e levá-lo rapidamente para as células musculares.

O problema é que as células musculares não precisam desse açúcar.

"Para que precisamos de tanto açúcar?", perguntam elas. "Esse sujeito vai passar o dia inteiro sentado diante do computador com um *mouse* na mão e, quando voltar para casa, vai sentar no sofá, ligar a televisão e ficar o tempo todo mudando de canais com o controle remoto." Assim, as células musculares começam a *resistir* aos efeitos da insulina. "Estamos muito bem", dizem. "Não precisamos de você aqui." Agora, a insulina não tem outra opção a não ser transportar sua carga de açúcar para outro lugar, e adivinhe que lugar é esse?

Suas células adiposas, que o acolhem alegremente.

No começo.

Durante algum tempo, seu pâncreas consegue lidar com essa demanda adicional de mais e mais insulina, e suas células musculares ainda conseguem absorver açúcar suficiente para impedir que você se torne um diabético de carteirinha. Contudo, esses altos níveis de insulina produzidos pelo excesso de açúcar (na dieta e na corrente sanguínea) não são nada sem as graves consequências, incluindo as que afetam diretamente o coração.

Para ter um exemplo assustador desse fenômeno, tudo que precisamos fazer é verificar os efeitos da insulina sobre a pressão arterial.

◀ O QUE VOCÊ PRECISA SABER

- O agente dietético que mais contribui para o surgimento de doenças cardíacas é o açúcar, que representa um perigo muito maior para o seu coração do que as gorduras.
- O açúcar contribui para a inflamação nas paredes arteriais.
- O açúcar é o elemento que falta na conexão entre diabetes, obesidade e doenças do coração.
- O consumo exagerado de açúcar eleva os níveis da insulina, que aumenta a pressão arterial e aumenta o colesterol.
- O açúcar e os carboidratos processados aumentam os triglicérides, que são um importante e independente fator de risco para as cardiopatias.
- Quando o açúcar na corrente sanguínea liga-se às proteínas, cria moléculas nocivas e tóxicas, chamadas Advanced Glycation End Products (AGEs) [Produtos Finais da Glicação Avançada]
- Esse mesmo processo também é prejudicial ao LDL, contribuindo para a inflamação e, em última análise, para as doenças cardíacas.

RESISTÊNCIA À INSULINA E HIPERTENSÃO

Os altos níveis de insulina aumentarão sua pressão arterial de duas maneiras. Por um lado, a insulina pode estreitar as paredes arteriais. Paredes mais estreitas significam pressão arterial mais alta, pois o coração precisa bombear o sangue com mais força para fazê-lo atravessar dutos mais estreitos.

Contudo, a insulina tem uma forma muito mais insidiosa de aumentar a pressão arterial.

Ela "fala" com os rins.

A mensagem da insulina para os rins é a seguinte: *Aferre-se ao sal*. A insulina obriga os rins a tomar essa atitude ainda que eles preferissem não tomá-la. Devido ao fato de o corpo controlar parcimoniosamente o sal, como também faz com o açúcar, os rins concluem: "Veja bem, se já temos de nos haver com todo esse sal, melhor seria trazer mais água para que possamos diluí-lo e, assim, impedir que ele extrapole sua margem de segurança". E isso é exatamente o que fazem. A maior retenção de sódio resulta em maior retenção de água. Mais água significa mais volume de sangue, e mais volume de sangue significa pressão arterial mais alta. Os 70% de pessoas com hipertensão (pressão arterial alta) têm insulinorresistência[1].

E isso não é apenas teoria. As pesquisas do Wake Forest Baptist Medical Center[2] [Centro Médico Batista de Wake Forest] demonstram que a resistência à insulina está *diretamente* ligada à pressão arterial alta. "Descobrimos que é possível prever quem tem maior risco de desenvolver hipertensão com base em sua insulinorresistência", disse o pesquisador e Ph.D. em medicina David Goff, Jr. "Um terço dos participantes [de nosso estudo] com os mais altos níveis de resistência à insulina tinham índices de hipertensão 35% mais altos do que o outro terço com níveis mais baixos. Essas descobertas indicam que a resistência à insulina do corpo pode prevenir a hipertensão e as doenças cardiovasculares."[3]

Voltemos à nossa história.

Depois de algum tempo, sob o constante ataque de cada vez mais açúcar e cada vez mais insulina – tudo isso produzido, veja bem, por uma dieta extremamente rica em açúcar e carboidratos –, as células adiposas começam a dizer: "Agora chega!". De alguma maneira, tornam-se resistentes aos efeitos da insulina (uma doença conhecida, como não poderia deixar de ser, como *resistência à insulina*). Agora, o açúcar no seu sangue está alto (não tem mais para onde ir) e você está a caminho de se tornar diabético.

Deixamos aqui uma observação à parte para aqueles de vocês que estão preocupados com a obesidade: a insulina não apenas encherá suas células com açúcar, tornando-o mais gordo; ela também fechará as portas às células adiposas, fazendo com que se torne dificílimo emagrecer. E um dos motivos pelos quais o excesso de peso aumenta significativamente o risco de cardiopatias é que todas essas células adiposas

A RELAÇÃO INSULINA-COLESTEROL

Eis aqui um interessante factoide: a insulina também exerce um profundo efeito sobre o colesterol. Fomenta o mecanismo produtor de colesterol ao turbinar a atividade da enzima que, na verdade, controla esse mecanismo. Essa enzima – que atende pelo rebuscado nome de HMG-CoA redutase – é a mesmíssima enzima inibida pelos medicamentos redutores do colesterol! Você talvez pudesse baixar seus níveis de colesterol – se ainda se importa com isso – simplesmente reduzindo seus níveis de insulina. E isso não teria nenhum dos efeitos colaterais dos medicamentos redutores do colesterol, a não ser que, para você, ter uma vida mais longa e mais saúde sejam efeitos colaterais!

A propósito, não estamos brincando quando falamos em "vida mais longa e mais saúde". Um estudo de 1992 examinou o funcionamento do sangue de indivíduos centenários saudáveis, numa tentativa de descobrir se havia características comuns entre os membros desse segmento demográfico de longevidade tão incomum. Descobriu três: níveis baixos de triglicérides, altos níveis de colesterol HDL e – acredite se quiser – níveis baixos de insulina em jejum[4]. Sua alimentação afeta dois desses exames de sangue – os triglicérides e a insulina em jejum – e ambos cairão vertiginosamente se você reduzir ou eliminar o açúcar e os carboidratos processados de sua dieta. Reduzir os triglicérides é um dos maiores benefícios para a saúde de uma dieta baixa em açúcar, pois os níveis altos de triglicérides são um indicador muito mais perigoso de doenças cardíacas do que o colesterol alto.

estão cheias de substâncias químicas que contribuem poderosamente para a inflamação!

Começou a entender como tudo isso funciona?

"Normalmente, a insulina tem alguns efeitos bastante positivos no corpo, como o fato de ser anti-inflamatória", diz Jeff Volek, Ph.D. em medicina e um dos maiores pesquisadores nos campos de alimentação e saúde[5]. "Contudo, se você for insulinorresistente, os níveis cronicamente altos de insulina terão o efeito contrário. Na verdade, eles irão favorecer a inflamação e os problemas cardiovasculares. Em geral, isso ainda não é muito levado em conta; muitos já se preocupam, porém, com a probabilidade de que os níveis altos de glicose (açúcar no sangue) podem causar problemas com o passar do tempo."[6]

Portanto, a insulina é *anti*-inflamatória para as pessoas com sensibilidade normal à insulina, mas é *extremamente* inflamatória para os insulinorresistentes. O fato de ter resistência à insulina implica um duplo risco de desenvolver doenças cardíacas. Além disso, você fica mais propenso a ter hipertensão e a aumentar significativamente o risco de diabetes e obesidade – os mais importantes fatores de risco das doenças cardiovasculares. E, para agravar a situação, esse excesso de insulina também tem um efeito inflamatório em seu organismo. Como já vimos, a inflamação tem um papel muito importante no desenvolvimento de placas e é um fator de risco de doenças do coração muito mais sério do que o colesterol.

Em inglês, o conjunto de doenças fortemente influenciadas pela resistência à insulina é conhecido pelo acrônimo CHAOS*. São doenças relacionadas entre si, e o que as une é a insulinorresistência. Se você tiver essa resistência em qualquer grau, uma das estratégias mais eficazes para reduzir o risco de doenças coronarianas será manter o controle da insulina por meios dietéticos. Trata-se, sem dúvida, de um procedimento muito superior à estratégia irrelevante de baixar o colesterol!

"O fato de ter níveis cronicamente altos de insulina tem seus próprios efeitos nocivos – as doenças do coração, por exemplo", escreveu

---

* Respectivamente, *coronary disease, hypertension, adult onset diabetes, obesity* e *stroke*. [N. do T.]

Gary Taubes no *New York Times*[7]. Os altos níveis de insulina aumentam os triglicérides e a pressão arterial, além de reduzirem o colesterol HDL – e tudo isso torna a resistência à insulina ainda pior, além de aumentar substancialmente o risco de ter doenças cardiovasculares.

A esta altura, você talvez esteja se perguntando: "Como posso saber se sou insulinorresistente?" Boa pergunta. Embora haja exames de sangue para esclarecer essa dúvida, também há uma maneira extremamente simples de fazê-lo. Fique diante de uma parede e caminhe até ela. Se sua barriga tocar a parede antes do corpo, é muito provável que você seja insulinorresistente. É praticamente certeza que os homens com 100 cm ou mais de cintura tenham esse problema, assim como as mulheres com quase 90 cm nessa mesma parte do corpo. (Na verdade, embora haja pessoas muito magras com resistência à insulina, o mesmo não se pode dizer da grande maioria dos que apresentam o problema.)

A insulinorresistência *é* reversível. E não é um fenômeno muito raro. A predominância desse problema disparou 61% somente na última década, como diz o médico Daniel Einhorn, copresidente da AACE Insulin Resistance Syndrome Task Force [Força-Tarefa para a Síndrome da Resistência à Insulina da Associação Norte-Americana de Endocrinologistas Clínicos] e diretor médico do Scripps Whittier Diabetes Institute [Instituto Scripps Whittier para o Diabetes] na Califórnia[8]. É provável que a predominância da insulinorresistência tenha sido subestimada desde o início. Gerald Reaven, da Universidade Stanford, foi autor do estudo original sobre a resistência à insulina na década de 1980. Eis como ele calculou o número aproximado de pessoas insulinorresistentes. Dividiu os participantes da experiência – adultos saudáveis, não diabéticos – em quatro grupos e testou sua capacidade de metabolizar açúcar e carboidratos. Descobriu que, embora os 25% do topo dessa população lidasse muito bem com o açúcar, os 25% do extremo inferior não o faziam – tinham resistência à insulina (ou, no jargão dos pesquisadores, "tolerância reduzida à glicose"). Por esse motivo, durante muito tempo acreditou-se que o número de pessoas com insulinorresistência era de uma em cada quatro pessoas (25%).

Mas havia um problema.

O que aconteceu com os 50% das pessoas *entre* esses dois extremos? Ao que tudo indicava, não tinham nem o excelente metabolismo da glicose dos 25% situados no topo do espectro nem a total insulinorresistência dos 25% situados na base; em vez disso, situavam-se em algum ponto entre esses dois extremos. Podia-se argumentar facilmente que, como só 25% da população tinha um perfeito metabolismo da glicose, o resto de nós – 75% da população – tinha *algum* grau de resistência à insulina! Além disso, Reaven usou adultos jovens e saudáveis como participantes de seu estudo, e sua quantidade não era absolutamente representativa do conjunto da população. Na verdade, hoje se sabe que a sensibilidade à insulina *diminui* (e a resistência a ela *aumenta*) à medida que envelhecemos. Um fato a ser sempre lembrado: a insulinorresistência não é algo que acontece só com os outros. A Associação Norte-Americana de Endocrinologistas Clínicos estima que um em cada três norte-americanos é insulinorresistente[9], e nós desconfiamos que esse número seja um pouco maior.

No capítulo 3, dissemos que calcular a proporção de triglicérides em relação ao colesterol HDL é uma maneira bem melhor de prevenir as doenças cardíacas do que a medição dos níveis de colesterol. (Para que você não precise voltar a esse capítulo: para calcular sua proporção, leve em conta duas linhas do seu exame de sangue – os triglicérides e o colesterol HDL. Se, por exemplo, seus níveis de triglicérides forem de 150 mg/dL e seus níveis de colesterol forem de 30 mg/dL, sua proporção é de 150:30, ou cinco.) Como fica claro, essa mesma proporção é um excelente previsor de insulinorresistência. Em um estudo, uma proporção de três ou mais era um previsor confiável de resistência à insulina[10].

A mesma proporção triglicérides-HDL também nos dá outra informação importante. Como já observamos aqui, só as moléculas de padrão BB, que parecem balas para espingardas de ar comprimido, são as que causam danos (o colesterol "ruim"). Seu médico pode pedir vários exames de sangue que lhe mostrarão quanto de seu colesterol LDL é colesterol "ruim" realmente ruim (as moléculas que parecem balas para espingarda) e quanto de seu colesterol LDL é "bom" colesterol ruim (as moléculas em forma de bolinhas de algodão). Os testes para verificar o tamanho das partículas incluem o Nuclear Magnetic Resonance (NMR) [Perfil Lipídico por Ressonância Magnética Nuclear], amplamente usado; o Lipoprotein Particle Profile Test (LPP) [Teste do Perfil das Partículas de Lipoproteínas]; o teste de colesterol de Berkeley, do Berkeley HeartLab [Laboratório do Coração de Berkeley] e o Vertical Auto Profile Test (VAP) [Teste de Autoperfil Vertical].

Contudo, a proporção triglicérides-HDL também é um grande indicador do tipo de LDL. Os que tiverem proporções altas terão mais LDL de padrão BB (que é aterogênico), e os que apresentarem proporções baixas terão mais LDL do tipo "bola de algodão" (que é inofensivo). Os níveis de triglicérides acima de 120 mg/dL e os níveis de HDL abaixo do normal (menos de 40 mg/dL nos homens e menos de 50 mg/dL nas mulheres) geralmente estão associados às mesmas partículas de LDL pequenas, densas e aterogênicas que ninguém quer ter![11]

Na verdade, se você não quiser fazer operações matemáticas, um único número em seu exame de sangue lhe dirá se o seu colesterol LDL é basicamente formado pelas partículas grandes, esponjosas e inofensivas (padrão A) ou pelas maléficas, irritadas, pequenas e densas (padrão B). Basta verificar seus níveis de triglicérides.

Em geral, os altos níveis de triglicérides têm muito a ver com altos níveis das perigosas partículas LDL-B. Por sua vez, os *baixos níveis* de triglicérides estão associados a níveis *mais altos* das inofensivas partículas LDL-A. Em outras palavras, quanto mais altos seus níveis de triglicérides, maior será a probabilidade de que seu colesterol LDL se componha do tipo de partículas muito mais propensas a provocar doenças cardíacas. E quanto mais altos seus triglicérides, maior sua probabilidade de ser insulinorresistente, o que, por sua vez, significa que a insulina está contribuindo poderosamente para a inflamação que prejudica o colesterol LDL e deflagra todo o ciclo da formação de placas. Nunca se esqueça: reduza seus triglicérides (e aumente seu HDL) porque, ao fazê-lo, estará reduzindo o risco de ter um coração doente.

A diminuição do consumo de açúcar provavelmente não afetará seus níveis de HDL, mas afetará drasticamente dois dos outros três indicadores de uma vida longa e saudável: os triglicérides e a insulina de jejum, ambos os quais certamente baixarão quando você diminuir a quantidade de açúcar e os carboidratos processados que está ingerindo (ou bebendo).

AÇÚCAR: PEGO NA CENA DO CRIME

Estamos perfeitamente convencidos de que, se você perguntasse, aleatoriamente, a um grupo de pessoas comuns qual parte de sua alimentação é mais perigosa para seu coração, a maioria diria: "as gorduras".
Estariam erradas.
O fator principal para o surgimento das cardiopatias é o açúcar.
As dietas mais baixas em açúcar e carboidratos processados reduzem a inflamação, o açúcar no sangue, a insulina, a insulinorresistência *e* os triglicérides. E a redução dos triglicérides melhora automaticamente a proporção de triglicérides-HDL, que é de suma importância. (Se seus triglicérides fossem 150 mg/dL e seu HDL 50 mg/dL, você teria uma proporção de três para um; mas, se você baixasse seus triglicérides para 100 mg/dL, a proporção cairia automaticamente para dois, ou 100:50. Beleza, hein?)
Talvez você se lembre de que, no capítulo 3, introduzimos o conceito dos "Quatro Cavaleiros do Envelhecimento". Já mencionamos dois desses cavaleiros – a oxidação e a inflamação – e vimos como a oxidação deflagra a inflamação que, em última instância, leva à formação de placas e às doenças do coração. Agora chegou o momento de juntar algumas pontas soltas e introduzir o terceiro cavaleiro do envelhecimento: o açúcar.
O açúcar é diretamente responsável por um dos processos mais nocivos no corpo, algo a que se dá o nome de *glicação*. (Anteriormente, o Dr. Jonny havia considerado a glicação como um dos Quatro Cavaleiros do Envelhecimento, mas, como a glicação é impossível sem o açúcar, e como o açúcar também afeta as doenças cardíacas de outras maneiras, neste livro falaremos em termos gerais sobre os efeitos nocivos do açúcar para o coração.)
Eis como funciona.
Glicação é o que acontece quando as moléculas pegajosas do açúcar aderem firmemente a certas estruturas e ficam onde nunca deveriam estar, impedindo o bom funcionamento do sistema.

Como você pode ver, o açúcar é pegajoso (pense em algodão--doce e em xarope de bordo*). Por outro lado, as proteínas são macias e escorregadias (pense nas ostras, que são pura proteína). A natureza escorregadia das proteínas permite-lhes deslizar facilmente ao redor das células e fazer seu trabalho com eficiência. Porém, quando você tem um excesso de açúcar no sistema, ele choca-se constantemente com as proteínas e termina por aderir às moléculas delas. Atualmente se diz que essas proteínas se tornaram *glicadas*. As proteínas glicadas são demasiado grandes e pegajosas para passar pelo interior dos pequenos vasos sanguíneos e dos capilares, inclusive pelos pequenos vasos sanguíneos dos rins, dos olhos e dos pés, o que explica por que tantos diabéticos correm sérios riscos de ter doenças renais, problemas de visão e amputações dos dedos dos pés, dos pés e também das pernas. As proteínas revestidas de açúcar tornam-se tóxicas e fazem o mecanismo celular funcionar com menos eficiência. Elas danificam o corpo e esgotam o sistema imunológico. Os cientistas geralmente se referem a essas proteínas pegajosas pelo acrônimo AGEs, do inglês Advanced Glycation End Products – em parte porque essas proteínas estão muito envolvidas com o envelhecimento do corpo.

O que isso tem a ver com o colesterol e as doenças do coração? Na verdade, tem a ver com tudo. (Lembre-se: o colesterol LDL prejudicial da variedade BB, semelhante a uma bala de espingarda de ar comprimido [padrão B], adere às paredes das artérias e termina por deflagrar a reação do sistema imunitário que causa a inflamação.) Discutimos um dos motivos básicos que levam o colesterol LDL a degenerar-se – devido ao estresse oxidativo gerado pelos radicais livres.

Adivinha de que outra maneira isso pode acontecer?

Por meio da glicação.

Agora, você já tem o açúcar nas cenas de vários crimes, todas associadas às doenças do coração. "Os altos níveis de açúcar no sangue fazem com que as células que revestem as artérias se inflamem, alterem o colesterol LDL e levem o açúcar a ligar-se a uma variedade de

---

* Xarope açucarado, extraído da seiva bruta de árvores do gênero *Acer*, da família das aceráceas, muito apreciado nos Estados Unidos e no Canadá. [N. do T.]

proteínas, o que modifica a função normal delas", afirmou Dwight Lundell, Ph.D. em medicina e autor do livro *The Cure for Heart Disease* [A cura para a doença cardíaca]. Como vimos, os altos níveis de açúcar no sangue também fazem os níveis de insulina subir vertiginosamente e, com isso, terminam por levar a maioria das pessoas a adquirir resistência à insulina, o agente fundamental de qualquer doença que examinamos que esteja estreitamente ligada às cardiopatias: diabetes, obesidade, hipertensão e síndrome metabólica.

Será surpresa o fato de pensarmos que a redução do consumo de açúcar é muito mais importante do que a redução das gorduras ou do colesterol?

A propósito, é pouco provável que sejamos nós os primeiros a fazer tal afirmação.

A voz dissidente: apresentando John Yudkin

Em 1970, a pesquisa de Ancel Keys tinha sido publicada e vinha sendo muito comentada pelos meios de comunicação. Os defensores do colesterol *baixo* – ou do *sem* colesterol – estavam preparando uma investida sobre a consciência do público norte-americano. Em 1972, porém, Robert Atkins publicou *Diet Revolution* [A dieta revolucionária do Dr. Atkins]*, livro que se tornaria, duas décadas depois, o verdadeiro paradigma do movimento em defesa de uma dieta com baixos índices de carboidratos. Atkins defendia uma abordagem diametralmente contrária à de Keys: afirmava que a insulina e os carboidratos, e não as gorduras e o colesterol, eram o problema da dieta norte-americana.

Como uma alimentação rica em gorduras e proteínas e pobre em carboidratos ia tão drasticamente contra as concepções convencionais daquela época, Atkins foi implacavelmente atacado pelos meios de comunicação e satanizado pelo pensamento médico dominante, que o transformou em um pária na comunidade médica. Contudo, no mes-

---

* Tradução de Iara Lúcia Brayner Mattos e Jayme Helio Dick. Rio de Janeiro/São Paulo: Record, 1989. [N. do T.]

mo ano em que Atkins publicou seu livro, um médico inglês chamado John Yudkin vinha causando polêmicas e constrangimentos ao sugerir aos segmentos médicos dominantes, com polidez e bom senso, que o rei por eles aclamado – no caso, uma dieta sem colesterol e baixa em gorduras – talvez estivesse nu.

Professor de nutrição na Faculdade Queen Elizabeth da Universidade de Londres, Yudkin era um cientista e nutricionista extremamente respeitado, que havia publicado dezenas de estudos e artigos em periódicos renomados, com revisão por pares, como *The Lancet*, *British Medical Journal*, *Archives of Internal Medicine*, *American Journal of Clinical Nutrition* e *Nature*.

Yudkin era geralmente representado por seus detratores como um fanático com olhos de louco que culpava o açúcar pela incidência das doenças do coração, mas, na verdade, não era uma pessoa desse tipo. Em seu livro de 1972, *Sweet and Dangerous* [Doce e perigoso], o açúcar era a razão pela qual ele pediu o reexame dos dados – cheios de erros, em sua opinião – que haviam levado à hipótese de que as doenças cardíacas são causadas pelas gorduras.

Na década de 1960, Yudkin fez uma série de experiências com animais, alimentando com açúcar e amido uma variedade de criaturas como frangos, coelhos, porcos e estudantes universitários. Invariavelmente, constatou que os níveis de triglicérides de todos eles haviam subido. (Lembre-se: os altos níveis de triglicérides são um dos principais fatores de risco cardiovascular.) Nas experiências de Yudkin, o açúcar também aumentava a insulina, associando-o ao diabetes tipo 2, que, como você agora sabe, também está estreitamente ligado às doenças cardíacas[12].

Yudkin foi um dos inúmeros especialistas a chamar a atenção da comunidade científica para a existência de muitos outros países, além daqueles citados por Keys, com estatísticas sobre o consumo de gorduras, cujos números não coincidiam com a relação "mais gorduras, mais doenças do coração", que só se mostrava evidente nos sete países escolhidos pelo pesquisador. Ele mostrou que havia uma relação muito mais precisa e verdadeira entre o *consumo de açúcar* e as cardiopatias e afirmou que "há uma minoria muito significativa – na qual me incluo – que acredita que as doenças coronarianas *não são* fundamentalmente causadas pelas gorduras consumidas na alimentação". (Três décadas depois, o Dr. George Mann, diretor-adjunto do Estudo Cardiológico de Framingham, chegou à mesma conclusão e reuniu um renomado grupo de cientistas e médicos para estudar a comprovação de que as gorduras e o colesterol causam doenças cardíacas, um conceito que mais tarde ele chamou de "a maior fraude da saúde do século"[13].)

Por essa mesma época, o brilhante especialista dinamarquês Uffe Ravnskov, Ph.D. em medicina, voltou a analisar os dados originais de Keys e chegou à mesma conclusão. Sua erudição impecável conta com o respaldo de centenas de referências a estudos de sua autoria citados em renomados periódicos médicos revisados por pares, e também pode ser encontrada em seu livro *The Cholesterol Myths* [Os mitos do colesterol] ou em seu *site* (www.ravnskov.nu/cholesterol.htm).

Embora Yudkin não tenha escrito um livro sobre uma dieta baixa em carboidratos, ele foi uma das vozes mais influentes da época a pôr em circulação o fato de que o açúcar era responsável por muito mais problemas de saúde do que as gorduras. Seu livro chamava atenção para países em que a correlação entre as cardiopatias e o consumo de açúcar era muito mais surpreendente do que a correlação entre as cardiopatias e as *gorduras*. Ele também apontou uma série de estudos – o relativo aos massai da República do Quênia e da República Unida da Tanzânia era o mais impactante – relatando que as pessoas consumiam grandes quantidades de leite e gorduras e, ainda assim, praticamente não tinham doenças cardíacas. O mais interessante era que essas pessoas quase não consumiam açúcar[14].

O adoçamento dos Estados Unidos

Para ser claros, Yudkin nunca afirmou que o açúcar fosse a *causa* das doenças da civilização moderna; dizia apenas tratar-se de uma hipótese perfeitamente apresentável e digna de ser estudada em profundidade – tão ou mais profundamente do que a questão do consumo de gorduras. As doenças cardíacas estão associadas a uma série de indicadores como, por exemplo, o consumo de gorduras, a obesidade, o tabagismo, a vida sedentária, a compulsão a ver TV e a elevada ingestão de açúcar. (O próprio Yudkin fez vários estudos interessantes sobre o consumo de açúcar e as doenças coronarianas. Em um deles, descobriu que a ingestão média de açúcar de um grupo de pacientes com essas doenças era de 147 g, duas vezes mais que os participantes de dois grupos de controle distintos que não tinham doenças coronarianas; esses grupos só consumiam, respectivamente, 67 g e 74 g de açúcar[15].)

"Na verdade, muitas das observações-chave feitas em defesa da opinião de que o consumo de gorduras causa doenças coronarianas também sustentam a teoria do açúcar", escreveu Taubes. "Durante a Guerra da Coreia, os patologistas que faziam autópsias nos soldados norte-americanos mortos em combate perceberam que muitos deles tinham um número significativo de placas nas artérias, mesmo os que ainda eram adolescentes, enquanto os coreanos mortos em combate não as tinham. As placas ateroscleróticas dos estadunidenses foram atribuídas ao fato de sua alimentação ser rica em gorduras, ao contrário da dieta coreana. Contudo, os norte-americanos também seguiam uma dieta rica em açúcar, enquanto os coreanos, assim como os japoneses, não o faziam."

Como afirmou Yudkin, "talvez um dia venhamos a constatar que [muitos fatores, incluindo o açúcar] tenham o mesmo efeito no metabolismo e, desse modo, causem doenças coronarianas por conta do mesmo mecanismo". Que mecanismo é esse? Muitos dedos em riste começam a apontar para uma *sobrecarga de insulina* como um dos culpados de origem de pelo menos três desses efeitos metabólicos nocivos à saúde, como as doenças cardíacas; o controle da insulina era o objetivo principal da dieta original de Atkins e tornou-se a razão de ser da abordagem de uma dieta baixa em carboidratos. Embora a dieta de Atkins certamente não seja a única maneira de controlar a insulina, Atkins – que, afinal de contas, era um cardiologista – deve ser enaltecido por sua presciência no que diz respeito à identificação dos carboidratos e da resistência à insulina como os causadores do diabetes, da obesidade, da hipertensão e, como você já adivinhou, das doenças do coração.

A LOUCURA DO COLESTEROL

As advertências de Yudkin contra o açúcar e a abordagem inicial de Atkins, preconizando uma alimentação baixa em carboidratos para perder peso não passavam de sussurros perdidos em meio a rugidos contra as gorduras. Em meados da década de 1980, as gorduras haviam sido profunda e completamente demonizadas, e a fobia contra elas estava com força total, e centenas de alimentos sem colesterol eram continuamente impingidos a um público fácil de enganar[16]. Em novembro de 1985, o Instituto Nacional do Coração, dos Pulmões e do Sangue lançou o National Cholesterol Education Program (NCEP) [Programa Nacional de Educação sobre o Colesterol], com o objetivo explícito de "reduzir as doenças e a morte causadas pelas doenças coronarianas nos Estados Unidos. Para pôr tal objetivo em prática, pretendia *diminuir a porcentagem de norte-americanos com altos níveis de colesterol no sangue* [grifo nosso]"[17].

Em 1976, Nathan Pritikin abriu seu Pritikin Longevity Center [Centro de Longevidade Pritikin] em Santa Bárbara, Califórnia, e passou toda a década seguinte alardeando o dogma de uma dieta extremamente baixa em gorduras a todos que quisessem ouvi-lo, o que equivale a dizer a maior parte do país. Pritikin morreu em 1985, mas seu lugar foi rapidamente ocupado pelo Dr. Dean Ornish. A reputação de Ornish e grande parte da fé que o público depositava na abordagem de uma dieta baixa em gorduras foram alimentadas por seu famoso estudo de intervenção de cinco anos de duração, o Lifestyle Heart Trial, que mostrou que grandes mudanças no estilo de vida podem levar à regressão das doenças coronarianas. Ornish trabalhou com 48 homens brancos de meia-idade, com doenças cardíacas de moderadas a graves, que dividiu em dois grupos. Um deles recebeu os "cuidados habituais", e o outro uma intervenção intensiva especial em seu estilo de vida, dividida em cinco partes representadas por (1) prática de exercícios aeróbicos, (2) aprendizagem de gerenciamento do estresse, (3) abandono do tabagismo, (4) criação de grupos de apoio psicológico pelos próprios participantes e (5) adoção de uma dieta estritamente vegetariana, rica em fibras e com 10% de calorias procedentes das gorduras.

Quando o estudo de Ornish mostrou alguma reversão da aterosclerose e uma menor quantidade de ocorrências cardíacas nos 20 homens que haviam concluído o estudo de cinco anos, a percepção do público – reforçada pelo próprio Ornish – era que, em grande parte, os resultados decorriam de uma dieta baixa em gorduras. Essa conclusão foi um incrível salto no escuro, uma vez que não estava de modo algum corroborado pela pesquisa. O fato é que *não há como saber* se os resultados decorreram da parte da experiência que tratava de uma dieta baixa em gorduras (em nossa opinião, extremamente improvável), do alto conteúdo de fibras, dos alimentos integrais, do baixo consumo de açúcar ou de alguma combinação dessas intervenções. É inteiramente possível que Ornish obtivesse os mesmos ou melhores resultados com um programa de exercícios, controle do estresse, abandono do cigarro e terapia de grupo, mais uma dieta rica em proteínas e fibras e pobre em açúcar.

O fato é que a alimentação baixa em gorduras continua sendo a prescrição dietética de qualquer organização de saúde importante. Essa recomendação tinha duas crenças básicas como fundamentos: as dietas baixas em gorduras reduziriam o colesterol, e essa redução terminaria por diminuir as doenças do coração e aumentar a expectativa de vida.

Embora alguns estudos tenham mostrado que as dietas baixas em gorduras realmente reduzem o colesterol em termos gerais, muitos deles não mostraram nada desse tipo. Quando você substitui as gorduras de sua alimentação por carboidratos – exatamente o que fazem as dietas baixas em gorduras –, a tendência de seus triglicérides será *aumentar*, e a de seu colesterol HDL, *diminuir*.

Más notícias, realmente. Triglicérides mais altos são um fator de risco independente para as doenças cardíacas – e aumentá-los ao mesmo tempo que se diminui o colesterol HDL é uma combinação de duas forças adversas, um "efeito colateral" realmente ruim da dieta baixa em gorduras, supostamente mais saudável para o coração. Você não apenas aumenta um importante fator de risco independente para as cardiopatias (os triglicérides) e, ao mesmo tempo, reduz uma medida *protetora* (o colesterol HDL), mas *também* altera a importantíssima proporção triglicérides-colesterol HDL da pior maneira possível. Níveis mais altos de

> ◀ **O QUE VOCÊ PRECISA SABER**
> - A hipertensão, os altos níveis de triglicérides e uma proporção elevada de triglicérides-HDL são problemas mais passíveis de prever as doenças cardíacas do que o colesterol. O açúcar, ou, mais especificamente, a frutose, faz aumentar os níveis de todos.
> - As gorduras aumentam o colesterol LDL, mas também aumentam as partículas grandes, esponjosas e inofensivas (produzindo o desejável perfil de padrão A) e diminuem as pequenas e nocivas partículas de colesterol LDL, da variedade BB, semelhantes a balas de espingarda de ar comprimido, que são uma causa real de doenças cardíacas. Por sua vez, o açúcar produz o efeito contrário, pois aumenta o número de moléculas LDL realmente ruins (produzindo o nocivo perfil de padrão B) e diminui o número das moléculas inócuas. Acima de tudo, os altos níveis de açúcar e insulina danificam essas partículas pequenas e nocivas de LDL, tornando muito mais provável o início do processo inflamatório.
> - Se você aceitar nossa teoria de que a inflamação, e não o colesterol, está no "coração" das doenças do coração, vale a pena enfatizar o fato de que os efeitos metabólicos do açúcar são extremamente inflamatórios para suas paredes arteriais.

triglicérides e níveis mais baixos de colesterol HDL significam uma proporção muito *mais alta* de triglicérides-HDL. Como vimos, você quer que essa proporção seja *baixa*, e não alta; as dietas baixas em gorduras e altas em carboidratos *aumentam* ainda mais essa proporção.

O *lobby* do açúcar em ação

E então, como foi que as gorduras vieram a ser demonizadas e o açúcar conseguiu se fazer passar pelo bom moço dessa história toda?

Bem, não existe nenhum *lobby* político para as "gorduras", mas há um para o açúcar, e é poderoso.

Em 2003, a Organização Mundial da Saúde (OMS) – que não é exatamente formada por um bando de radicais extremados – publicou um relatório conservador e comedido, intitulado Diet, Nutrition and the Prevention of Chronic Diseases [Dieta, Nutrição e a Prevenção de Doenças Crônicas][18]. Nele, a OMS fazia a afirmação corriqueira de que as pessoas fariam bem em não extrair mais que 10% de sua ingestão diária de calorias do acréscimo de açúcares. O relatório sugeria que seu menor consumo seria suficiente para reduzir o risco de obesidade, diabetes e doenças cardíacas. Uma recomendação totalmente convencional, mediana e comum, se é que tal coisa existe. A esta altura, você já deve estar tentando imaginar quem iria criar polêmica com tal banalidade.

Esqueceu-se da indústria norte-americana do açúcar?

"Com a esperança de vetar o relatório [...] a Associação Açucareira ameaçou fazer *lobby* no Congresso para cortar os 406 milhões de dólares que os Estados Unidos injetam a cada ano na OMS", escreveu Juliet Eilperin no *Washington Post*[19]. O *Post* citava uma carta de 14 de abril de 2003, do presidente da Sugar Association [Associação Açucareira], Andrew Briscoe, dirigida ao diretor-geral da OMS, na qual ele afirmava: "Usaremos todos os meios possíveis para expor a natureza questionável do relatório Dieta, Nutrição e a Prevenção de Doenças Crônicas."

Dois senadores escreveram uma carta a Tommy G. Thompson, que na ocasião era secretário do Department of Health and Human Services [Departamento de Saúde e Serviços Humanos dos Estados Unidos], insistindo em que o relatório não viesse a público. Pouco depois, o departamento acima referido publicou comentários sobre o relatório, afirmando que "as evidências de que os refrigerantes e bebidas não alcoólicas em geral estavam associados à obesidade careciam de maior confirmação".

Ah, é? Isso me traz à lembrança a defesa do cigarro pela indústria do tabaco.

Em um relatório de 2005 do Instituto de Medicina, os autores admitem que muitos indícios apontam para o fato de que o consumo de açúcar pode aumentar o risco de doenças cardíacas e diabetes – e poderia, inclusive, fazer subir o colesterol LDL (o "ruim"). O problema era a impossibilidade de afirmar, com absoluta certeza, que a pesquisa era definitiva. "Há ambiguidade suficiente, concluíram, para que nem mesmo se pudesse demarcar um limite indicativo de qual seria a quantidade excessiva de açúcar", escreveu Taubes.

Isso combinava muito bem com a última afirmação feita pela Food and Drug Administration (FDA) [Agência Reguladora de Alimentos e Medicamentos], em 1986, que basicamente dizia: "Nenhuma evidência conclusiva sobre os açúcares demonstra um perigo para o público em geral quando o consumo se situa nos níveis atuais."

"Essa é outra maneira de dizer que tal evidência não refutava absolutamente [as acusações contra o açúcar], mas apenas que não era definitiva ou irrefutável", afirmou Taubes. Também vale notar que, na época, estávamos consumindo cerca de 18 quilos anuais de "açúcar acrescido", o que apontava para um consumo de açúcar muito maior do que poderíamos obter naturalmente de frutas, legumes e verduras. (Essa quantidade corresponde a 200 calorias adicionais derivadas do açúcar diariamente, ou seja, mais ou menos uma lata e meia de Coca-Cola.)

Na verdade, isso não parece oferecer um risco letal, e se fosse essa toda a quantidade de açúcar que consumíamos, a maioria dos nutricionistas dos Estados Unidos não teria muito com que se preocupar. O problema é que não eram 18 quilos anuais. Mesmo naquela época o Departamento de Agricultura dos Estados Unidos (USDA) declarou que estávamos consumindo 34 quilos anuais, e nos primeiros anos da década de 2000 essa quantidade já havia chegado a 40 quilos. Em fins de 2011, era de 70 quilos anuais, ou seja, o equivalente a 70 pacotes de 1 quilo por cada homem, mulher e criança dos Estados Unidos[20].

Por que um pouco de açúcar faz tanto mal?

O modo como o açúcar faz mal ao coração pode ser diretamente associado à resistência à insulina.

O açúcar de mesa (açúcar comum), tecnicamente conhecido como *sacarose*, compõe-se de partes iguais de glicose e frutose, dois açúcares simples que são tudo, menos iguais do ponto de vista metabólico. A glicose pode ser usada por qualquer célula do corpo. A frutose, por sua vez, é um veneno metabólico. A frutose de nossos alimentos adocicados é a que mais devemos temer.

Antes de você apontar um dedo em riste para o xarope de milho com alta concentração de frutose (HFCS, na sigla em inglês), um aditivo encontrado praticamente em todo alimento processado existente no mercado, considere o seguinte:

- O açúcar comum (sacarose) contém 50% de glicose e 50% de frutose.
- O xarope de milho com alta concentração de frutose contém 55% de frutose e 45% de glicose, uma diferença não muito importante.
- Portanto, o açúcar e o xarope de milho com alta concentração de frutose são *essencialmente* a mesma coisa.

Como o xarope de milho com alta concentração de frutose foi submetido a uma temperatura muito alta ao ser prensado, atualmente alguns fabricantes de alimentos apregoam com orgulho que seus produtos não contêm nada desse xarope de milho e que são adoçados com açúcar "natural" (referindo-se à sacarose comum). Enquanto isso, a Corn Refiners Association [Associação de Refinadores de Milho] afirma que o xarope de milho com alta concentração de frutose tem sido alvo de injustiças e não é pior que o açúcar "comum".

Infelizmente, a associação está certa do ponto de vista técnico. A frutose é a parte nociva do açúcar e, quer você consuma a que vem do açúcar comum, quer a que vem do xarope de milho, a diferença é nenhuma. Isso não "absolve" o xarope de maneira alguma; significa apenas que o açúcar "comum" é *tão ruim* quanto ele. Em ambos os casos, o elemento prejudicial é a frutose, e agora vamos lhe dizer por quê.

A frutose e a glicose são metabolizadas no corpo de maneiras totalmente distintas. *Não* há *nada* de idêntico entre elas. A glicose vai diretamente para a corrente sanguínea e, em seguida, para as células; a frutose, porém, vai diretamente para o fígado. As pesquisas demonstraram que a frutose tem sete vezes mais probabilidade de formar algo que já mencionamos aqui: os produtos de glicação avançada (AGEs), que são lesivos às artérias. A frutose é metabolizada no corpo como gordura, e é quase imediatamente transformada em gordura (triglicérides). "Quando você consome frutose, não está consumindo carboidratos", diz o médico Robert Lustig, professor de pediatria na Universidade da Califórnia. "Está consumindo gordura."

A frutose é a causa principal do acúmulo de gorduras no fígado, um problema tecnicamente conhecido como *esteatose hepática*, mas que a maioria de nós conhece como "fígado gordo". E há uma ligação direta entre o fígado gordo e nossa velha amiga, a resistência à insulina.

Um dos mais renomados pesquisadores no campo da insulinorresistência, Varman Samuel, da Faculdade de Medicina de Yale, afirmou no *New York Times* que há uma relação extremamente estreita entre a gordura no fígado (fígado gordo) e a insulinorresistência. "A gordura depositada em nosso fígado é o que nos torna resistentes à insulina", disse ele[21].

E agora repitam comigo: "O que faz a gordura acumular-se no fígado? A frutose."

Se você quer ver um bando de animais de laboratório tornar-se resistente à insulina, tudo que precisa fazer é alimentá-los com frutose. Dê-lhes bastante frutose e, com certeza, o fígado a converterá em gordura, que nele ficará acumulada – e a insulinorresistência ocorrerá na sequência quase imediata. Isso pode acontecer apenas em uma semana em que os animais forem alimentados com bastante frutose, ou pode levar alguns meses, se a frutose for consumida em níveis semelhantes aos do consumo humano. Os estudos conduzidos pelo médico suíço Luc Tappy demonstraram que, quando os participantes recebiam uma dose diária de frutose igual à quantidade encontrada em oito ou dez latas de refrigerantes, produziam resistência à insulina e aumento dos triglicérides em questão de dias[22].

Contudo, a frutose encontrada em alimentos naturais como as frutas já é outra história. Não há tanta frutose em uma maçã, por exemplo, e essa fruta tem uma quantidade significativa de fibras, o que torna mais lenta a absorção de carboidratos e reduz a resposta à insulina. Porém, a frutose extraída da fruta, concentrada em forma de xarope e então acrescentada a praticamente todo tipo de alimento que compramos no supermercado – do pão comum ao pão de hambúrguer, passando pelos salgadinhos e alimentos industrializados à base de cereais –, bem, aí a história já é outra.

O xarope de milho com alta concentração de frutose foi inventado no Japão na década de 1960 e migrou para a alimentação dos norte-americanos em meados da década de 1970. Do ponto de vista dos fabricantes de alimentos, tinha duas vantagens em comparação com o açúcar. Em primeiro lugar, era mais doce, o que significava, pelo menos em teoria, que poderia ser consumido em menor quantidade; em segundo lugar, era muito mais barato do que o açúcar. Os produtos com baixos índices de gorduras ficariam mais "palatáveis" com a adição do xarope de milho com alta concentração de frutose, e logo os fabricantes estavam adicionando esse produto a tudo. (Duvida? Vá até o supermercado mais próximo e ponha-se a ler os rótulos dos produtos. Tente encontrar qualquer alimento processado que não contenha o xarope de milho.)

O resultado foi que nosso consumo de frutose foi parar nas alturas. Vinte e cinco por cento dos adolescentes atuais consomem 15% de calorias somente de frutose! Como Lustig afirmou em uma brilhante conferência, "Açúcar: a amarga verdade" (disponível no YouTube), na dieta norte-americana a porcentagem de calorias provenientes das gorduras diminuiu ao mesmo tempo que o consumo de frutose disparou, juntamente com as doenças cardíacas, o diabetes, a obesidade e a hipertensão. Coincidência? Lustig não pensa assim, e nós também não.

Lembra-se de nossa menção à síndrome metabólica? É um conjunto de sintomas – triglicérides altos, gordura abdominal, hipertensão e resistência à insulina – que aumenta significativamente o risco de cardiopatias. Bem, os roedores que consomem grandes quantidades de frutose desenvolvem rapidamente a insulinorresistência[23]. Nos humanos, uma dieta rica em frutose aumenta os triglicérides quase instantaneamente; o resto dos sintomas associados à síndrome metabólica demora um pouco mais para surgir nos humanos do que nos ratos, mas certamente aparecerão[24]. A frutose também aumenta os níveis de ácido úrico na corrente sanguínea. O excesso de ácido úrico é bem conhecido como uma das características causadoras da gota, mas você sabia que também ajuda a prever a obesidade e a hipertensão?

A frutose e a glicose também agem de maneira muito diferente no cérebro, como sugerem pesquisas feitas na Universidade Johns Hopkins. A glicose diminui a ingestão de alimento; a frutose, por sua vez, a aumenta. Se seu apetite aumentar, você comerá mais, tornando mais prováveis a obesidade e a maior incidência de doenças cardíacas. "Leve uma criança ao McDonald's e dê-lhe uma Coca-Cola", disse Lustig. "Ela comerá mais ou comerá menos?"

M. Daniel Lane, Ph.D. da Faculdade de Medicina Johns Hopkins, afirmou: "Consideramos que [as descobertas sobre a frutose e o apetite] podem ser de importância particular no que diz respeito ao aumento maciço de adoçantes à base de frutose (tanto o açúcar comum quanto o xarope de milho com alta concentração de frutose) em quase todos os alimentos adoçados, em particular os refrigerantes. Nos Estados Unidos, o consumo *per capita* desses adoçantes é de aproximadamente 65 quilos por ano, e talvez seja muito maior por parte dos adolescentes e jovens que têm um alto consumo de refrigerantes e bebidas não alcoólicas em geral."[25]

Em resumo, o caso contra o consumo de frutose como fator-chave no desenvolvimento de cardiopatias nos parece muito mais irrefutável do que o caso contra o consumo de gorduras. Também vale a pena assinalar que cada consequência nociva da frutose que contribui para aumentar o risco de desenvolver doenças do coração – o que ela faz com grande competência – não tem praticamente nada a ver com os altos níveis de colesterol.

O fato é que o açúcar é muitíssimo mais prejudicial para o coração do que as gorduras ou o colesterol, mas isso nunca impediu que a indústria alimentícia continuasse aferrada a sua "crença" de que as gorduras e o colesterol devem ser o objeto central de nossas preocupações.

Como reza a velha máxima jornalística, "Nunca deixe que os fatos obstruam o caminho de uma boa história".

Infelizmente, o prazo de validade dessa história já venceu há tempos. Continuar a defendê-la contra todas as evidências só vai fazer com que um número cada vez maior de pessoas fique gravemente doente.

CAPÍTULO 5

A VERDADE SOBRE A GORDURA: NÃO É O QUE VOCÊ PENSA

É IMPOSSÍVEL FALAR SOBRE O COLESTEROL SEM QUE TAMBÉM SE FALE EM GORDURA, o que nos será muito conveniente aqui, uma vez que se trata do tema a ser abordado neste capítulo.

Quando você terminar sua leitura, é possível que tenha uma perspectiva totalmente distinta sobre as gorduras e uma ideia muito mais precisa do que significam os termos "gordura boa" e "gordura ruim". E não, não vamos repetir tudo aquilo que você já ouviu um milhão de vezes – coisas como "a gordura de peixe é boa" (absolutamente correto) e "a gordura saturada é ruim" (muito longe de ser sempre verdadeiro).

Mas não vamos pôr a carroça na frente dos bois.

Segundo o conhecimento convencional, as gorduras e o colesterol são os dois vilões das doenças cardíacas, tão indissociavelmente ligados em nossa mente quanto o Inferno e a Danação ou Bonnie e Clyde*. Fomos advertidos a reduzir nossos níveis de colesterol e a parar de comer gorduras saturadas. Essas duas prescrições constituem a base da hipótese dieta-coração, que há décadas tem orientado a política nacional de saúde norte-americana sobre a adoção de uma dieta saudável e, basicamente, sustenta que as gorduras e o colesterol na dieta são uma causa direta e significativa das doenças cardíacas.

....

* Famoso casal de assaltantes de banco norte-americanos do começo do século XX. [N. do T.]

Muito bem, então podemos dizer que as gorduras e o colesterol (quer se encontrem na alimentação, quer na corrente sanguínea) são parentes distantes.

Como discorremos muito sobre o colesterol até o presente momento, vamos agora esclarecer alguns equívocos sobre as gorduras – o que são, o que fazem, o que não fazem – e, acima de tudo, por que isso é importante. Em seguida, poderemos examinar com novo olhar a relação entre as cardiopatias, as gorduras na alimentação e o colesterol no sangue.

Mãos à obra!

AFINAL, O QUE SÃO EXATAMENTE AS GORDURAS?

"Gordura" é um coletivo que congrega qualquer grande grupo de unidades menores chamadas de "ácidos graxos". Você pode pensar em "gorduras" e "ácidos graxos" como análogos de dinheiro impresso em papel e moedas. Uma nota de 1 dólar representa as "gorduras", e as moedas são os "ácidos graxos". Assim como podemos chegar a 1 dólar por meio de diferentes combinações de moedas – 100 centavos, quatro moedas de 25 centavos, 10 moedas de 10 centavos, 20 moedas de 5 centavos etc. – as "gorduras" compreendem diferentes combinações de ácidos graxos.

Há mais ácidos graxos numa grande porção de manteiga do que numa colher de sopa de manteiga, assim precisamos de mais moedas para totalizar uma nota de 5 dólares do que uma de 1 dólar; porém, tanto no caso de uma colher de sopa de manteiga, um monte de banha ou uma colher de sopa de óleo de peixe, todas as gorduras da Terra são compostas de ácidos graxos. A única diferença entre as gorduras do azeite de oliva e as que se encontram na banha é que, se você observá-las em um microscópio, verá que cada uma é feita de uma mistura distinta de ácidos graxos (isto é, de moedas de 5 centavos, de 10 centavos, de 25 centavos etc.).

Há três famílias de ácidos graxos: ácidos graxos saturados, ácidos graxos monoinsaturados e ácidos graxos poli-insaturados. (Na verdade, há uma quarta classe de ácidos graxos a que se dá o nome de *gorduras trans*, uma espécie de "gorduras Frankenstein", mas sobre isso falaremos mais adiante.) Nesta seção, iremos nos concentrar basicamente nas gorduras saturadas, mas mantenha um espaço disponível na sua mente para dois membros da família dos poli-insaturados, os chamados *ácidos graxos ômega-3* e *ômega-6*. São de importância especial, e mais à frente iremos discuti-los mais profundamente.

Agora, faremos uma observação de absoluta franqueza. Escrevemos este livro para nossas famílias. Queríamos que o público leigo, sem formação científica, conseguisse acompanhar a argumentação básica e tivesse um claro entendimento das ideias mais importantes. Queríamos que os temas deste livro fossem tratados com clareza suficiente para que todos pudessem entendê-los, incluindo as pessoas sem formação em medicina. E, para ser francos mais uma vez, o entendimento das gorduras pede explicações complicadas.

Portanto, esta é a parte do livro em que seria fácil desviar o assunto e nos ocupar apenas de algo como um curso rápido sobre a bioquímica das gorduras. É interessante escrever sobre esse assunto, dá para encher um monte de páginas, mas também seria terrivelmente enfadonho para o leitor. Não se preocupe, não vamos escrever sobre a estrutura química das gorduras, e eis aqui o porquê. O que torna um ácido graxo "saturado" e outro "insaturado" diz respeito a detalhes bastante complexos da arquitetura e da composição das gorduras, os quais, francamente, não teriam o menor atrativo para a maioria das pessoas. (Se você está morrendo de vontade de saber, tem a ver com o número de ligações químicas duplas que existem na cadeia molecular dos ácidos graxos. As gorduras monoinsaturadas têm uma ligação dupla, e as poli-insaturadas têm mais de uma. Agora você já sabe.)

E por mais que adoremos falar sobre esse assunto e que para nós fosse maravilhoso conversar com você sobre ele durante toda uma noite em que nos encontrássemos numa festa, a verdade é que muitas pessoas começariam rapidamente a reprimir bocejos caso isso acontecesse. Portanto, se você está interessado em ler sobre ligações duplas, saturação, comprimentos de cadeias e outros assuntos bioquímicos igualmente encantadores, por favor, não hesite, fique à vontade! Essa informação é fácil de obter. Não é polêmica nem passível de debates, além de não ser muito pertinente à nossa história. Assim, tivemos a grande generosidade de não tratar dela aqui e, em vez disso, apresentar-lhe um quadro geral – aquilo que você realmente precisa saber sobre as gorduras saturadas, poli-insaturadas e monoinsaturadas.

GORDURAS SATURADAS 101: TUDO QUE APRENDEMOS ESTAVA ERRADO!

As gorduras saturadas são basicamente encontradas em alimentos de origem animal (carne, queijo, manteiga, ovos) e, com menos frequência, em alguns alimentos de origem vegetal, como o coco, o óleo de coco e o azeite de dendê. Tendem a solidificar-se à temperatura ambiente (pense na manteiga) e a amolecer quando faz calor.

◀ O QUE VOCÊ PRECISA SABER

- As gorduras saturadas foram demonizadas devido a uma sucessão de equívocos.
- As gorduras saturadas aumentam o "bom" colesterol (HDL).
- As gorduras saturadas tendem a mudar o padrão do seu colesterol "ruim" (LDL) para o mais favorável padrão A (partículas grandes e esponjosas).
- Vários estudos recentes demonstraram que as gorduras saturadas não estão associadas a um maior risco de doenças cardíacas. Um estudo de Harvard concluiu que "o maior consumo de gorduras saturadas está ligado a uma menor progressão da aterosclerose coronariana, enquanto o consumo de carboidratos está ligado a uma maior progressão".
- O Estudo da Saúde das Enfermeiras demonstrou que os carboidratos refinados estavam associados a um maior risco de desenvolver doenças do coração.
- As gorduras ômega-6 – por exemplo, os óleos vegetais – tendem a causar inflamação.
- O equilíbrio entre ômega-3 e ômega-6 é muito mais importante do que a ingestão de gorduras saturadas.
- As dietas baixas em gorduras funcionam porque reduzem a ingestão de gorduras ômega-6, e não por reduzirem a ingestão de gorduras saturadas.

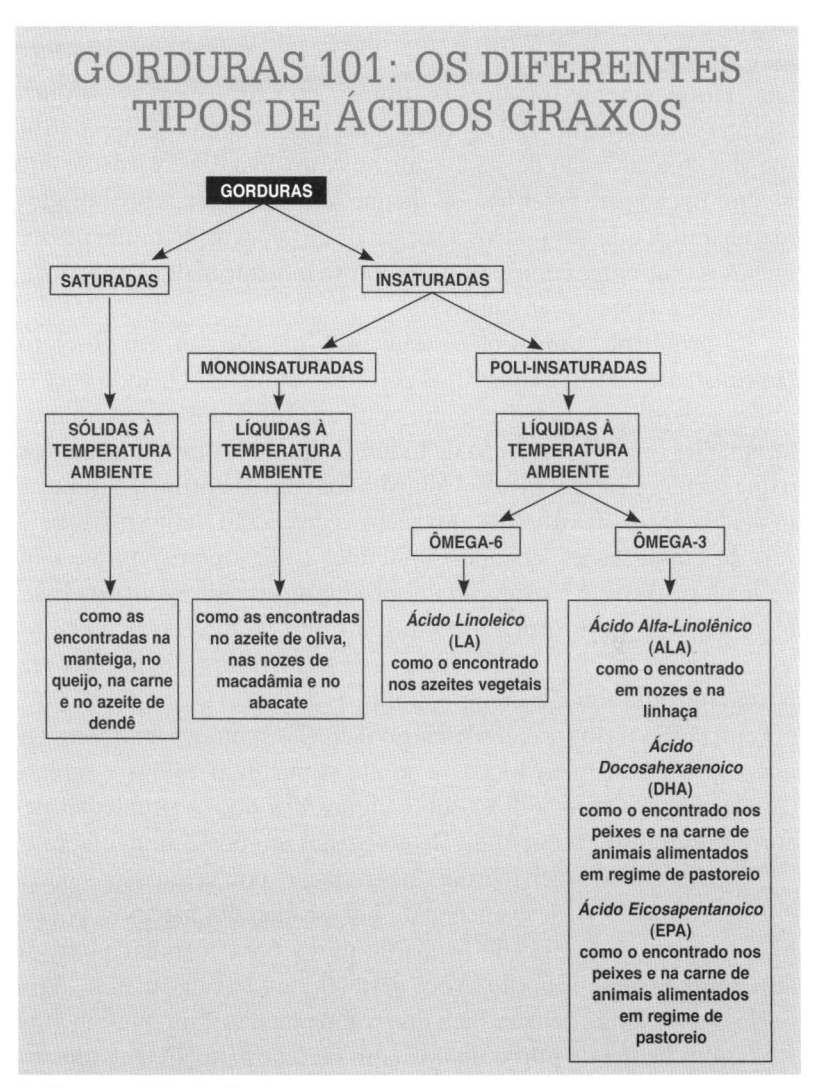

GORDURAS 101: OS DIFERENTES TIPOS DE ÁCIDOS GRAXOS

GORDURAS
- **SATURADAS**
  - SÓLIDAS À TEMPERATURA AMBIENTE
    - como as encontradas na manteiga, no queijo, na carne e no azeite de dendê
- **INSATURADAS**
  - **MONOINSATURADAS**
    - LÍQUIDAS À TEMPERATURA AMBIENTE
      - como as encontradas no azeite de oliva, nas nozes de macadâmia e no abacate
  - **POLI-INSATURADAS**
    - LÍQUIDAS À TEMPERATURA AMBIENTE
      - **ÔMEGA-6**
        - Ácido Linoleico (LA) como o encontrado nos azeites vegetais
      - **ÔMEGA-3**
        - Ácido Alfa-Linolênico (ALA) como o encontrado em nozes e na linhaça
        - Ácido Docosahexaenoico (DHA) como o encontrado nos peixes e na carne de animais alimentados em regime de pastoreio
        - Ácido Eicosapentanoico (EPA) como o encontrado nos peixes e na carne de animais alimentados em regime de pastoreio

Gráfico por Michelle Mosher.

Elas também têm algumas outras características dignas de nota. As gorduras saturadas são muito estáveis. São sólidas – quando expostas a altas temperaturas, não passam por "mutações" nem sofrem "danos" tão facilmente quanto suas primas mais delicadas, as gorduras insaturadas. Esse é um dos motivos pelos quais a banha de porco (com sua alta concentração de ácidos graxos saturados) é, na verdade, uma melhor opção para fazer frituras do que os óleos vegetais processados, mais baratos, que aos poucos a substituíram, a partir do momento em que os restaurantes começaram a tentar se mostrar mais conscientizados sobre a alimentação saudável.

O problema com os óleos vegetais é que não são, em absoluto, tão resistentes às lesões quanto as gorduras saturadas. Quando você os utiliza e reutiliza para fritar, como praticamente todos os restaurantes fazem, eles levam à formação de todos os tipos de compostos nocivos, o que inclui os carcinógenos. Comparados com as gorduras saturadas, os ácidos graxos insaturados dos óleos vegetais são muito mais passíveis de causar lesões, quando submetidos a altas temperaturas, além de mais suscetíveis à oxidação e à produção de radicais livres. Esses óleos vegetais transformam-se em todo tipo de moléculas mutantes sob o estresse de altas temperaturas e de sua reutilização; por sua vez, porém, quando sob altas temperaturas, as gorduras saturadas se comportam como o tio forte e silencioso daquelas reuniões familiares em que todos ficam meio loucos e só ele se mantém calmo e sereno! (Ainda teremos mais a dizer sobre alguns dos outros problemas decorrentes do uso excessivo de óleos vegetais em nossa alimentação.)

Agora vamos fazer-lhe uma pergunta, e, por favor, seja sincero em sua resposta: Você se encheu de horror quando dissemos, poucas linhas acima, que o uso de banha de porco para cozinhar pode, de fato, ser uma melhor opção? Você deve ter pensado algo assim: "Agora eles foram longe demais. Será que realmente disseram que é melhor fritar com banha de porco do que com óleo de canola? Que loucura é essa?"

Ficaríamos surpresos se você não tivesse pensado assim, pois é o que quase todas as pessoas fariam, uma vez que foram levadas a acreditar piamente que as gorduras saturadas são um veneno para a saúde.

A ideia de que a gordura de porco, com seu alto conteúdo de gorduras saturadas, poderia ser uma opção melhor do que aqueles óleos vegetais ricos em ômega-6, que nos foi inculcada até a exaustão, está em oposição direta à teologia* das gorduras – a crença profundamente enraizada de que as gorduras saturadas e o colesterol são a causa de todas as doenças cardíacas. Essa ideia tem sido o dogma predominante sobre as gorduras saturadas, o colesterol e as cardiopatias há décadas. Hoje, você está mais do que familiarizado com essa ideia, conhecida como hipótese dieta-coração – trata-se do mantra que tem fundamentado as políticas públicas sobre alimentação e doenças cardíacas de praticamente todas as mais importantes organizações de saúde, como a Associação Norte-Americana do Coração, bem como dos dogmas das correntes dominantes.

Mas há um problema.

Isso não é verdade.

Apesar de sua péssima fama, as gorduras saturadas estão longe de ser um demônio dietético. Um número crescente de profissionais da saúde, pesquisadores, cientistas, médicos e nutricionistas, está começando a reexaminar os argumentos contra as gorduras saturadas, e estão descobrindo que toda essa argumentação se baseia em indícios muito frágeis (e em muita atribuição de culpa por associação).

As gorduras saturadas e as doenças cardíacas: onde estão as provas?

Veja bem, existe uma profusão de estudos que sugerem uma associação entre a maior ingestão de gorduras saturadas e o risco cardiovascular,

---

* Tendo em vista que a preocupação com a gordura corporal se tornou uma espécie de luta entre o Bem e o Mal, entre a baixeza dos instintos humanos e a "glória" do comedimento racional, pode-se dizer que a prudência dietética é virtuosa, e seu contrário, imoral. "Teologia das gorduras" soa estranho em português, mas em inglês há muitas publicações sobre *fat theology/theology of fat*. Aparentemente, os autores do presente livro tomaram a expressão de empréstimo e usaram-na não necessariamente em estilo puramente religioso. Aqui, *fat theology* reaparecerá várias vezes. [N. do T.]

📄 Dr. Jonny:

Quando eu ainda cursava o ensino médio em Queens, Nova York, havia um garoto chamado A. J. que estava sempre – e, ao dizer *sempre*, quero dizer *o tempo todo* – se metendo em confusões. Os motivos, porém, eram um tanto irrelevantes: chegar alguns minutos depois de terminado o recreio, cochichar na sala de aula ou, quando muito, mastigar papel, fazer bolinhas e jogá-las nos colegas. Havia uns cinco garotos que faziam o mesmo, mas A. J. era o único que sempre pegavam. As consequências eram infalíveis; repreensões intermináveis, pais intimados a comparecer à escola, tudo uma grande humilhação.

Porém, na classe também havia dois garotos terríveis. Um deles, Gilbert, era obcecado por acender e jogar bombinhas, deixando todos apavorados, mas desaparecia antes que conseguissem apanhá-lo na cena do crime. O outro, Howie, sentia um grande prazer em quebrar as janelas dos outros a pedradas. Um terceiro, Corky, era um valentão que a todos provocava. Só que ninguém nunca conseguiu pegar nenhum. Era muito raro, inclusive, que tivessem de ouvir algum sermão. O papel de *bad boy* da classe era desempenhado por A. J., que sempre ficava de castigo depois das aulas, era muitas vezes colocado de costas para o grupo, encostado à parede, quase sempre ouvindo o professor lhe passar um sermão aos berros. E tudo isso por pequenas travessuras, enquanto os verdadeiros *bad boys* nunca eram repreendidos ou castigados.

Bem, não estou dizendo que A. J. nunca tenha feito alguma travessura. Porém, ao contrário dos outros garotos, nunca bateu em ninguém, nunca foi violento e nunca destruiu os pertences de ninguém – e, mesmo assim, sempre que havia alguma encrenca o bode expiatório era ele.

Creio que as gorduras saturadas são como A. J. Não que sejam perfeitas. Acontece que são muito menos importantes do que certas coisas que ignoramos – como o alto consumo de ácidos graxos ômega-6, baixo consumo de ômega-3 e uma ingestão indecorosa de açúcar e carboidratos processados.

As gorduras saturadas são tão maravilhosas que todos deveríamos decidir derreter uma tonelada de manteiga e acrescentá-la a nossos *milk-shakes* neste exato momento? Não, claro que não. As gorduras saturadas também têm alguns aspectos negativos. São ligeiramente inflamatórias. Podem contribuir para a resistência à insulina.

> Se os ditocratas* dietéticos pretendem nos advertir sobre os componentes inflamatórios dos alimentos, por que motivo escolhem as gorduras saturadas, um fator relativamente desimportante na inflamação quando comparado com a proporção ômega-6/ômega-3? Se pretendem nos advertir sobre as gorduras saturadas devido à sua suposta relação com a insulinorresistência, por que continuam estimulando um consumo estupidamente alto de carboidratos, cujos riscos para a saúde são tão fáceis de demonstrar?
>
> As gorduras saturadas são como A. J. Não são perfeitas, mas também não merecem arcar com a culpa de tudo de ruim que acontece ao seu redor. E a ironia é que, enquanto todos as maltratam e lhes atribuem a culpa por tantos problemas, os verdadeiros culpados sempre conseguem se safar.
>
> ....
>
> * Palavra ainda sem registro em nossos dicionários. "Ditocrata" seria todo seguidor de um regime político de natureza ditatorial e personalista, mas que se apresenta como democracia. Tal regime (democracia por fora e ditadura por dentro) seria, ou será, chamado de "ditocracia" em português. [N. do T.]

mas também existem algumas coisas que devemos levar em consideração no que diz respeito a esses estudos.

Em primeiro lugar, as associações são muito mais frágeis do que poderíamos imaginar, tendo em vista a solidez da crença de que as gorduras saturadas entopem nossas artérias. Em muitos desses estudos, o maior "risco" examinado foi o colesterol, o que nos leva a concluir, com um argumento circular, que o maior consumo de gorduras saturadas aumenta o risco de doenças cardíacas, mas *somente* se você aceitar o uso dos níveis de colesterol como um representante dessas doenças. Os estudos que avaliam *diretamente* o efeito das gorduras saturadas sobre as doenças cardíacas e a mortalidade – em vez de fazê-lo indiretamente, avaliando seus efeitos sobre o colesterol – são muito raros. Alguns deles, porém, são importantes, e iremos discuti-los mais adiante.

Em segundo lugar, por terem examinado mais meticulosamente a associação entre as gorduras saturadas na alimentação e os níveis de colesterol no sangue, os cientistas estão começando a ver que, até

UMA PALAVRA SOBRE AS METANÁLISES E POR QUE SÃO IMPORTANTES

Apresentaremos agora um breve histórico das metanálises e por que as pessoas as fazem. Digamos que você queira aprender sobre os hábitos sexuais dos universitários. É bem provável que haja umas duas dezenas de estudos importantes que você poderia examinar, mas, como acontece em qualquer outro campo de pesquisa, não há nenhuma garantia de que todos tenham chegado às mesmas conclusões. Na verdade, é quase certo que isso não acontecerá. Um estudo pode constatar, por exemplo, que os universitários estão fazendo mais sexo, enquanto outro estudo pode afirmar o contrário. (Um olhar crítico sobre esses estudos poderia revelar o fato de que os pesquisadores dos dois estudos talvez tenham usado definições ligeiramente distintas da palavra "sexo" ao analisarem os estudantes, algo capaz de explicar a diferença dos resultados.)

Às vezes, os pesquisadores não dão a devida atenção a uma variável óbvia que poderia modificar os resultados. Embora eles sempre tentem controlar essas variáveis (como idade, sexo e tabagismo) e geralmente "igualem" os participantes segundo os critérios mais importantes, eles nem sempre controlam – porque não conseguem – cada variável que poderia fazer uma diferença (e isso é particularmente verdadeiro nas pesquisas sobre dietas). A questão é que, se você encontrar alguma coisa digna de ser estudada, encontrará também um grande número de pesquisas sobre o mesmo assunto, e entre eles é muito provável que encontre resultados conflitantes e aspectos divergentes sobre o modo de interpretar as descobertas.

Mesmo algo que hoje parece tão claramente demonstrado como a ligação entre tabagismo e câncer começou como uma hipótese e teve de ser testado em todos os tipos de populações e em todos os tipos de condições. Os estudos podem chegar – e chegam – a conclusões diferentes, dependendo das medidas estatísticas usadas, das populações estudadas e até mesmo da própria definição dos termos. (Um "fumante" é definido como alguém que só fuma um cigarro por semana ou como alguém que fuma pelo menos meio maço por dia?)

O que finalmente nos leva à metanálise.

Às vezes, os pesquisadores juntam uma grande quantidade desses estudos e agrupam os resultados como aqueles alfinetes usados nos mapas eleitorais que marcam a distribuição geográfica dos votos. E então perguntam: "Considerados em conjunto, o que esses estudos realmente têm a nos

> dizer sobre o que acontece?" Por exemplo, eles agrupam todos os estudos sobre tabagismo e câncer, universitários e sexo ou gorduras saturadas e doenças cardíacas. Depois procedem a um exame minucioso de cada estudo, descartando aqueles cujos métodos, objetivos ou dados não atendem aos mais altos padrões de excelência. (Uma das características das metanálises consiste em excluir todos os pequenos estudos-piloto, os que não usam o método duplo-cego, os que têm poucos participantes ou os que não coletam dados sobre algo que os pesquisadores consideram importante.)
>
> Uma vez selecionado e incluído "o que há de melhor" nesses estudos (e descartado tudo que for de menor interesse), os pesquisadores se põem a trabalhar, aplicando todos os critérios estatísticos imagináveis para identificar todas as verdadeiras relações existentes naquele grande acúmulo de dados. Eles examinam as descobertas de estudos específicos e as comparam. Avaliam o *corpus* dos participantes de todos os estudos. Procuram encontrar tendências, diretrizes, dados estatísticos significativos e relações ocultas. E, embora as metanálises não sejam infalíveis, são uma excelente maneira de olhar para o panorama geral, para avaliar o que realmente está acontecendo.

mesmo nesse aspecto, trata-se de uma associação pouco clara. Como já dissemos, as gorduras saturadas realmente aumentam os níveis do colesterol total, mas seu efeito continua sendo mais positivo do que negativo, pois elas fazem com que os níveis de HDL aumentem mais que os de LDL. Ainda mais importante, cabe assinalar, as gorduras saturadas exercem um efeito positivo sobre o tamanho das partículas de LDL e HDL, produzindo *mais* partículas grandes e esponjosas e muito *menos* partículas pequenas, densas e inflamatórias (como as LDL de padrão B e as HDL-3). (A isso se dá o nome de *mudança no padrão de distribuição* das partículas de LDL.) E, como já dissemos algumas vezes, o tamanho das partículas de moléculas de colesterol é muito mais importante do que a quantidade delas. Mais adiante, quando examinarmos os dois princípios da teologia da gordura, você aprenderá por que as coisas são assim e por que não devemos negligenciar a questão do *tamanho das partículas*.

Um dos princípios básicos da teologia da gordura é que as gorduras saturadas aumentam o risco de doenças cardíacas. Na bibliografia científica, essa questão está longe de ter sido resolvida, como você poderia concluir depois de escutar a CNN. Recentemente, Patty Siri-Tarino e Ronald Krauss, médicos do Children's Hospital Oakland Research Institute [Instituto de Pesquisas do Hospital Infantil de Oakland], juntamente com o Dr. Frank B. Hu, de Harvard, resolveram fazer uma metanálise – um estudo dos estudos. Nesse caso, eles examinaram todos os estudos já publicados que investigavam a relação entre as gorduras saturadas e as doenças coronarianas (CHD*), os AVCs ou as doenças cardiovasculares (CVD**). Veja o leitor que esse é um daqueles estudos difíceis de encontrar que mencionamos anteriormente: um estudo do *efeito direto* das gorduras saturadas sobre a saúde. Os pesquisadores não estavam apenas interessados nos efeitos exercidos pelas gorduras saturadas sobre o *colesterol* – queriam descobrir seus efeitos sobre as *doenças cardíacas*. (Lembre-se de que são duas coisas diferentes!)

Vinte e um estudos atendiam aos padrões exigidos para inclusão na metanálise, o que significa que haviam sido bem planejados e eram confiáveis. No total, os 21 estudos incluíam 347.747 participantes que foram acompanhados por um período de 5 a 23 anos. Ao longo desse período de tempo, 11.006 dos participantes desenvolveram uma doença coronariana ou tiveram um AVC.

Pronto para conhecer os resultados obtidos?

A quantidade de gorduras saturadas consumidas por essas pessoas não levava a absolutamente nenhuma previsão de risco cardiovascular. Nas palavras dos próprios pesquisadores: "O consumo de gorduras saturadas não estava associado a um maior risco de desenvolver uma doença coronariana, cardiovascular, ou um AVC. Os participantes que consumiam a maior quantidade de gorduras saturadas mostravam-se estatisticamente idênticos aos que consumiam menos, no que diz respeito à probabilidade de contrair uma doença coronariana, sofrer um AVC ou ter uma doença cardiovascular. Mesmo quando os pesquisadores analisaram dados científicos relativos à idade, ao sexo e à quali-

---

* Sigla em inglês de *Coronary Heart Disease*. [N. do T.]
** Sigla em inglês de *Cardiovascular Disease*. [N. do T.]

dade do estudo, não houve mudanças nos resultados. O consumo de gorduras saturadas não fazia absolutamente nada – não aumentava nem diminuía o risco de nenhuma maneira significativa. E ponto-final!

"Não há evidências determinantes que nos levem a concluir que o uso de gorduras saturadas na alimentação esteja associado a um maior risco de doenças coronarianas ou cardiovasculares", concluíram os pesquisadores[1].

Agora – e esse é um dado muito importante –, isso não exclui nenhuma evidência de que as gorduras saturadas não aumentem o colesterol. Logo a seguir, aprofundaremos mais essa questão. Contudo, a metanálise anteriormente citada não verificou apenas os níveis de colesterol, mas também aquilo que realmente nos interessa: as doenças cardíacas e a morte. Assim, pouco importa que as gorduras saturadas aumentem ou não meus níveis de colesterol. O que realmente quero saber é o que as gorduras saturadas fazem para aumentar minhas probabilidades de ter um infarto. A metanálise concentrou-se exatamente naquele ponto final da vida real, que é o verdadeiro objeto de nossas preocupações e, ao longo dessa importantíssima mensuração, descobriu que as gorduras saturadas não têm praticamente nenhum efeito em nossa dieta.

Além da metanálise, muitos outros estudos constataram que as gorduras saturadas passam ao largo de qualquer envolvimento direto com as doenças cardiovasculares. No outono de 2011, um novo estudo foi publicado no *Netherlands Journal of Medicine* com o título "Saturated Fat, Carbohydrates, and Cardiovascular Disease" [Gorduras Saturadas, Carboidratos e Doenças Cardiovasculares]. A exemplo da metanálise anteriormente discutida, seu objetivo era examinar os dados científicos atuais sobre os efeitos das gorduras saturadas, detendo-se em todas as controvérsias e nos mecanismos potencialmente compatíveis com o papel desempenhado pelas gorduras saturadas nas doenças cardiovasculares.

Eis o que os pesquisadores escreveram:

"O consumo de ácidos graxos saturados está ligado a um módico aumento do colesterol sérico total, mas *não* tem ligação com as doenças cardiovasculares [grifo nosso]."[2]

Como temos afirmado ao longo deste livro, o colesterol só é usado como um indicador. (Em outras palavras, trata-se de uma resposta que substitui o que *realmente* queremos saber – ou seja, qual é a probabilidade de desenvolver uma doença cardíaca?) Porém, se você estiver em busca de um padrão para prever quem vai e quem não vai ter uma doença cardíaca, a escolha do colesterol como marcador – como vimos neste livro – é bastante insatisfatória. Se o colesterol realmente conseguisse prever as doenças cardíacas (primeira ideia errada), e se as gorduras saturadas fossem realmente terríveis para o seu colesterol (segunda ideia errada), talvez tivéssemos então um bom motivo para excluí-las de nossa alimentação.

Acontece, porém, que nenhuma dessas duas coisas é verdadeira.

Examinemos essas duas ideias em separado, porque elas são o princípio basilar da teologia das gorduras.

TEOLOGIA DAS GORDURAS: A DESMISTIFICAÇÃO DE DOIS PRINCÍPIOS IMPORTANTES

No Japão, um grupo de pesquisadores fez outra metanálise na qual examinou o primeiro desses princípios – o de que o colesterol é um bom previsor das doenças cardíacas. Avaliaram todos os estudos que tinham examinado a relação entre colesterol e mortalidade, excluindo todos os anteriores a 1995 e todos os que haviam sido feitos com menos de 5 mil participantes. Nove estudos atenderam a esses critérios, mas quatro foram excluídos por terem dados incompletos. Os pesquisadores então fizeram uma metanálise com os cinco estudos restantes, dos quais haviam participado mais de 150 mil indivíduos que foram acompanhados por aproximadamente cinco anos.

Os pesquisadores colocaram cada participante em um dos quatro grupos, usando como critério seus níveis de colesterol: menos de 160 mg/dL, de 160 a 199 mg/dL, 200 a 239 mg/dL e mais de 240 mg/dL. (Essas categorias refletem as diretrizes da Associação Norte-Americana do Coração, para a qual os níveis de 200 mg/dL ou menos são "desejáveis", os de 200 a 239 mg/dL configuram um "risco limítrofe" e os superiores a 240 mg/dL são uma péssima notícia.)

Em sua opinião, qual foi o grupo que apresentou os piores resultados possíveis?

De acordo com tudo que ouvimos dos fanáticos do colesterol, a resposta é simples: os participantes que tinham os níveis mais altos de colesterol (240 mg/dL ou ainda mais), e até os pertencentes à categoria "limítrofe" (200 a 239 mg/dL), deveriam ter maior probabilidade de morrer do que os participantes cujos níveis iam de 160 a 199 mg/dL. E os que apresentavam níveis abaixo de 160 mg/dL deveriam alcançar uma idade muito avançada!

Foi exata e precisamente o que *não* aconteceu.

Na verdade, o grupo com os níveis *mais baixos* de colesterol apresentou os *mais altos* índices de mortalidade.

Em termos científicos, o risco de morrer por qualquer causa (chamado "mortalidade por qualquer causa") foi mais alto no grupo com os mais baixos índices de colesterol. Em comparação com o nível de referência (de 160 a 199 mg/dL), o risco de mortalidade por qualquer causa foi significativamente menor na categoria de "risco limítrofe" – de 200 a 239 mg/dL –, e ainda menor no grupo que tinha os mais altos níveis de colesterol (acima de 240 mg/dL). Em contraste, o risco de morrer por qualquer causa era o maior de todos se o colesterol estivesse abaixo de 160 mg/dL![3]

Portanto, o colesterol *alto* está relacionado com um *menor* risco de morrer? Não exatamente como você esperaria que estivesse, mas foi exatamente o que o estudo demonstrou.

O colesterol total é tão irrelevante como critério de mensuração que, em 2007, a Japan Atherosclerosis Society [Sociedade Japonesa de Aterosclerose] deixou de usá-lo como diretriz em quaisquer tabelas relativas ao tratamento ou ao diagnóstico[4]. Veja bem, isso não significa que a Sociedade tenha abandonado a teoria do colesterol. Atualmente, ela se baseia totalmente nos níveis de LDL, para determinar quem pertence ao grupo do "colesterol alto", defendendo o ponto de vista de que, se os seus níveis de colesterol total forem altos simplesmente porque você tem um nível altíssimo de HDL, isso não deve ser visto como algo problemático. Muitos médicos norte-americanos – até mesmo os mais conservadores dentre eles – provavelmente admitiriam que o nível de LDL é o que realmente importa, mesmo que não compartilhem totalmente a ideia de que o mais importante está no *tipo* de LDL, e não em seus níveis.

Contudo, serão os níveis de LDL mais confiáveis para prever a incidência de doenças cardíacas ou da mortalidade do que os níveis do colesterol total?

Mais uma vez, vamos aos fatos concretos.

No Japão, um grupo de pesquisadores empenhou-se em buscar uma resposta a essa pergunta em algo que chamaram de Isehara Study[5]. Esse estudo baseou-se em dados provenientes dos *checkups* anuais dos habitantes de Isehara, uma pequena cidade (100 mil habitantes) localizada na província de Kanagawa, no Japão Central. Um banco de dados de 8.340 homens (na faixa etária de cerca de 64 anos) e 13.591 mulheres (na faixa etária de cerca de 61 anos) foi usado na busca de valores de colesterol, e as 21.931 pessoas foram divididas em sete grupos cujos níveis de colesterol LDL (em mg/dL) iam dos mais baixos aos mais altos: < 80, de 80 a 99, de 100 a 119, de 120 a 139 (grupo de controle), de 140 a 159, de 160 a 179, e > 180.

Tanto no caso dos homens quanto no das mulheres, a mortalidade geral foi significativamente maior no grupo com os mais baixos níveis de colesterol LDL (inferiores a 80 mg/dL).

Embora seja verdade que, nesse estudo, a mortalidade por doenças cardíacas tenha sido maior no grupo com os níveis mais altos de colesterol LDL (acima de 180 mg/dL, um valor reconhecidamente altíssimo), isso só aconteceu com os homens. Com as mulheres aconteceu o contrário – poucas morreram em decorrência de doenças cardíacas no grupo com os níveis mais altos de colesterol LDL. Seja como for, aparentemente esse aumento de doenças cardíacas no grupo de homens com os níveis mais altos de colesterol LDL foi mais do que compensado pelo aumento de mortes por outras causas.

Bem, minha expectativa é que essas informações pelo menos levem você e seu médico a questionar a ideia de que o colesterol é um indicador ou previsor das doenças do coração. Digamos, porém, apenas para argumentar, que você ou seu médico não estejam muito dispostos a abrir mão da teoria do colesterol. Tudo bem, não precisa se culpar. Afinal, você – como a maioria das pessoas – foi doutrinado na ideia de que tudo que aumenta seu colesterol é abominável, e é muito difícil livrar-se dessa crença, sobretudo quando você a vem ouvindo ao longo de toda sua vida adulta.

Contudo, antes de voltar a demonizar as gorduras saturadas, vamos examinar a segunda crença que constitui o fundamento da teologia das gorduras – a ideia de que as gorduras saturadas são realmente nocivas ao colesterol.

Quando o colesterol era medido à maneira antiga – "total", "bom" e "ruim" –, essa ideia talvez tenha feito sentido, porque muitos estudos mostram que as gorduras saturadas realmente aumentam os níveis do colesterol total e do colesterol LDL. E se você acreditava piamente na teoria de que o colesterol é uma das causas principais das cardiopatias, esse era um excelente motivo para abrir mão da manteiga. Contudo, as gorduras saturadas realmente aumentam mais o colesterol HDL ("bom") do que o colesterol LDL, fazendo com que a proporção entre o colesterol total e o colesterol HDL – uma proporção aceita por todos como medida de risco das doenças cardíacas – permaneça igual ou seja ainda melhor.

Se você consome menos gorduras saturadas, e essa redução faz baixar seus níveis de colesterol, seu médico talvez veja isso como algo muito positivo e não se preocupe em obter novas informações. Ao fazê-lo, porém, estará cometendo um erro. Você não pode simplesmente concentrar-se nos seus níveis de LDL e parar por aí. A redução dos níveis de LDL que você pode conseguir ao cortar as gorduras saturadas, uma redução que faz todo mundo pular de alegria e comemorar a descoberta de uma nova "saúde", é algo que terá um preço bem alto: uma grande redução exatamente das moléculas de LDL de que você mais precisa – as "boas cidadãs", isto é, as partículas de LDL grandes e esponjosas cujo predomínio produz o desejável perfil de colesterol de padrão A[6]. Quando o número dessas partículas grandes e esponjosas diminui, a proporção de sua população de LDL muda, passando a favorecer as partículas nocivas, irritadas e aterogênicas da variedade BB, semelhantes a balas de espingarda de ar comprimido, conferindo-lhes uma espécie de "governo de maioria". Sem dúvida, seus níveis de LDL ficarão mais baixos e seu médico ficará feliz; ao mesmo tempo, porém, devido à mudança de ordenação de sua população LDL, seu risco de contrair doenças vasculares *aumentará*.

Por outro lado, quando o consumo de gorduras saturadas aumentar – e a ingestão de carboidratos diminuir –, acontecerá o contrário. Agora haverá um aumento das partículas de LDL grandes, esponjosas e inofensivas e uma diminuição das partículas pequenas, densas e irritadas. Sua população de LDL passou por uma mudança, e as partículas grandes, esponjosas e inofensivas tornaram-se majoritárias, o que diminui seu risco de desenvolver doenças cardíacas. Seus níveis gerais de LDL certamente subirão um pouco, mas na verdade o que aconteceu é que agora houve um grande aumento de "bons cidadãos" entre a população de seu LDL, e um significativo decréscimo de "maus cidadãos". Em outras palavras, você está bem melhor agora.

A troca dos carboidratos

Há décadas, a maioria dos profissionais de saúde vem nos dizendo que prestaríamos um grande favor a nós mesmos se reduzíssemos o uso de gorduras saturadas e as substituíssemos por carboidratos. E foi isso exatamente o que a maioria fez. Afinal, essa ideia combinava perfeitamente bem com o espírito predominante: as gorduras saturadas são ruins, e os carboidratos "complexos" são bons. Se fizermos uma troca entre ambos, todos irão felizes para casa e todos os problemas do mundo estarão resolvidos.

Portanto, como nosso velho amigo, o Dr. Phil, talvez nos perguntasse: "Como isso está funcionando para você?"

E a resposta seria: "Não muito bem."

Um estudo importante lançou luz sobre toda essa questão da troca de "gorduras saturadas por carboidratos", mas deixou muita gente de cabelo em pé por causa de seus resultados inesperados. O estudo, intitulado "Dietary Fats, Carbohydrate, and the Progression of Coronary Atherosclerosis in Postmenopausal Women" [Consumo de Gor-

Dr. Sinatra: o caso contra o óleo de canola

Em 1997, escrevi um artigo para o periódico *Connecticut Medicine* sobre o LDL oxidado e os radicais livres. Na época, eu era um grande entusiasta do óleo de canola – como a maior parte de meus colegas – e o recomendava irrestritamente.

Só que meu artigo foi recusado.

Um professor de medicina de Yale, um bioquímico que fazia parte do grupo de revisão por pares, revisou meu texto e deu um parecer contrário à sua publicação. Ainda assim, ele teve a gentileza de sugerir-me a leitura de vários artigos já publicados sobre o óleo de canola.

Foi o que fiz.

Minha reação: "O que andei fumando durante todos esses anos?"

O sucesso do óleo de canola e sua reputação como o mais saudável dos óleos é um triunfo do *marketing* sobre a ciência. É um óleo terrível. Para ser extraído e refinado, submetem-no a altíssimas temperaturas e ao uso de solventes derivados do petróleo (como o hexano). Em seguida, passa por um processo de refinamento, remoção das gomas, alvejamento e – como cheira mal – de desodorização, usando-se mais substâncias químicas ainda. O único tipo de óleo de canola que talvez se possa considerar saudável é orgânico, prensado a frio e não refinado, mas dificilmente é usado pelos consumidores.

Nosso amigo Fred Pescatore, autor do *best-seller* intitulado *The Hamptons Diet* e ex-diretor médico do Atkins Center, pode ser considerado um especialista em óleos para cozinhar. Eis o que ele tem a dizer sobre o óleo de canola: "Eu jamais usaria uma coisa dessas!"

Se você quiser mais informações sobre o lado obscuro do óleo de canola, leia o artigo definitivo de Mary Enig, bioquímica de lipídios, e Sally Fallon, presidente da Fundação Weston A. Price. Fácil de encontrar na internet, o artigo tem o título expressivo de "The Great Con-Ola"*.

Quanto ao meu artigo de 1997, revisei-o e retirei a recomendação de usar óleo de canola. O artigo foi aceito e publicado.

....

* A palavra "canola" escreve-se exatamente igual em inglês e português. No caso do artigo citado, há um jogo de palavras impossível de reproduzir em português, pelo menos com a concisão do título original. Con-Ola tem sonoridade praticamente idêntica a "canola", mas o "can" inicial foi substituído por "con", que em inglês significa "relativo a fraude, trapaça etc." Portanto, uma tradução possível seria "Canola: A Grande Fraude". [N. do T.]

📄 Dr. Jonny: carboidratos bons, carboidratos ruins

Sempre que faço uma conferência sobre alimentação saudável e digo que uma dieta muito rica em carboidratos é problemática para a maioria das pessoas, tenho muito cuidado de acrescentar uma ressalva: "Não estou falando sobre frutas, legumes e verduras!". Apresento a seguir uma breve lista, fácil de memorizar, sobre carboidratos "bons" *versus* carboidratos "ruins".

Os carboidratos bons incluem os seguintes alimentos:

- Frutas
- Verduras
- Feijões e legumes

Os carboidratos ruins, que abrangem quase todos os produtos comercializados em embalagens com códigos de barras*, incluem:

- Cereais
- Arroz branco
- Massas
- Pães
- Biscoitos
- Produtos de confeitaria
- Refeições rápidas (salgadinhos etc.)
- Refrigerantes
- Sucos de frutas
- Bolachas salgadas

....

* Há exceções no que diz respeito aos cereais e aos pães, mas são bem poucas. A farinha de aveia é um exemplo (a não ser a instantânea). O pão Ezekiel 4:9 é outra exceção. Em termos gerais, porém, se você mantiver distância da maioria dos alimentos da lista acima – ou consumi-los o mínimo possível –, sua saúde será bem melhor.

duras, Carboidratos e a Progressão da Aterosclerose Coronariana em Mulheres Pós-Menopáusicas], foi conduzido pelo renomado pesquisador Dariush Mozaffarian e seus colegas da Faculdade de Medicina de Harvard[7].

Como sugere o título do estudo, Mozaffarian concentrou-se na investigação de como as diferentes gorduras – saturadas, poli-insaturadas e monoinsaturadas – influenciavam a progressão de doenças cardíacas em mulheres pós-menopáusicas cuja alimentação era relativamente baixa em gorduras. Sabedores de que os conselhos dietéticos costumeiros sempre haviam sido ingerir menos gorduras saturadas, os pesquisadores se perguntaram exatamente que coisas extraordinárias aconteceriam se você substituísse as terríveis gorduras saturadas por outras substâncias alimentícias. Segundo as recomendações habituais, a substituição de gorduras saturadas por produtos mais "saudáveis" (por exemplo, por carboidratos ou "gorduras boas", como as existentes nos óleos vegetais) levaria a uma redução substancial das doenças cardíacas.

Só que as coisas não seriam exatamente assim.

"A maior ingestão de gorduras saturadas está associada a uma *menor* progressão da aterosclerose coronariana, enquanto a maior ingestão de carboidratos está associada a uma *maior* progressão [grifo nosso]", concluíram os autores. "As mulheres com alimentação mais rica em gorduras saturadas têm menos progressão da aterosclerose coronariana."

O maior consumo de gorduras saturadas também estava associado a níveis mais altos de colesterol HDL e HDL-2, a menos triglicérides e a uma melhor proporção entre o colesterol total e os níveis de HDL. Pelo menos nesse estudo, dificilmente se poderia dizer que as gorduras saturadas eram o vilão da dieta em que foram transformadas.

E, se isso não for suficiente para convencer o leitor, imagine o que estava associado à maior progressão da aterosclerose coronariana.

Está sentado? É melhor que sim, pois vem aí uma grande surpresa.

Os carboidratos.

Principalmente a variedade processada e com alto índice glicêmico de carboidratos, que é exatamente o que tendemos a consumir quando substituímos as gorduras saturadas de nossa dieta pelos chamados carboidratos "complexos", como os pães, as massas, o arroz e os cereais.

"As descobertas também sugerem", escreveram os pesquisadores, "que o consumo de carboidratos pode aumentar a progressão aterosclerótica, sobretudo quando os carboidratos refinados substituem as gorduras saturadas ou monoinsaturadas."

"Alto lá!", talvez você diga. "Quando elimino as gorduras saturadas de minha alimentação e as substituo por carboidratos de alto índice glicêmico, isso significa que na verdade estou *aumentando* meu risco de ter uma doença cardíaca?"

Humm. É isso mesmo.

A propósito, Mozaffarian e sua equipe de pesquisadores não examinaram apenas o colesterol. Sua abordagem também incluiu eventos clínicos como os infartos e as mortes por qualquer outro tipo de doenças cardiovasculares. Também examinaram padrões menos conhecidos que só podem ser compreendidos pelo seu médico (como a revascularização coronariana e a angina instável).

Em resumo: a maior ingestão de gorduras saturadas não aumenta o risco de desenvolver nenhuma dessas doenças.

Óleos vegetais: mitos e equívocos

Os pesquisadores também verificaram o que acontece quando você substitui as gorduras saturadas pelas poli-insaturadas (como os óleos vegetais), o conselho dietético convencional dado por praticamente todas as organizações de saúde de grande poder e renome. Afinal, é possível que os carboidratos ricos em açúcar não sejam tão bons para nós, mas o que dizer dos tão enaltecidos óleos vegetais, que contêm as "gorduras saudáveis" cujo consumo nossos médicos não se cansam de nos aconselhar? Substituir as gorduras saturadas por uma boa quantidade dos saudáveis óleos vegetais talvez seja o caminho infalível para ter um coração saudável, não?

Os pesquisadores então examinaram o efeito da substituição das gorduras saturadas pelas poli-insaturadas. Por mera curiosidade, também examinaram o que acontece quando você substitui carboidratos por gorduras poli-insaturadas.

Quando os carboidratos foram substituídos por gorduras poli-insaturadas, não houve nenhuma mudança na progressão aterosclerótica – em termos de risco de doenças cardíacas, não havia quase nada a investigar. Porém, quando as gorduras saturadas foram substituídas pelas poli-insaturadas, verificou-se uma grande mudança – mas não na direção esperada. Na verdade, essa substituição levou a um *aumento* na progressão da aterosclerose coronariana![8] (Essa descoberta aparentemente louca fará muito mais sentido quando discutirmos as classes especiais de gorduras poli-insaturadas já aqui mencionadas, a ômega-3 e a ômega-6. Fique ligado.)

Se você estiver confuso por causa dessas descobertas, saiba que não é o único. O *American Journal of Clinical Nutrition* dedicou todo um editorial a elas, intitulado "Saturated Fat Prevents Coronary Artery Disease? An American Paradox" [As gorduras saturadas previnem as doenças arteriais coronarianas? Um paradoxo americano][9]. Mas o paradoxo só existe se nos recusarmos a questionar a crença que fundamenta a teologia das gorduras – aquela segundo a qual o consumo de gorduras saturadas aumenta o risco de desenvolver doenças cardíacas.

Preocupamo-nos profundamente com a recomendação indiscriminada e incondicional de reduzir o consumo de gorduras saturadas a qualquer preço, pois isso significa que as pessoas irão substituí-las por carboidratos processados. Essa mudança inesperada certamente diminui o colesterol HDL e aumenta os triglicérides, e, se você estiver tentando prevenir as doenças cardíacas, essa decisão irá lhe trazer resultados muito ruins[10]. O Estudo da Saúde das Enfermeiras, por exemplo, mostrou que os carboidratos refinados e sua alta carga glicêmica estavam independentemente associados a um maior risco de doenças cardíacas[11].

Agora, não nos entenda mal. Se você quiser eliminar um pouco de gorduras saturadas de sua alimentação e substituí-las por alguns carboidratos ricos em nutrientes, com baixos teores de açúcar e muitas fibras, como a couve-de-bruxelas ou a couve-rábano, saiba que ninguém irá criticá-lo por isso. Substituir as gorduras saturadas por carboidratos de baixo teor glicêmico, como as verduras, não aumenta em

> ## ÍNDICE GLICÊMICO E CARGA GLICÊMICA
>
> O índice glicêmico é uma medida de quão rapidamente determinada quantidade de alimento faz aumentar o açúcar no sangue (e mantê-lo elevado). A carga glicêmica é uma medida análoga a esse mesmo processo (e mais exata). Os alimentos com alto índice glicêmico – como a maioria dos pães brancos, do arroz branco e dos cereais – são simplesmente aqueles que fazem o açúcar em seu sangue subir e descer como se estivesse em uma roda-gigante. Os alimentos com baixo teor glicêmico incluem a maioria das frutas e verduras, bem como favas e legumes.

nada o risco de sofrer infartos; mas substituí-las por carboidratos de alto teor glicêmico aumenta consideravelmente esse risco. Um estudo publicado no *American Journal of Clinical Nutrition* constatou que a substituição de gorduras saturadas por carboidratos de alto teor glicêmico estava associada a um aumento de 33% do risco de ter um infarto[12]. Como a maioria das pessoas substitui as gorduras saturadas exatamente por esse tipo de carboidratos processados de alto teor glicêmico, ricos em açúcar (como, por exemplo, pães, cereais e massas), essa está começando a parecer uma ideia totalmente disparatada. Embora não sejam perfeitas, as gorduras saturadas são muito benéficas para o corpo. Sua substituição total pelos piores tipos de carboidratos começa a dar a impressão de que o remédio é pior do que a doença[13].

Um recente estudo holandês veio somar-se à crescente lista de pesquisas que mostram que, quando você substitui as gorduras saturadas por carboidratos de elevado teor glicêmico, na verdade ocorre um aumento do risco de doenças cardiovasculares[14]. Mas os pesquisadores holandeses fizeram uma interessante descoberta a esse respeito: o acúmulo de gorduras saturadas no corpo não é necessariamente a melhor coisa do mundo.

Eles mostraram que o consumo de uma grande quantidade de carboidratos leva seu corpo a reter os ácidos graxos saturados que você também consome – e essas gorduras saturadas ficam preservadas e armazenadas em seu corpo, em vez de serem queimadas para produzir energia. Enquanto isso, todos esses carboidratos que você está consumindo transformam-se em mais ácidos graxos saturados no seu fígado. O que você agora tem é um grave excesso de ácidos graxos saturados – está preservando os que consome, e seu fígado está criando uma quantidade cada vez maior deles, alimentado pelos carboidratos que você vem consumindo. Tendo em vista que grandes quantidades de gorduras saturadas podem reduzir as ações anti-inflamatórias do colesterol HDL[15], essa situação não é boa.

Contudo, os pesquisadores holandeses observaram corretamente que a diminuição do consumo de gorduras saturadas não é a maneira mais eficaz de combater o acúmulo de ácidos graxos saturados no corpo. É muito melhor, dizem eles, diminuir o consumo de carboidratos. Assim, seu corpo produz menos ácidos graxos saturados, e sua tendência passa a ser a menor retenção daqueles que você consome. "Devemos redirecionar nossa atenção, passando dos efeitos prejudiciais do consumo de gorduras saturadas *per se* para a prevenção do acúmulo de ácidos graxos saturados (no corpo)", escreveram os autores. "Essa mudança enfatizaria a importância da redução do consumo de carboidratos, sobretudo daqueles com alto teor glicêmico, em vez da redução do consumo de gorduras saturadas."[16]

Os carboidratos têm um efeito nocivo sobre o tamanho das partículas de colesterol que, como você viu, tem importância muito maior do que o colesterol total, o LDL e, inclusive, o HDL. Dois pesquisadores do Department of Atherosclerosis Research [Departamento de Pesquisas sobre a Aterosclerose], que faz parte do Children's Hospital Oakland Research Institute [Instituto de Pesquisas do Hospital Infantil de Oakland], na Califórnia, resolveram testar os efeitos do consumo de carboidratos sobre o tamanho e a densidade tanto do LDL quanto do HDL. Descobriram que as pessoas que consumiam carboidratos – particularmente açúcares simples e féculas com alto teor glicêmico – tinham níveis muito mais altos das partículas irritadas, densas e aterogênicas de LDL (padrão B). Elas também tinham um maior número de partículas HDL pequenas e densas[17].

As gorduras na alimentação: nosso ponto de vista

Queremos propor uma nova maneira de ver o consumo de gorduras. Em nossa opinião, o que estamos prestes a sugerir explica em grande parte as descobertas contraditórias, ou aparentemente contraditórias, sobre as gorduras saturadas, a alimentação, a diminuição do consumo de gorduras e as doenças cardiovasculares.

Para isso, precisamos fazer uma breve apresentação de outras duas categorias de gorduras além das saturadas: as monoinsaturadas e as poli-insaturadas. (Lembre-se: todos os ácidos graxos pertencem a uma dessas três grandes categorias*.)

As gorduras monoinsaturadas são as que predominam no azeite de oliva (bem como nos frutos secos e nos azeites deles extraídos, como no azeite de noz-macadâmia). Seus grandes benefícios para a saúde foram muito bem documentados e sobre eles não resta nenhuma dúvida. As gorduras monoinsaturadas são as mais consumidas na dieta mediterrânea sobre a qual tanto se fala, e em geral se aceita que esse tipo de gordura é perfeitamente saudável. Por esse motivo, não nos alongaremos sobre elas, pois a essa altura são irrelevantes para o ponto de vista que iremos defender.

A verdadeira questão diz respeito às gorduras poli-insaturadas.

Lembre-se: as gorduras poli-insaturadas, basicamente encontradas nos óleos vegetais, são aquelas que mais insistiram conosco para que as incluíssemos em nossa alimentação. Quando a gordura de porco foi abandonada nos primórdios do século XX, os dietocratas da saúde começaram seu entusiástico empenho em promover as gorduras vegetais. (Os primeiros grandes beneficiários dessa campanha de enorme abrangência, que tinha como objetivo transformar as gorduras vegetais em sinônimo de "gorduras saudáveis", foram os fabricantes da manteiga vegetal Crisco, a mais famosa em sua época e a que tinha o maior conteúdo de gorduras trans.) Ainda hoje, a maioria das pessoas acredita que substituir as gorduras de origem animal pelos óleos vegetais é bom sob todos os aspectos.

---

* As gorduras trans formam uma categoria à parte.

Mas será mesmo?

Como se costuma dizer, vamos aos fatos concretos.

As gorduras poli-insaturadas se dividem em duas subcategorias: ácidos graxos ômega-3 e ácidos graxos ômega-6. (Para os que sempre se perguntaram que diabo significa "ômega", pense nas palavras *ômega-6* e *ômega-3* em termos imobiliários: elas simplesmente descrevem a localização de certas estruturas químicas – as chamadas ligações duplas – dentro dos ácidos graxos. Um ômega-3 tem sua primeira ligação dupla no terceiro átomo de carbono da cadeia, enquanto um ômega-6 tem sua primeira ligação dupla no sexto átomo de carbono da cadeia. Agora, para os fins a que nos propomos aqui, esqueça tudo isso e apenas se concentre no que esses dois tipos de ácidos graxos – o ômega-3 e o ômega-6 – realmente fazem no corpo.)

Os ácidos graxos ômega-6, como já mencionamos, são basicamente encontrados em óleos vegetais e em alguns alimentos derivados de plantas. Os ácidos graxos ômega-3 são basicamente encontrados em peixes, como no salmão, e em certos alimentos de origem animal, como na carne do gado alimentado em regime de pastoreio, e também em alguns alimentos de procedência vegetal, como nas sementes de linho e no óleo de linhaça. Até aqui, tudo bem.

Mas é aqui que as coisas se complicam.

Tanto os hormônios inflamatórios quanto os anti-inflamatórios, conhecidos como *eicosanoides*, são produzidos no corpo a partir de gorduras poli-insaturadas. (E, em resposta à pergunta inevitável, sim, realmente precisamos dos dois. Os compostos inflamatórios são uma parte necessária do sistema imunológico e têm um papel importante no processo de cura quando você tem uma ferida ou outro tipo de lesão.)

Os ômega-6 são os precursores dos compostos inflamatórios em nosso corpo – são os elementos estruturais usados pelo corpo para produzir esses hormônios inflamatórios (especificamente, *prostaglandinas da série 2*). Os ômega-3 têm a função contrária: o corpo utiliza-os como elementos estruturais para os compostos anti-inflamatórios (conhecidos como *prostaglandinas da série 1* e *prostaglandinas da série 3*).

Um grande número de pesquisas determinou que a proporção ideal entre os ômega-6 e os ômega-3 na alimentação humana fica em algum ponto entre 1:1 e 4:1. Esse parece ser o melhor equilíbrio para manter a inflamação sob controle e o bom funcionamento geral do organismo. Trata-se da proporção encontrada tanto na dieta dos caçadores-coletores quanto na das sociedades nativas, nas quais as doenças do coração costumam ser raras[18].

Contudo, a proporção entre o ômega-6 e o ômega-3 nas dietas ocidentais fica em algum ponto entre espantosos 15:1 e ainda mais espantosos 20:1 a favor do ômega-6[19]. Se você pensar nos hormônios inflamatórios e anti-inflamatórios como dois exércitos que atuam conjuntamente para criar um equilíbrio no corpo, isso significa que estamos superfinanciando o exército inflamatório de 1.500 a 2.000%!

A lei das consequências imprevistas

Nossa ingestão extraordinariamente alta de óleos vegetais tem outra consequência imprevista, capaz de exercer um profundo efeito sobre a saúde cardiovascular. Para entendê-la, porém, você precisa fazer uma breve incursão pelo mundo dos ácidos graxos ômega-3. (Confie em nós, a incursão será breve e fácil.)

Veja bem: na verdade, existem três ácidos graxos ômega-3 – o ALA (*ácido alfa-linoleico*), o EPA (*ácido eicosapentanoico*) e o DHA (*ácido docosahexaenoico*). O único que é essencial à nossa alimentação é o ALA, que encontramos nas verduras e nos vegetais folhosos, bem como na linhaça, nas sementes de chia, de perila e nas nozes. Isso não significa que os outros dois não sejam importantes. Em termos de efeitos gerais sobre a saúde humana, os outros dois talvez sejam ainda *mais* importantes do que o ALA. A razão pela qual o EPA e o DHA não são considerados "essenciais" é que os cientistas usam a palavra *essencial* de maneira distinta da que as pessoas usam em uma conversa normal. Nesse contexto, *essencial* significa simplesmente que se trata de algo que o corpo não consegue produzir – em outras palavras, que é preciso buscá-lo na alimentação. Como seu corpo é capaz de produzir EPA e DHA, tecnicamente eles não são classificados como "essenciais". Contudo, como ele é incapaz de produzir o ALA, considera-se que se trata de um ômega-3 "essencial".

Porém, o fato de o corpo ser capaz de produzir EPA e DHA a partir dos ALAs não significa que, nesse quesito, faça um trabalho particularmente bom. O corpo converte os ALAs existentes na alimentação em EPAs e DHAs mediante o uso de enzimas e de uma série complexa de operações conhecidas como *alongamento* e *dessaturação*, cujo êxito é influenciado por muitos fatores distintos, inclusive a quantidade de ômega-6 inflamatórios na alimentação. Mesmo nas melhores circunstâncias, só uma pequena quantidade de ALA se converte devidamente nos cruciais EPAs e DHAs.

O ômega-6 e o ômega-3 competem pelas mesmas enzimas e, quando há uma alta ingestão de ômega-6, esse ácido graxo ganha a competição pela ausência de outros competidores. Uma alta ingestão de ômega-6 reduz a conversão de ALA em EPA e DHA, o que pode ser outro motivo pelo qual as dietas ricas em ômega-6 contribuem para a ocorrência de doenças cardíacas[20]. Portanto, esses ácidos graxos ômega-6 não são apenas proinflamatórios por si sós, como também reduzem a capacidade de o corpo produzir duas das substâncias mais anti-inflamatórias do planeta: os ômega-3 EPA e DHA. É um golpe duplo e quem sai perdendo é o seu coração.

Não, o ômega-6 tão apreciado pelo movimento a favor de uma alimentação rica em carboidratos e pobre em gorduras, os óleos vegetais que tanto nos disseram para usar em vez das gorduras de origem animal – os próprios óleos vegetais que "saturam" (e não vai aqui nenhum jogo de palavras) nossa alimentação mediante sua incorporação a praticamente todos os alimentos assados, fritos e processados disponíveis nos supermercados, os próprios óleos vegetais que os restaurantes se vangloriam de usar porque são tão "saudáveis" – são, na verdade, tão ruins, ou piores, do que as gorduras saturadas originais (como a banha de porco) que eles vieram substituir, assim como a margarina terminou por mostrar-se muito pior do que a manteiga.

Por exemplo, já se demonstrou que o ácido graxo primordial ômega-6 – o ácido linoleico – aumenta a oxidação do colesterol LDL, aumentando, assim, a gravidade da aterosclerose coronariana[21]. Uma pesquisa mostrou que uma alimentação enriquecida com ácido linoleico aumentava a oxidação das pequenas partículas de LDL, pequenas e nocivas, exatamente as partículas de colesterol que são mais perigosas e mais envolvidas na formação da placa arterial[22]. Os ômega-6 chegam, inclusive, a inibir a capacidade de o corpo incorporar plenamente o EPA obtido dos peixes ou dos suplementos de óleo de peixe para as membranas celulares, o que é importante, porque o EPA é o ômega-3 que exerce o mais profundo efeito sobre o coração[23].

Os valores publicados sobre a ingestão de ômega-6 reproduzem com exatidão os índices de mortalidade por doenças coronarianas em todos os segmentos populacionais do planeta[24]. E, no famoso estudo MRFIT, os participantes com as mais baixas proporções de ômega-6 e ômega-3 (ou seja, os que consumiam quantidades menores de ômega-6 em comparação com o consumo de ômega-3) apresentaram as menores taxas de mortalidade[25].

O paradoxo da dieta de consumo mínimo de gorduras

A esta altura, é bem possível que o leitor esteja se perguntando por que as dietas pobres em gorduras e ricas em carboidratos funcionam, se é que o fazem. Se as gorduras saturadas não são os vilões que pareciam ser, e se os carboidratos nem sempre são os "bonzinhos", por que será que, às vezes, alguns desses programas ricos em carboidratos e com quantidades mínimas de gorduras saturadas parecem funcionar?

Sua pergunta é muito bem-vinda, pois temos uma teoria a respeito desse paradoxo.

Embora muitas pessoas possam acreditar que as dietas extremamente baixas em gorduras funcionam porque elas reduzem o consumo de gorduras saturadas, desconfiamos que o verdadeiro benefício vem da redução do ômega-6, que é a gordura mais presente em nosso consumo e, como já vimos aqui, trata-se de um consumo excessivo. Quando nossa alimentação é muito baixa em gorduras, consumimos menos ômega-6, o que reduz automaticamente a proporção entre os hormônios proinflamatórios e os anti-inflamatórios. Na verdade, o fato de reduzirmos o consumo de gorduras saturadas é incidental.

Além disso, as famosas dietas pobres em gorduras e ricas em carboidratos, como aquelas alardeadas por McDougall, Ornish e Esselstyn, são extremamente baixas em açúcar. O consumo de carboidratos pode ser alto, mas não se trata dos carboidratos com que a maioria das pessoas está se empanturrando. Nessas dietas ricas em carboidratos, esses compostos orgânicos tendem a ser verduras e legumes, frutas e uma pequena quantidade de fécula, como a que se encontra em tubérculos, raízes ou grãos, como no arroz integral. E, embora algumas féculas possam ser demasiado glicêmicas (como as batatas), elas não contêm uma tonelada de frutose (como na maioria dos carboidratos processados e em praticamente todos os produtos embalados para o consumo alimentar). A frutose é o tipo de açúcar mais perigoso do ponto de vista metabólico, e seu papel é pouco importante em qualquer das dietas pobres em gorduras e ricas em carboidratos que são bem-sucedidas. Desconfiamos que, quando as dietas muito pobres em gorduras e ricas em carboidratos chegam a funcionar – o que nem sempre acontece –, isso se deve a três fatores dietéticos: menos ômega-6 inflamatórios, menos carboidratos de alto teor glicêmico e muito menos frutose ou açúcar. Em nossa opinião, os benefícios provenientes das dietas extremamente pobres em gorduras e ricas em carboidratos poderiam ser facilmente obtidos mediante a redução do consumo de açúcar e de carboidratos processados, eliminando as gorduras trans, *aumentando* o ômega-3 e *diminuindo* o ômega-6. A redução do consumo de gorduras saturadas e do colesterol não tem praticamente nada a ver com isso.

Além do mais, qual é o mecanismo pelo qual as gorduras saturadas poderiam causar doenças cardíacas? Em 2008, o renomado bioquímico Bill Lands tentou responder a essa pergunta (e a outras afins) sobre os conselhos dietéticos convencionais em um artigo de argumentação irretocável (e corroborado por 231 referências científicas), publicado no periódico científico *Progress in Lipid Research*.

Eis o que Lands tinha a dizer sobre as gorduras saturadas e as doenças cardíacas:

"O conselho de substituir as gorduras saturadas por gorduras insaturadas foi meu estímulo de partida quando iniciei minhas pesquisas sobre os lipídios. Eu me perguntava, na época, que mecanismos podiam levar as gorduras saturadas a ser 'ruins', e as gorduras insaturadas a ser 'boas'. [...] Cinquenta anos depois, ainda não consigo citar um mecanismo ou um mediador definitivo pelo qual se demonstre que as gorduras saturadas matam pessoas [...] O conselho atualmente oferecido ao público precisa identificar mecanismos e mediadores lógico-causais para que possamos nos concentrar logicamente nas opções alimentares a ser evitadas."[26]

No que diz respeito à teoria segundo a qual as gorduras saturadas matam pessoas, Lands estava basicamente desafiando seus colegas de pesquisa a "comprová-la".

O que eles não fizeram.

CAPÍTULO 6

O EMBUSTE DA ESTATINA

STEPHANIE SENEFF SEMPRE QUIS SER BIÓLOGA.
Desde suas lembranças mais remotas, ela foi fascinada por como as coisas funcionam, especialmente como coisas vivas funcionam. Ela queria saber como as rãs saltam, como os grilos respiram, como as células se comunicam, como o coração conversa com o cérebro. Tudo isso os cientistas estudam em detalhe, muitas vezes passando horas por dia debruçados sobre um microscópio. Ela se interessava por sistemas; e para ela o corpo humano era o sistema mais fascinante de todos. Por isso, ficou muito feliz quando, ao terminar o ensino médio, foi aceita para estudar biologia no MIT.

Depois de completar seu bacharelado em biofísica, ela entrou para o programa de doutorado do MIT e passou um ano trabalhando sob a supervisão do Professor Harvey Lodish, no laboratório chefiado por David Baltimore, que no futuro viria a ser agraciado com o Prêmio Nobel.

Mas havia um problema.

Depois de um ano no laboratório de Baltimore, Seneff chegou a duas conclusões. A primeira: ela realmente não era talhada para o isolamento exigido por uma vida no laboratório. E a segunda: ela queria criar uma família. Por isso, abandonou o programa de doutorado.

Mas não abandonou o MIT. "Naquela época", disse-nos ela, "era possível conseguir um emprego de programadora sem experiência prévia. Consegui uma vaga no Lincoln Laboratory do MIT, onde tive a sorte de entrar para um grupo de pioneiros no campo incipiente do processamento digital da fala."

Pronto. Seneff encontrou seu chão, uma combinação perfeita de seus dois grandes interesses: a biologia e os sistemas de diálogo por computador. A partir daí, ela obteve um doutorado em engenharia elétrica do MIT, tendo publicado mais de 170 artigos e se tornado uma das mais importantes especialistas mundiais na associação de sistemas biológicos à inteligência artificial. (Foi seu trabalho pioneiro no campo do reconhecimento de voz e de sistemas computacionais que levou a aplicativos comerciais como SIRI, o assistente virtual incluído no iPhone, que tem uma estranha capacidade de reconhecer o que você diz e executar comandos de voz.)

E então algo aconteceu: o marido de Seneff recebeu o diagnóstico de doença cardíaca.

O médico prescreveu-lhe uma dose alta de estatina – quatro vezes a dose normal – e lhe disse que era imprescindível que ele a seguisse. "Se você parar de tomar a medicação ou mesmo se reduzir a dose, já não poderei tê-lo como paciente", disse-lhe o médico.

Quase de imediato, os efeitos colaterais começaram. Ele apresentou problemas incapacitantes nos ombros; fraqueza e dores musculares (já não conseguia abrir gavetas ou tampas de vidros); problemas cognitivos e com a memória; bem como depressão, algo que nunca tinha tido antes.

Todos nós sabemos o que fazemos quando recebemos um diagnóstico, quando nos prescrevem um medicamento com o qual não estamos familiarizados ou quando começamos a ter uma porção de efeitos colaterais ou sintomas sem explicação: nós entramos na internet, que foi exatamente o que Seneff fez.

Só que, como é provável que você imagine, Seneff não pesquisou no Google como qualquer um. Ela aplicou seus conhecimentos consideráveis e precisos em termos metodológicos à tarefa de pesquisa à sua frente e tratou de procurar aprender tudo o que estava à disposição sobre o colesterol, a doença cardíaca e as estatinas. Ela não tinha nenhuma intenção, a não ser a de ajudar o marido a se recuperar. Não tinha passado quatro anos na faculdade de medicina, sendo sutilmente influenciada pelos fabricantes de medicamentos; não tinha sido consultora da indústria farmacêutica; não tinha recebido visitas diárias de uma equipe simpática de representantes de vendas, exibindo estudos – pagos por aqueles mesmos laboratórios farmacêuticos – que louvavam sem comedimento os benefícios dos seus produtos. Ela também não tinha recebido, daqueles mesmos fabricantes de medicamentos, honorários altíssimos (como tinha acontecido com o Dr. Sinatra) para dar palestras "educativas" favoráveis aos seus produtos (palestras que são pouco mais do que ferramentas de *marketing*, sob o disfarce de informação acadêmica).

Basicamente, ela não tinha sido remunerada nem influenciada por ninguém do *establishment* farmacêutico voltado para a ligação entre a doença cardíaca, o colesterol e as estatinas, nem tinha nenhuma obrigação para com o setor. Seneff não tinha ideias preconcebidas, de caráter positivo nem negativo, a respeito do que iria encontrar. Ao longo dos anos seguintes, sua pesquisa foi motivada essencialmente por dois fatores: o primeiro, ajudar o marido a se recuperar; o segundo, seu interesse de toda a vida pela biologia e pela nutrição.

E não nos esqueçamos de que estamos falando de alguém cuja capacidade para entender sistemas, teoria, estatística, interpretação, viés experimental, variáveis perturbadoras e todos os outros aspectos herméticos associados à avaliação de estudos é simplesmente de primeira linha.

Eis o que Seneff nos disse sobre as estatinas, quando entramos em contato com ela para obter subsídios para este livro: "As estatinas são tóxicas. Eu as comparo ao arsênico, que envenena as pessoas aos poucos, com o tempo." (P.S.: O marido de Seneff abandonou a terapia com estatinas, e todos os seus sintomas desapareceram. Desnecessário dizer que ele mudou de médico.)

A PRÓXIMA TRAGÉDIA MÉDICA?

Seneff tornou-se uma das críticas mais francas e respeitadas da hipótese do colesterol; e não tem papas na língua quanto à sua posição contrária às estatinas, que, na opinião dela, são a próxima tragédia médica por acontecer.

Vamos ser claros. Embora Seneff e outros pesquisadores independentes sejam bastante firmes em sua avaliação negativa das estatinas, nós somos um pouco mais moderados. (Só um pouco.) Nenhum de nós dois, especialmente Steve, acredita que as estatinas sejam totalmente prejudiciais. Como já foi mencionado, Steve ainda as prescreve ocasionalmente, em circunstâncias restritas (para homens de meia-idade que já tenham sofrido um infarto e apresentem um risco muito alto de ter outro). Até mesmo o Dr. Duane Graveline, talvez o crítico mais ferrenho das estatinas no mundo e autor de *Lipitor: Thief of Memory* [Lipitor: ladrão de memória], inclui a terapia com doses baixas de estatinas como uma possível opção para pacientes de "alto risco".

Em algumas circunstâncias, as estatinas fazem algum bem, mas seus benefícios, e as situações em que seu uso é adequado, são muito mais limitados do que a indústria farmacêutica deseja que acreditemos. Além disso, qualquer melhora que elas proporcionem tem pouca relação com a redução do colesterol, como logo veremos.

As estatinas são anti-inflamatórias. Elas baixam a proteína C-reativa (uma proteína no sangue que é uma excelente medida de inflamação sistêmica) e diminuem a viscosidade do sangue (o que significa que elas fazem o sangue fluir com mais facilidade). Quaisquer benefícios, por mais discretos que sejam na realidade e por mais exagerados que sejam nos materiais promocionais, estão relacionados quase com certeza a esses outros dois efeitos, não à capacidade bastante insignificante desses medicamentos para reduzir o colesterol.

(Na verdade, quando terminar de ler esta seção, você pode concluir que concorda com um número crescente de profissionais de saúde que acham que as estatinas seriam ainda *mais* eficazes se *não* baixassem o colesterol. Mas estamos nos afastando do ponto.)

Se você ainda duvida de que o efeito redutor do colesterol das estatinas seja o que elas fazem de menos importante, assuma sua personalidade investigativa e reflita sobre o seguinte:

◀ **O QUE VOCÊ PRECISA SABER**

- Os benefícios das estatinas foram extremamente exagerados; e qualquer benefício desses medicamentos não tem nada a ver com sua capacidade para reduzir o colesterol.
- As estatinas provocam a depleção da coenzima Q_{10}, um dos nutrientes mais importantes para o coração. A depleção da CoQ_{10} pode causar fadiga, fraqueza e dor muscular.
- O cérebro depende do colesterol para seu melhor funcionamento. O colesterol ajuda a estimular o raciocínio e a memória.
- As estatinas levam a uma redução dos hormônios sexuais, como demonstrado em vários estudos. A disfunção sexual é um efeito colateral comum (embora subnotificado) das estatinas.
- As estatinas interferem com os receptores de serotonina no cérebro.
- Há indicadores preocupantes de que as estatinas talvez estejam associadas a um maior risco de câncer e diabetes.
- Um estudo abrangente realizado por um pesquisador da School of Medicine, da Universidade da Califórnia, San Diego, revelou que a maioria dos médicos *desconsidera* queixas de efeitos colaterais das estatinas e *não* as notificam ao MedWatch, sistema da FDA para notificação de qualquer experiência indesejável associada ao uso de produtos médicos ou fármacos (experiências conhecidas coletivamente como "eventos adversos"). Em outras palavras, é excessivamente baixa a notificação dos efeitos colaterais.
- As estatinas não deveriam ser prescritas para os idosos nem para a grande maioria das mulheres, e *nunca* deveriam ser prescritas para crianças.
- Pesquisas demonstram que (com raras exceções) qualquer benefício decorrente do uso de estatinas é visto somente em homens de meia-idade com doença arterial coronariana documentada.

Antes da introdução das estatinas na década de 1990*, houve uma série de estudos nos quais o colesterol foi reduzido com sucesso por outros medicamentos, notadamente a classe de fármacos conhecidos

* Mevacor, uma estatina, foi de fato introduzida em 1987, mas as estatinas só se tornaram populares na década de 1990.

como *fibratos*, o tratamento preferido para o colesterol alto antes da mudança quase universal para as estatinas na última década do século XX. Esses medicamentos de fato baixavam o colesterol muito bem, obrigado. Se reduzir o colesterol realmente impede infartos ou AVCs, nós deveríamos presenciar uma redução significativa em infartos e AVCs sempre que o baixássemos, não importando qual fosse o medicamento (ou a dieta) que utilizamos para conseguir isso.

No entanto, investigações dos estudos de redução do colesterol antes do uso disseminado das estatinas demonstram exatamente o contrário. E há provas disso, todas coletadas, catalogadas e reunidas em um único lugar, graças a um homem chamado Russell Smith.

"MORRER COM NÍVEIS CORRETOS DE COLESTEROL NÃO SIGNIFICA UM SUCESSO"

Nos idos da década de 1980, o Dr. Russell Smith, Ph.D., um psicólogo experimental americano, com um forte embasamento em fisiologia, matemática e engenharia, resolveu escrever a resenha mais abrangente e crítica, até então, da literatura sobre a dieta e o coração. Publicada em dois volumes, que incluíam mais de 600 páginas e continham 3 mil referências, a obra se intitulou *Diet, Blood Cholesterol, and Coronary Heart Disease: A Critical Review of the Literature* [Dieta, colesterol no sangue e doença cardíaca coronariana: uma revisão crítica da literatura].

E então, em 1991, junto com o Dr. Edward Pinckney, editor de quatro publicações médicas e ex-coeditor do *Journal of the American Medical Association*, Smith publicou um resumo de sua obra colossal num livro intitulado *The Cholesterol Conspiracy* [A conspiração do colesterol].

Entre muitas outras coisas, Smith e Pinckney revisaram todos os ensaios de redução do colesterol que tinham sido realizados antes de 1991. Os estudos concluíram que o uso de medicamentos para reduzir o colesterol era muito eficaz – para reduzir o colesterol. O problema era que esses medicamentos não eram bons para quase mais nada. Se a redução do colesterol fosse de fato a solução milagrosa para prevenir a doença cardíaca e a morte, nós esperaríamos que as pesquisas demonstrassem uma redução em infartos, AVCs e mortes quando o colesterol fosse efetivamente reduzido, certo?

Vejamos o que Smith e Pinckney tinham a dizer sobre esse ponto: "Foram usados medicamentos para baixar o colesterol no sangue em 12 ensaios (ou seja, estudos). Oito desses ensaios foram tanto randomizados como cegos*. Dos oito que alcançaram esse padrão, o número total de mortes em seis ensaios foi o mesmo ou maior no grupo do tratamento do que no grupo de controle. Quanto aos quatro ensaios restantes (não randomizados ou não cegos), não houve diferença entre o grupo de tratamento e o grupo de controle.

Traduzindo para uma linguagem clara: na grande maioria dos estudos revistos, não houve diferença no número de mortes entre o grupo que reduziu seu colesterol e o grupo que não reduziu. Na realidade, em alguns casos, mais gente morreu no grupo que baixou seu colesterol.

Tudo bem. Isso se refere a 10 daqueles 12 ensaios: resultados bastante desalentadores. Mas, e os dois ensaios restantes?

Nesses dois ensaios, houve menos mortes no grupo tratado com medicamentos redutores do colesterol do que no grupo de controle. Esses dois estudos, representando apenas um sexto do número total de estudos realizados com medicamentos, em que todos os outros não apresentaram benefício algum, foram exatamente os que foram tomados como "prova" da ligação entre o colesterol e a doença cardíaca. "Contudo", relataram Smith e Pinckney, "um desses ensaios foi realizado por uma empresa do setor farmacêutico, que avaliou seu próprio medicamento para redução do colesterol[1]. O segundo ensaio envolveu um medicamento com estrogênio que produziu mais problemas do que benefícios em outros três ensaios[2]. Portanto, esses dois ensaios são suspeitos."

Resultado: de 12 estudos, 10 não revelaram benefício algum. Os dois que revelaram benefícios eram questionáveis.

----

* Estudos randomizados duplo-cegos são o padrão ideal para ensaios desse tipo e são considerados muito mais confiáveis do que os não randomizados, não duplo-cegos ou nenhum desses dois.

Escolher um estudo ou dois que apresentam um resultado positivo e ocultar os que não apresentam é uma tática bem documentada da indústria farmacêutica. É semelhante a encontrar duas peças brancas de damas num balde cheio de peças pretas e então exibir as brancas, alegando que elas provam que todas as peças no balde são brancas.

Voltando ao resultado.

Smith e Pinckney passaram a dedicar atenção a 16 estudos randomizados e cegos que examinavam o efeito associado de medicamentos e dieta na redução do colesterol. "A soma de mortes por todas as causas nos grupos de tratamento foi, em termos estatísticos, igual ou superior à soma de mortes nos grupos de controle em 14 desses ensaios", escreveram eles. "O total de mortes por doença cardíaca coronariana nos grupos de tratamento foi igual ou superior à soma de mortes nos grupos de controle em 15 desses ensaios. E a soma de eventos não fatais de doença cardíaca coronariana nos grupos de tratamento foi igual à soma nos grupos de controle em 15 ensaios."

Você acabou de revirar os olhos? Sem problemas. Deixe-nos traduzir: se você definir "benefício" como uma quantidade menor de infartos fatais ou não fatais, um resultado arrasador de 15 em 16 estudos demonstrou exatamente nenhum benefício decorrente da redução do colesterol. Epa!

Os autores dessa resenha exaustiva da literatura sobre o assunto resumiram suas conclusões nos seguintes termos:

"Na realidade, os dados de ensaios clínicos demonstraram com uma clareza avassaladora a inexistência de benefícios da redução do colesterol para mortes por doença cardíaca coronariana, para eventos não fatais de doença cardíaca coronariana ou para mortes por todas as causas."

Portanto, antes da introdução das estatinas, já estava sobejamente claro que a redução do colesterol em si praticamente de nada adiantava para impedir uma única morte ou mesmo para afetar a doença cardíaca coronariana de algum modo significativo. Logo, se quiséssemos ver algum efeito positivo nos estudos com uso dos novos fármacos, as estatinas (em contraste com os antigos medicamentos para redução do colesterol), esses efeitos benéficos não tinham como ser atribuídos a um colesterol reduzido.

Como Smith e Pinckney demonstraram de modo conclusivo, todos os cerca de 30 estudos completados antes de 1990 mostraram que era possível baixar o colesterol o quanto se quisesse, sem acrescentar um único dia à vida do paciente. Há pouco tempo, o Dr. John Abramson, professor de medicina na Escola de Medicina de Harvard e autor de *Overdosed America* [América excessivamente medicada], resumiu o problema com perfeição na publicação médica *The Lancet:* "Você pode baixar o colesterol com um medicamento e, mesmo assim, não obter absolutamente nenhum benefício em termos de saúde. E morrer com níveis corretos de colesterol não significa um sucesso."

Estatinas: riscos *versus* benefícios

Repassando: como demonstraram os cerca de 30 estudos anteriores a 1990, baixar o colesterol não serve para nada (a não ser, é claro, para baixar o colesterol). Se houver algo benéfico nas estatinas, esse benefício tem de se originar de alguma *outra* coisa que não seja sua capacidade de reduzir o colesterol.

Ora, seria razoável perguntar *e daí?* Suponhamos que você esteja certo quanto a ser insignificante a capacidade das estatinas de reduzir o colesterol, mas e se elas forem muito benéficas de qualquer modo? Por que não usá-las simplesmente por esses seus outros benefícios?

Boa pergunta. Mas, para responder a essa pergunta, precisamos saber duas coisas. Primeira, exatamente qual é a extensão do benefício que, de fato, *vemos* com o uso das estatinas? Segunda, quais são os efeitos colaterais?

Em termos simples, nós gostaríamos de saber os riscos que estamos correndo e os benefícios que estamos obtendo.

Só quando soubermos a resposta para essas duas perguntas, poderemos tomar uma decisão inteligente sobre iniciar um tratamento com uma estatina (ou com qualquer medicamento, por sinal). Queremos saber quais são os riscos para podermos calcular se vale a pena nos expormos a eles, o que significa que precisamos saber exatamente o que temos a probabilidade de ganhar. Por exemplo, se ao tomar um medicamento você corresse um risco de 1% de ter um leve desconforto abdominal, mas o benefício potencial seja reduzir seu risco de câncer em 25%, é provável que você tomasse esse medicamento num piscar de olhos. Por quê? Porque o benefício em potencial é muito importante, e o aspecto negativo em potencial é muito insignificante. Por outro lado, se o risco ao tomar um medicamento fosse uma probabilidade de 40% de perda de cabelo, e o benefício em potencial fosse encurtar um resfriado em algumas horas, você poderia decidir que o benefício é ínfimo demais para sequer justificar a possibilidade de ficar careca!

Com isso em mente, vamos dar uma olhada nos efeitos colaterais das estatinas que é provável que você desconheça. (Não é nenhuma surpresa – não se trata exatamente do tipo de informação que os fabricantes desses medicamentos ficam loucos para divulgar.)

O LADO SOMBRIO DAS ESTATINAS

Além de serem muito menos eficazes do que você foi levado a acreditar, as estatinas têm uma infinidade de efeitos colaterais desagradáveis e, em alguns casos, agudos – ou até mesmo fatais, como muitos dos efeitos que atingiram o marido de Seneff. Eles incluem dor muscular, fraqueza, fadiga, problemas cognitivos e de memória, além de – como logo veremos – problemas muito sérios com o funcionamento sexual.

O resumo do que as estatinas fazem é o seguinte: elas cancelam a produção de colesterol no corpo. Isso é bastante óbvio, certo? Mas, para entender por que os efeitos colaterais dessa atuação aparentemente "inocente" são tão severos e perturbadores, é preciso entender como as estatinas interrompem a produção de colesterol pelo corpo. Quando você entender esse ponto, perceberá que cancelar a produção de colesterol da forma utilizada pelas estatinas se assemelha a tentar interromper o crescimento de um ramo no alto de uma árvore por meio do corte da nutrição de suas raízes. O "efeito colateral" de não nutrir as raízes é a destruição da árvore inteira. A ironia está no fato de que, para começar, não havia necessidade de remover o tal ramo.

Vamos explicar.

As estatinas e seu cérebro: a memória, o raciocínio e a doença de Alzheimer

O colesterol é sintetizado no fígado através de uma via chamada de *via do mevalonato*, também conhecida como *via da HMG-CoA redutase*. Não se preocupe com esses nomes compridos, mas preste atenção, sim, ao que essa via faz. A enzima HMG-CoA redutase é a responsável direta por iniciar a fabricação do colesterol, e é nessa enzima que as estatinas interferem. (Em termos técnicos, as estatinas são conhecidas como inibidoras da HMG-CoA redutase.)

Mas a HMG-CoA redutase fica na base da via do mevalonato, exatamente como o tronco da árvore é a base a partir da qual todos os ramos crescem. No caso da via do mevalonato, muitos outros ramos "crescem" dali; não apenas o "ramo" do colesterol. A via do mevalonato produz o colesterol, mas também é responsável pela produção da coenzima Q_{10}, um dos nutrientes mais essenciais para o coração. Extirpar a via do mevalonato na raiz também bloqueia ou reduz a produção do fator nuclear kappa B (NF-kB) – falaremos mais sobre ele daqui a pouco – e perturba as atividades de vias que regulam a produção de proteínas tau, dolicóis e selenoproteína.

Agora, não se preocupe. Não vamos investigar todos esses ramos e o que eles fazem. Basta dizer que essas são vias importantíssimas que produzem compostos importantíssimos para o corpo; e o efeito a longo prazo de mexer com um sistema complicado como esse é, no mínimo, imprevisível. Vamos dedicar um pouco mais de atenção a quatro das ações dos medicamentos contra o colesterol que podem explicar a maior parte dos seus efeitos, aí incluídos, infelizmente, seus efeitos colaterais numerosos e significativos.

A primeira dessas ações é a mais óbvia: as estatinas reduzem o colesterol e são muito competentes nisso. Tão competentes, na realidade, que baixam o colesterol no cérebro, e isso não é nada bom.

O cérebro depende totalmente do colesterol para seu funcionamento ideal. Embora o cérebro represente apenas cerca de 2% do peso total do corpo, ele contém 25% do colesterol do corpo inteiro. O colesterol é uma parte vital das membranas das células do cérebro

A VIA DO MEVALONATO: O CORREDOR DO COLESTEROL

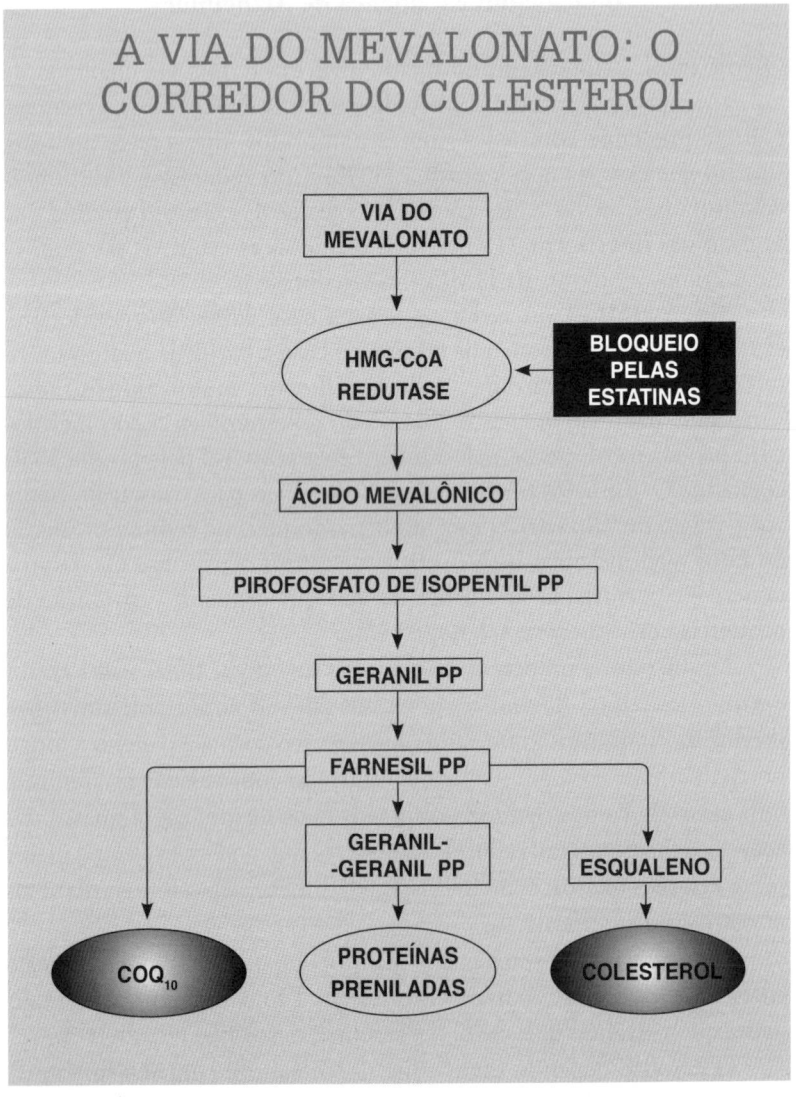

```
           VIA DO
         MEVALONATO
              │
              ▼
         HMG-CoA  ◄──── BLOQUEIO PELAS ESTATINAS
         REDUTASE
              │
              ▼
       ÁCIDO MEVALÔNICO
              │
              ▼
   PIROFOSFATO DE ISOPENTIL PP
              │
              ▼
         GERANIL PP
              │
              ▼
         FARNESIL PP
        ┌─────┼─────┐
        │     │     │
        ▼     ▼     ▼
             GERANIL-
    COQ₁₀   -GERANIL PP   ESQUALENO
              │              │
              ▼              ▼
          PROTEÍNAS      COLESTEROL
          PRENILADAS
```

Gráfico por Michelle Mosher.

e desempenha um papel crucial na transmissão dos neurotransmissores. Sem o colesterol, as células do cérebro não conseguem "conversar" efetivamente entre si, a comunicação celular é prejudicada, e a cognição e a memória são afetadas de modo significativo, geralmente nada positivo! (Veja o boxe "SpaceDoc: o estranho caso da memória que sumiu", na página 130.)

Problemas cognitivos e com a memória constituem um dos efeitos colaterais mais dramáticos e frequentes das estatinas; e um estudo de 2009 da Universidade do Estado de Iowa demonstra por quê. Yeon-Kyun Shin, Ph.D., professor de biofísica no departamento de bioquímica, biofísica e biologia molecular da Universidade do Estado de Iowa, testou todo o mecanismo de neurotransmissão das células do cérebro num experimento inovador. (Os neurotransmissores afetam as funções de memória e processamento de dados.) Ele mediu como o sistema liberava neurotransmissores quando o colesterol era removido das células e comparou essa medição com o funcionamento do sistema quando o colesterol era inserido de volta.

O colesterol quintuplicou a função das proteínas.

"Nosso estudo demonstra a existência de uma ligação direta entre o colesterol e a liberação de neurotransmissores", disse Shin. "O colesterol muda a forma da proteína para estimular o pensamento e a memória."[3] Em outras palavras: ele determina o quanto você é inteligente e a capacidade da sua memória[4].

Aviso aos pais: agora que vocês entendem esse ponto, o fato de alguns grupos estarem no momento defendendo o uso de estatinas para crianças, cujo cérebro só chega ao pleno desenvolvimento quando a pessoa completa 25 anos, deveria ser tão apavorante para vocês quanto é para nós.

Os adultos também não deveriam se entusiasmar. Durante um debate organizado, em 2008, pelo Project A.L.S. – uma organização sem fins lucrativos dedicada a levantar fundos para pesquisa sobre o cérebro e para o melhor entendimento da doença de Lou Gehrig [esclerose lateral amiotrófica] –, o vice-diretor de medicina do New York Presbyterian Hospital, o Dr. Orli Eingin, disse o seguinte acerca da estatina mais vendida no mundo, o Lipitor: "Esse medicamento emburrece as mulheres."[5]

SPACEDOC: O ESTRANHO CASO DA MEMÓRIA QUE SUMIU

Em 2006, o mágico e artista performático David Blaine resolveu fazer uma proeza em que ficava imerso na água por sete dias. Para se preparar para essa experiência extenuante, ele decidiu fazer o treinamento com um homem chamado Duane Graveline.

O currículo de Graveline é bastante interessante: ele é tanto médico como astronauta, um de seis cientistas selecionados pela NASA para o programa Apolo. É também um especialista renomado no campo de pesquisa de descondicionamento da permanência em gravidade zero. O motivo pelo qual Blaine o escolheu como consultor foi o fato de o próprio Graveline ter uma vez passado sete dias imerso em água, como parte do seu próprio programa de condicionamento para a permanência em gravidade zero.

Pergunte a Graveline se foi apavorante ficar imerso em água por sete dias, e é provável que ele lhe diga que foi moleza, em comparação com o que ele passou quando de repente perdeu a memória.

A história de Graveline começou em 1999, quando ele se submeteu aos exames anuais por ter sido astronauta. Os médicos disseram que seu colesterol estava muito alto e prescreveram Lipitor, o medicamento mais vendido na história da medicina.

No entanto, pouco depois de começar a medicação, Graveline teve um episódio de seis horas de amnésia global transitória (AGT). AGT é o termo médico para designar um fenômeno raro que pode ter de 15 minutos a 12 horas de duração. Quem sofre de AGT perde de repente a capacidade de reter novas memórias e costuma não reconhecer ambientes conhecidos. É comum que não consiga identificar membros da própria família; e, com frequência, o paciente se sente confuso e desorientado. Pessoas num episódio de AGT voltam literalmente no tempo – horas, dias, semanas ou até mesmo anos – e não têm nenhuma lembrança da vida posterior ao ponto ao qual regrediram.

Após o episódio, Graveline parou com a estatina. Mas, um ano mais tarde, durante seus exames, ele foi convencido a recomeçar o tratamento com a estatina, com a metade da dose anterior. Dois meses depois, ele teve mais um episódio de AGT. Dessa vez, o episódio durou 12 horas. Sua consciência foi lançada de volta a 56 anos antes, quando ele estava com 13 anos de idade. Ele sabia o nome de cada professor e cada colega de turma, mas não tinha nenhuma recordação da sua vida subsequente. Ele nem mesmo reconhecia sua mulher, que estava com ele quando o incidente ocorreu. Décadas tinham sido apagadas da sua mente, como se nunca tivessem transcorrido.

Felizmente, a amnésia passou, e sua memória voltou ao normal. Ele novamente parou de tomar a estatina, dessa vez para sempre. Graveline começou sua própria pesquisa em busca dos fatos sobre a estatina, e o que encontrou foi muito perturbador. Ele descobriu que a AGT tinha afligido centenas de outros pacientes que tomavam estatinas. Também descobriu que os efeitos colaterais das estatinas eram, em geral, potencialmente sérios e, em sua maioria, subnotificados. Entre eles estavam a elevação dos níveis das enzimas hepáticas, o esgotamento muscular, a disfunção sexual e a fadiga. Ele começou a se aprofundar um pouco mais em toda a questão das estatinas e das doenças cardíacas. Passou a questionar algumas das noções amplamente aceitas sobre o colesterol, algumas das quais ele mesmo tinha acolhido com entusiasmo. Por exemplo, a ideia de que o colesterol causa as doenças cardíacas e a de que baixar o colesterol é uma das coisas mais importantes que se pode fazer para proteger o coração.

"Cheguei à conclusão de que o colesterol não era de modo algum o inimigo medonho que tínhamos sido levados a acreditar que era", escreveu ele. "Em vez disso, percebi que o colesterol era a substância mais importante no nosso corpo, uma substância sem a qual a vida como a conhecemos simplesmente deixaria de existir, e que bilhões de dólares tenham sido gastos numa guerra sem trégua contra uma substância que é de importância tão fundamental para nossa saúde é sem dúvida uma das grandes farsas dos nossos tempos."[6]

As estatinas e a sua energia

Eis um fato que não gera controvérsias e não é questionável: as estatinas esgotam de modo significativo as reservas da coenzima Q_{10} (CoQ_{10}) do corpo.

Se você ainda não sabe o que é a CoQ_{10}, esta é uma ótima hora para se familiarizar com ela. Uma vez que entenda a importância da CoQ_{10} para a saúde humana, você de imediato irá avaliar por que a depleção da CoQ_{10} pelas estatinas é tão grave assim. A depleção da CoQ_{10} é um dos efeitos negativos mais importantes das estatinas e pode ser responsável por uma série de efeitos colaterais comuns que envolvem fraqueza e dor muscular, bem como perda de energia.

A CoQ_{10} é um composto semelhante a uma vitamina, encontrado em praticamente todas as células do corpo humano; e, quando seus níveis de CoQ_{10} caem, sua saúde como um todo sofre. A CoQ_{10} é usada nas vias metabólicas produtoras de energia de cada célula. Ela é um poderoso antioxidante, que combate o dano oxidativo decorrente de radicais livres e protege as membranas das suas células, as proteínas e o DNA. Num livro anterior, o Dr. Sinatra referiu-se à CoQ_{10} como "a centelha da vida", e o Dr. Jonny escreveu extensamente sobre ela em *The Most Effective Natural Cures on Earth* [As curas naturais mais eficazes do mundo].

Sem a $CoQ_{10,}$ nosso corpo simplesmente não consegue sobreviver.

A produção da CoQ_{10} ocorre num dos ramos da árvore da via do mevalonato que é bloqueada pela ação das estatinas. Quando se interfere desse modo na produção do colesterol, também se interfere na produção da $CoQ_{10.}$ É interessante que o músculo mais importante do corpo – o coração – contenha a maior concentração da CoQ_{10}. A severa redução da CoQ_{10} causada pelas estatinas atinge não só o coração, mas também os músculos esqueléticos que dependem da CoQ_{10} para a produção de energia. Que ironia um medicamento prescrito para impedir as doenças cardíacas – o que ele mal chega a fazer, e quando o faz é somente em circunstâncias extremamente restritas – enfraquecer em termos substanciais aquele mesmo órgão que ele deveria proteger!

O fato de as estatinas causarem depleção dos níveis de CoQ_{10} é conhecido há décadas. Merck, fabricante do Zocor (uma das estatinas mais vendidas), detém a patente de um medicamento que associa a estatina à CoQ_{10}, desde por volta de 1990, mas nunca chegou a fabricá-lo. Embora ninguém saiba ao certo por que motivo, a opinião geral é que a Merck nunca pôs esse medicamento em produção porque não havia nenhuma vantagem econômica real em alertar o público para o problema da CoQ_{10} e depois "resolvê-lo" com um medicamento associado. Ninguém mais estava fazendo isso. Então por que a Merck ia se importar?

À medida que envelhecemos, produzimos menos CoQ_{10}, de modo que manter as que temos é ainda mais importante durante a meia-idade e os anos posteriores, quando as estatinas são mais prescritas. Um nível mais baixo de CoQ_{10} significa menos produção de energia para o coração e os músculos. Stephanie Seneff e seus colegas no MIT colheram uma grande quantidade de relatos subjetivos por parte de pacientes que tomavam vários medicamentos. Eles reuniram mais de 8.400 avaliações *on-line* de pacientes que tomavam estatinas e as compararam, em busca de menções de efeitos colaterais, com o mesmo número de avaliações de pessoas da mesma idade, numa amostragem aleatória de uma grande variedade de outros medicamentos.

Você pode ver a comparação dos efeitos colaterais de estatinas e de medicamentos com outros princípios ativos na tabela na próxima página.

Até hoje, muitos médicos não têm a menor noção da ligação com a CoQ_{10} e não se dão conta da sua importância. Um de nós, o Dr. Jonny, jogou tênis durante anos com um incrível senhor de 80 anos chamado Marty. Apesar de estar em excelente forma, Marty estava sempre esbaforido, tinha dificuldade para recuperar o fôlego e costumava sentir fadiga e dor muscular, que ele (bem como seu médico) atribuía ao "envelhecimento". Revelou-se que o médico de Marty tinha prescrito estatina para o colesterol. Os sintomas representavam um caso clássico de depleção de CoQ_{10}. Quando o Dr. Jonny ressaltou esse ponto para ele e sugeriu que ele começasse imediatamente a fazer suplementação com CoQ_{10}, Marty disse: "Vou perguntar ao meu médico!"

O médico mal sabia o que era a CoQ_{10}, não tinha a menor noção da sua importância nem conhecimento desse efeito colateral crucial do medicamento prescrito – medicamento esse que é especialmente desnecessário nesse caso, pois o colesterol alto é, na realidade, *protetor* para os idosos.

Pessoal, esse é apenas um exemplo do que gostamos de chamar de "loucura do colesterol".

Se você está sendo medicado com alguma estatina e precisa continuar a usá-la por qualquer motivo, não passe nem mais um dia sem fazer suplementação com CoQ_{10}. Vá correndo, não andando, à sua farmácia ou loja de produtos naturais mais próxima e compre esse suplemento. Recomendamos um mínimo de 100 mg duas vezes ao dia, de preferência na forma de ubiquinol ou uma ubiquinona de alta biodisponibilidade.

RELATOS DE PACIENTES SOBRE EFEITOS COLATERAIS DE ESTATINAS E OUTROS MEDICAMENTOS

Efeitos colaterais	Número de avaliações de estatinas que mencionam efeitos colaterais	Número de avaliações de outros medicamentos que mencionam efeitos colaterais	Valor-p* associado (probabilidade de que a diferença seja decorrente do acaso)
Cãibras musculares	678	193	0,00005
Fraqueza generalizada	687	210	0,00006
Fraqueza muscular	302	45	0,00023
Dificuldade para andar	419	128	0,00044
Perda de massa muscular	54	5	0,01323
Dormência	293	166	0,01552
Espasmos musculares	136	57	0,01849

Fonte: Stephanie Seneff. "How Statins Really Work Explains Why They Don't Work", http://people.csail.mit.edu/seneff/why_statins_dont_really_work.html.

* Valor-p (valor de probabilidade) é uma medida da probabilidade de que esses resultados possam ser obtidos por acaso. Em termos estatísticos, uma probabilidade de 0,05 ou menos significa que o resultado seria obtido por acaso cinco (ou menos) vezes em 100. Quando isso ocorre, os estatísticos consideram que os resultados não decorrem do acaso. Todas as conclusões na tabela cumprem esses critérios (algumas delas por uma larga margem), o que quer dizer que se considera que elas têm significância estatística.

As estatinas e a imunidade (NF-kB)

Um dos aspectos positivos das estatinas é que elas são anti-inflamatórias. Isso é importante e talvez seja uma das principais razões para as estatinas, às vezes, demonstrarem qualquer benefício. A inflamação, como você aprendeu no capítulo 3, é um dos quatro fatores principais para as doenças cardíacas.

Nós queremos que nosso arsenal anti-inflamatório seja o mais poderoso possível, porque a inflamação é um componente importante de todas as doenças degenerativas conhecidas pela humanidade. Alimentos, suplementos, medicamentos anti-inflamatórios? Quanto mais, melhor!

Logo, o fato de as estatinas serem anti-inflamatórias é positivo. Mas a forma pela qual elas desempenham essa ação anti-inflamatória pode não ser isenta de problemas.

Um dos compostos produzidos na via do mevalonato é algo chamado de fator nuclear kappa B, também conhecido como NF-kB. O NF-kB é uma parte importante do sistema imune, mas é altamente inflamatório. (Lembre-se, a inflamação é uma parte essencial do processo de cura, de modo que você precisa de alguns compostos inflamatórios no seu corpo para ajudar a combater micróbios infecciosos.) É comum a opinião de que a principal razão para as estatinas serem tão anti-inflamatórias está no fato de elas reduzirem a produção do NF-kB (exatamente como reduzem a produção da CoQ_{10}, outro "ramo" da via do mevalonato que é atacado pelas estatinas).

Você bem poderia perguntar como seria possível considerar que isso não seja bom, certo? As estatinas baixam o NF-kB, que é um agente inflamatório, e, quanto menos tivermos esse tipo de coisa, melhor!

Bem, pode ser.

Apesar de, à primeira vista, parecer que a redução desse poderoso agente inflamatório produz um efeito totalmente positivo, o problema é que o NF-kB não é nem "bom" nem "ruim". Alguns organismos infecciosos – a *E. coli* e a salmonela, por exemplo – de fato conseguem infectar o corpo ao inibir o NF-kB, exatamente como as estatinas fazem. Outros micróbios, como a bactéria que causa a clamídia, de fato *aumentam* o NF-kB. O vírus de Epstein-Barr inibe o NF-kB em certos pontos da vida do vírus e o ativa em outros pontos.

A questão é que ninguém sabe quais são as consequências, a longo prazo, da supressão constante do NF-kB resultante da interrupção da via do mevalonato, como as estatinas fazem. Alguns resultados – para algumas pessoas com alguns problemas de saúde – são de fato positivos. Alguns resultados – para *outras* pessoas, com *outros* problemas de saúde – poderiam ser desastrosos. Há métodos muito mais fáceis, mais seguros e mais naturais de reduzir a inflamação do que o uso de um medicamento que já provou ter uma forte ligação com graves efeitos colaterais e que pode – como no caso da supressão prolongada do NF-kB – ter consequências das quais ainda nem mesmo temos conhecimento.

Mas o impacto da redução do colesterol para o sistema imune não está limitado ao efeito sobre o NF-kB. Pesquisas demonstraram que o próprio LDL humano (o chamado colesterol "ruim") é capaz de desativar mais de 90% dos produtos bacterianos piores e mais tóxicos[7].

Uma série de estudos associou o colesterol baixo a um risco maior de infecção. Uma resenha de 19 grandes estudos, revisados pelos pares, cobrindo mais de 68.000 mortes, concluiu que o colesterol baixo

ESTATINAS PARA CRIANÇAS?

Às vezes, não com muito frequência, mas ocasionalmente, o Dr. Sinatra prescreve uma estatina para pessoas com esse perfil específico: homens de meia-idade que já tenham tido um infarto ou tenham doença arterial coronariana documentada. Nós dois acreditamos que não existe outro uso recomendável para as estatinas. Elas decididamente não deveriam ser prescritas para a maioria das mulheres; elas não precisam ser prescritas para quem não tiver tido um infarto; e definitivamente, de modo enfático e categórico, elas não deveriam ser prescritas para crianças.

Queremos esclarecer essa posição mais uma vez, em parte para ajudar a combater os enormes esforços de *lobby* da indústria farmacêutica, que, no instante em que estamos escrevendo, está trabalhando incessantemente para expandir o mercado para as estatinas, de uma forma que inclua crianças, uma das piores ideias na História. Em *The End of Illness* [O fim das doenças], o autor Dr. David Agus recomenda que todos no país sejam tratados com estatinas. Agus é bem-intencionado, mas está totalmente equivocado. Sua ideia, se for aceita, pode ser a próxima catástrofe médica só esperando para acontecer.

Portanto, um homem de meia-idade que já tenha tido um primeiro infarto pode, de fato, descobrir que uma estatina, junto com a coenzima Q_{10} e óleo de peixe, se encaixa bem em seu plano geral de tratamento.

Qualquer outra pessoa deve ter muita cautela!

indicava um aumento do risco de morte por doenças respiratórias e gastrointestinais, tanto umas como as outras frequentemente apresentando uma origem infecciosa[8]. Outro estudo que acompanhou mais de 100.000 indivíduos saudáveis em San Francisco concluiu que os que tinham o colesterol baixo, no início do estudo de 15 anos, apresentavam uma probabilidade muito maior de serem hospitalizados devido a alguma doença infecciosa[9]. Uma descoberta interessante do estudo MRFIT mostrou que 16 anos depois de seu colesterol ser verificado pela primeira vez, o grupo de homens cujo nível de colesterol era de 160 ou inferior apresentou uma probabilidade quatro vezes maior de morte por Aids do que o grupo de homens cujo colesterol estava acima de 240![10]

As estatinas e sua vida sexual

E agora passemos à parte sobre a qual ninguém está falando. O segredinho sujo das estatinas. Por favor, não mate os mensageiros. Pronto?

As estatinas têm uma capacidade incrível para bagunçar totalmente a sua vida sexual.

Sem brincadeira.

Não é só que esse seja um efeito colateral comum da redução do colesterol, mas ele também é muito subnotificado. E o pior de tudo, muitas pessoas que sofrem de disfunção sexual, em especial homens, não fazem ideia de que ela bem poderia estar relacionada ao medicamento que ingerem para baixar o colesterol.

A disfunção erétil afeta mais da metade de todos os homens entre os 40 e os 70 anos de idade[11]. Já vimos como a redução do colesterol pode ter sérias consequências para a memória, o raciocínio e o humor. Da mesma forma que o cérebro precisa de colesterol para que os neurotransmissores funcionem direito, as gônadas precisam dele para produzir o combustível hormonal que mantém em perfeito funcionamento nossa vida sexual. Todos os principais hormônios sexuais – a testosterona, a progesterona e o estrogênio – vêm do colesterol. É totalmente ridículo supor que reduzir o colesterol, que equivale a diminuir o tamanho da própria fábrica de hormônios sexuais do seu corpo, não venha a ter um efeito profundo no funcionamento sexual.

É claro que terá. E é o que acontece.

Alguns estudos já demonstraram em termos inquestionáveis que as estatinas levam a uma redução dos hormônios sexuais, mais notadamente da testosterona[12]. E isso de fato faz muita diferença.

Lembre-se de que os níveis baixos de testosterona não são um problema apenas masculino. As mulheres também produzem testosterona (se bem que em volume muito menor); e está cada vez mais claro que até mesmo essa pequena quantidade de testosterona exerce uma forte influência sobre o desejo sexual nas mulheres. (A maioria das clínicas de tratamento contra o envelhecimento agora segue a rotina de prescrever pequenas doses fisiológicas de testosterona para mulheres na pós-menopausa, para corrigir níveis baixos de libido e proporcionar um bem-estar geral. A testosterona é de importância vital para ambos os sexos!)

Estudos realizados com mulheres portadoras de uma disfunção conhecida como síndrome do ovário policístico (SOP) confirmaram que o nível baixo de colesterol está relacionado a um nível baixo de testosterona em mulheres. Portadoras da SOP sofrem de um aumento anormal em seus níveis de testosterona; mas, quando seu colesterol é reduzido, sua testosterona despenca, deixando pouca dúvida quanto ao efeito anti-hormonal das estatinas[13]. O efeito nos homens é bem fácil de documentar, e muitos estudos já o fizeram. Um estudo demonstrou que Crestor, uma das estatinas mais populares, aumentou o risco de disfunção erétil no mínimo duas vezes, chegando a um aumento de até sete vezes[14]!

Se a libido e a saúde sexual fossem os únicos aspectos afetados pela redução dos níveis de testosterona, isso já seria motivo suficiente para profunda preocupação. Mas o nível baixo de testosterona tem uma influência muito mais ampla na saúde como um todo. A baixa testosterona está associada a uma redução da expectativa de vida, bem como a um aumento do risco de mortalidade decorrente de doença cardiovascular[15]. E, para quem apresenta níveis de testosterona abaixo de um certo limite, o risco é duas vezes maior!

Por importante que ela seja, a testosterona decerto não é o único promotor do sexo e do desejo em homens ou em mulheres. Outro hormônio importante – conhecido como o "hormônio do amor" – é a oxitocina.

A oxitocina é produzida no cérebro, e seus níveis são muito altos durante o parto e a amamentação, porque uma das suas funções é ajudar a mãe a criar laços com o bebê. Quando as pessoas se aconchegam depois do sexo, elas estão inundadas de oxitocinas. (Os homens também produzem oxitocina, só muito menos do que as mulheres.) Pesquisadores adoram estudar os arganazes-da-pradaria machos porque eles são uma rara exceção à dicotomia macho-fêmea no que diz respeito à oxitocina. Os arganazes-da-pradaria machos, ao contrário dos machos da maioria das espécies, produzem oxitocina aos montes. Esses arganazes são também um raro exemplo de monogamia no reino animal, e há muito tempo isso é atribuído à sua produção de oxitocina, que resulta em "ligações de pares" bastante permanentes. Resumindo, a oxitocina, que o ajuda a se sentir bem e a criar laços com outra pessoa (ou com outro arganaz-da-pradaria!), é uma parte importante do desejo, da expressão e da satisfação sexuais no ser humano.

Então o que a oxitocina tem a ver com o colesterol?

De modo diferente da testosterona, a oxitocina não é feita a partir do colesterol. Mas a oxitocina tem acesso aos seus órgãos-alvo através de receptores celulares; e esses receptores celulares são altamente dependentes de membranas ricas em colesterol. Partes de importância crucial das membranas, conhecidas como "balsas lipídicas", não funcionam bem sem o colesterol, o que significa que baixar o colesterol interfere com a capacidade de hormônios, como, por exemplo, a oxitocina, de chegar a seu destino e operar sua mágica. (Como vimos, isso também acontece com neurotransmissores no cérebro, que dependem de membranas ricas em colesterol para a comunicação celular.)

Finalmente, as estatinas também interferem com receptores de serotonina no cérebro.

Caso você não esteja familiarizado com a serotonina, ela é um dos principais neurotransmissores envolvidos com o humor. Os antidepressivos de uso mais comum, entre os quais os medicamentos de maior sucesso, Prozac, Zoloft, Lexapro e semelhantes, são conhecidos como *inibidores seletivos da reabsorção da serotonina* (ISRS), porque sua principal atuação consiste em manter a serotonina no cérebro por mais tempo. A serotonina está muito relacionada às nossas sensações de relaxamento, bem-estar e satisfação.

Então, exatamente de que modo as estatinas agem sobre a fisiologia da serotonina?

É simples. De modo bastante similar à oxitocina (examinada anteriormente), a serotonina depende de receptores celulares para penetrar nas células. Os receptores da serotonina – exatamente como os receptores da oxitocina – estão ancorados nas balsas lipídicas, ricas em colesterol, na membrana celular. Se você baixar seu colesterol, vai interferir com a entrada da serotonina nas células. É simples assim. Na realidade, pesquisas demonstraram de forma convincente que os receptores da serotonina podem se tornar disfuncionais em decorrência do uso de estatinas[16].

O renomado pesquisador francês Dr. Michel de Lorgeril (autor principal do Estudo de Lyon sobre a Dieta e o Coração) chegou a uma convicção tão forte de que as estatinas estão arrasando com nossa vida sexual que dedicou um livro inteiro ao tema. Seu único livro em inglês, a obra oferece uma argumentação brilhante, alicerçada em 92 referências de manuais e publicações especializadas, revisadas por seus pares. O título do livro – *A Near-Perfect Sexual Crime: Statins Against Cholesterol* [Um crime sexual quase perfeito: as estatinas contra o colesterol] – praticamente nos diz o que o Dr. de Lorgeril pensa acerca das estatinas e da nossa vida sexual.

As estatinas e a mortalidade por todas as causas, o diabetes e o câncer

Já examinamos como a maioria dos estudos sobre a redução do colesterol não revelou nenhuma diferença entre índices de mortes de pacientes que tomavam medicamentos para reduzir o colesterol e pacientes que não tomavam. Em alguns desses casos, uma ligeira redução de mortes por doenças cardíacas era nitidamente contrabalançada por um ligeiro aumento em mortes por outras causas, de modo que a "vantagem" líquida geral em termos de vidas salvas foi simplesmente zero.

Mas estudos apresentam resultados ainda mais preocupantes. Por exemplo, um estudo publicado no *Journal of Cardiac Failure* demonstrou que o nível baixo de colesterol estava de fato associado a um aumento acentuado na mortalidade em casos de insuficiência cardíaca[17]. E o Italian Longitudinal Study on Aging [Estudo Longitudinal Italiano sobre o Envelhecimento], publicado no *Journal of the American Geriatric Society*, concluiu que os que apresentavam níveis de colesterol inferiores a 189 tinham probabilidade muito maior de morrer do que os que apresentavam os níveis mais altos de colesterol. Foi a seguinte a conclusão dos pesquisadores: "Pacientes com níveis baixos de colesterol total correm um risco maior de morrer, mesmo quando muitos fatores relacionados são levados em conta", e acrescentaram que "[...] médicos podem querer encarar níveis muito baixos de colesterol como sinais de alerta em potencial para doenças ocultas ou como sinais de rápido declínio da saúde"[18].

Há também indícios perturbadores de que as estatinas estejam associadas a um risco maior de câncer e de diabetes, embora as provas estejam longe de ser conclusivas. Pesquisadores do Departamento de Medicina no Centro Médico de Tufts e da Escola de Medicina da Universidade de Tufts examinaram 23 ensaios com estatinas em busca de alguma ligação entre níveis de colesterol e câncer. Eles concluíram que "o risco de câncer está associado em termos significativos a níveis mais baixos de colesterol LDL atingidos", acrescentando que "os benefícios cardiovasculares dos baixos níveis atingidos de colesterol LDL podem em parte ser anulados por um aumento do risco de câncer"[19]. E mais, uma metanálise de cinco ensaios com estatinas concluiu que um maior risco de diabetes estava associado a uma terapia de "altas doses" de estatinas[20]. Essa conclusão também se apresentou no conhecido ensaio JUPITER, sobre o qual teremos muito a dizer daqui a pouco.

Você se lembra de Duane Graveline? O médico astronauta que foi acometido por amnésia global transitória em consequência do uso de estatinas? Graveline passou aproximadamente a última década acumulando dados sobre os efeitos colaterais das estatinas. Centenas, se não milhares, de pessoas lhe escreveram dando detalhes dos efeitos colaterais que tiveram com as estatinas, e o *website* de Graveline contém dezenas de ensaios sobre esses diversos efeitos colaterais, transtornos e síndromes[21]. Além dele, Teresa Graedon, Ph.D., e Joe Graedon, M.S., autores do popular *The People's Pharmacy* [A farmácia do povo], publicaram em seu *website* uma quantidade de cartas de leitores, referentes a efeitos colaterais das estatinas. Três exemplos:

"Há algum tempo estou tomando medicação para baixar o colesterol. Eu vinha dizendo ao meu médico que a medicação estava afetando meus músculos de algum modo, e ele não queria acreditar em mim. Mudei de médico, e o novo descobriu que as enzimas dos meus músculos estavam em 800 (o normal é 200). Ele me fez parar a medicação, e minhas enzimas baixaram. Quando comecei a tomar uma estatina diferente, elas voltaram a subir."[22]

"Meu médico insiste em que eu tome estatinas para baixar meu colesterol, apesar de eu sentir dor com todas elas. Às vezes a dor é tão forte que eu luto para não chorar quando ando pelo corredor da escola do meu filho. Meu médico diz que eu deveria aceitar 'um pequeno desconforto'. Diz que essa dor é rara, mas conheço um monte de gente que teve a mesma dor muscular."[23]

"Venho tomando Lipitor há alguns anos. Agora percebo uma dormência nos pés e perda esporádica de memória, dificuldade para controlar meu talão de cheques e para usar o computador. Sou um Ph.D., e esses problemas são preocupantes. Meu médico diz que a culpa não é do Lipitor. Meu colesterol está ótimo e eu não devo parar. Existe algum indício de que o Lipitor poderia estar relacionado a esses sintomas?"[24]

Muito bem, então está bem claro que os efeitos colaterais das estatinas até que são comuns. Mas, se tantas pessoas apresentam tantos sintomas em consequência do uso de estatinas, você poderia se perguntar por que nunca ouviu falar deles. Será que os médicos não têm conhecimento disso?

É uma pergunta interessante. Uma questão que foi exaustivamente investigada num estudo pioneiro realizado pela médica Beatrice Golomb, Ph.D., que quis descobrir exatamente como os médicos costumam tratar relatos de pacientes sobre efeitos colaterais das estatinas[25]. O que ela descobriu foi perturbador: a grande maioria dos médicos descartava as queixas. Pacientes no estudo descreveram sintomas de dor, contração, cãibra ou fraqueza muscular para um total de 138 médicos, 62% dos quais descartaram a possibilidade de que os sintomas estivessem relacionados às estatinas. Pacientes apresentaram sintomas de lesões neurológicas, conhecidas como neuropatias, a 49 médicos, 65% dos quais rejeitaram a possibilidade de que os sintomas estivessem relacionados às estatinas. E apresentaram sintomas de dificuldades com o raciocínio ou com a memória a 56 médicos, com uma espantosa proporção de 71% deles descartando qualquer possibilidade de uma ligação dos sintomas aos medicamentos[26]!

Essa pesquisa é importante por muitas razões, mas vale a pena mencionar uma específica: se os médicos não estão admitindo esses sintomas – conhecidos como *efeitos adversos* –, isso significa que eles também não os estão reportando ao MedWatch, o sistema da Agência Reguladora de Alimentos e Medicamentos para informação de eventos adversos. Praticamente todos os médicos que conhecemos que estão a par disso são da opinião de que os efeitos colaterais das estatinas são extremamente subnotificados, fato que deveria preocupar a todos nós (embora, sem dúvida, não perturbe nem um pouco os fabricantes dos medicamentos).

Certo, respondemos à primeira pergunta – "Quais são os riscos?" – nesta nossa pesquisa. Agora está na hora de dar uma olhada na segunda pergunta: "Quais são os benefícios?" Só depois vamos poder tomar uma decisão inteligente sobre a razão risco-benefício e concluir se realmente faz sentido começar a tomar (ou continuar tomando) uma estatina.

Examinemos a questão em detalhe.

OS "BENEFÍCIOS" DAS ESTATINAS: NÃO EXATAMENTE O QUE NOS LEVARAM A CRER

Para entender como você pode ter sido enganado quanto aos benefícios das estatinas, será útil, antes de mais nada, saber um pouco sobre como é possível usar números para induzir as pessoas a conclusões equivocadas.

Tente imaginar que está participando de um programa de prêmios na televisão e que o apresentador lhe faz a seguinte pergunta: "Você prefere 90% do dinheiro que está atrás da porta número 1 ou 10% do que está atrás da porta número 2?" Se todos os aspectos forem iguais, ou seja, se houver a mesma quantia atrás das duas portas, você escolheria a opção dos 90%. Mas isso não tornaria o programa muito interessante, não é mesmo? A questão é que, a menos que você saiba quanto dinheiro está por trás das portas, é impossível saber o real significado dos 90% e dos 10%. É claro que você iria preferir 10% de 1 milhão de dólares a 90% de 100 dólares.

Portanto, precisamos saber o valor real, *absoluto* de qualquer coisa, se quisermos avaliar sua importância. A *porcentagem sozinha* é um tipo de número sem sentido, a menos que tenhamos conhecimento *a que* ela se aplica.

Suponhamos que você escolha 90% do dinheiro por trás da porta número 1 e encontre ali 100 dólares. Você pode se referir ao seu ganho líquido como "90% do total" ou pode se referir a ele como "90 dólares". As duas informações são corretas, mas a primeira (90%) é enganosa (ela nos faz pensar no que Jack, o parceiro de tênis piadista do Dr. Jonny, diz quando está vencendo de 2 a 1: "Estou com uma vantagem de 100% contra você!").

Ao se referir ao seu lucro líquido como "90%", você está falando em termos relativos. Com relação ao todo, seus 90 dólares são de fato 90%. Sem dúvida, parece muito, não é? Mas, quando você se refere ao ganho líquido como 90 dólares, está expressando o valor real em termos absolutos. Noventa dólares é o montante *real* em dinheiro do qual você de fato está falando. Quem se importa em saber qual era a porcentagem?

Absoluto e *relativo*. Guarde essas noções.

Ora, existe um conceito paralelo ao dos valores absolutos e relativos que é utilizado em estudos clínicos o tempo todo. Ele se chama risco absoluto *versus* risco relativo. Um – o risco absoluto – é a redução real e verdadeira no risco que você obtém quando toma, por exemplo, um medicamento que supostamente ajuda a prevenir doenças cardíacas. É esse o número que você de fato quer saber. O outro – o risco relativo – é uma grande cortina de fumaça que *esconde* o que você realmente quer saber, do mesmo modo que "90% do dinheiro por trás da porta número 1" *parece* muito, mas não é.

Eis um exemplo para ilustrar do que estamos falando. Digamos que você é um apostador e alguém lhe oferece a oportunidade de comprar uma varinha mágica especial que lhe garante um aumento de 100% em suas chances de ganhar na loteria. Parece mesmo um ótimo negócio, certo? Mas lembre-se de que se trata de um número relativo. Para avaliar suas verdadeiras chances de ganhar na loteria, precisamos examinar os números *absolutos*. Sua chance normal de ganhar na loteria sem aquela varinha mágica é de 1 em 87 milhões. Logo, a varinha mágica só aumentou essa probabilidade para 2 em 87 milhões. Epa! Sem dúvida, trata-se de um *aumento de 100%*, o que parece impressionante, mas *e daí?* Você continua com praticamente nenhuma *chance* de ganhar na loteria, e ainda gastou dinheiro para comprar a varinha. É como ter 90% de uma "fortuna" que só vale 1 dólar.

Esse exemplo pode parecer bobo, mas ilustra exatamente o que pesquisadores fazem para tornar seus resultados mais impressionantes, em especial quando esses resultados de pesquisas estão sendo usados para alardear os benefícios de um medicamento. (Lembre-se, a maioria dos fabricantes de medicamentos provê fundos para seus próprios estudos. Muitos, se não a maioria, desses estudos acabam sendo pouco mais do que peças de *marketing* para os medicamentos estudados, apresentados sob o disfarce de conhecimento científico.) Os pesquisadores usam porcentagens, especificamente aquelas que façam com que os resultados pareçam muito mais impressionantes do que de fato são. Sim, tecnicamente o que eles dizem é verdadeiro – da mesma forma que é verdadeiro afirmar que a varinha mágica lhe proporciona um aumento de 100% nas chances na loteria – mas é totalmente enganoso. Uma forma mais precisa de expressar o que você comprou com a varinha mágica é dizer que suas chances passaram de 1 em 87 milhões para 2 em 87 milhões. Esqueça o "aumento de 100%" – o que realmente aconteceu é que você passou de *uma* chance em um zilhão para *duas* em um zilhão. Não é alguma coisa na qual você gastaria muito dinheiro.

Alguém vai querer matemática embaralhada?

Agora vejamos como os fabricantes de medicamentos usam os mesmos números "relativos" enganosos para levar você a conclusões equivocadas sobre os efeitos dos medicamentos.

É famosa, por exemplo, a afirmação feita pelos fabricantes do Lipitor, em seus anúncios em revistas, alardeando uma redução de 33% em risco de infarto. Mas vamos ler nas entrelinhas. Trata-se de um número relativo. Eis como ele foi calculado. Digamos que se tenha uma centena de homens escolhidos aleatoriamente que não estejam tomando nenhum medicamento. E digamos que, desses cem, seja estatisticamente provável que três venham a ter um infarto em algum momento durante os cinco próximos anos. Em outras palavras, seria esperado que 3% do número total de homens (cem) teriam um infarto.

Agora, se você tivesse medicado esses homens com Lipitor ao longo dos mesmos cinco anos, a expectativa seria que apenas dois tivessem um infarto (2% do número total de homens). Uma redução de três infartos para dois infartos é, de fato, uma redução de 33,33% no risco relativo, mas o número real, *absoluto*, de infartos evitados é de apenas *um*. Um infarto em cem homens ao longo de cinco anos. A verdadeira *redução absoluta no risco* é de 1% (a diferença entre os 3% do grupo sem medicação que teriam sofrido um infarto e os 2% do grupo que usou Lipitor). Mais uma vez, a "redução de 33%" não passa de um número relativo; e, como ele é muito mais impressionante do que o "1%" (o número absoluto), que espelha muito melhor a verdade, os pesquisadores costumam preferir usar o risco relativo em lugar do risco absoluto quando divulgam resultados! (Não parece muito melhor dizer que Lipitor reduz o risco em 33% do que dizer que Lipitor reduz o risco de infarto de 3% para 2%?)

Tenham isso em mente quando lerem nossa análise de alguns estudos usados para promover a ideia de que as estatinas salvam vidas.

Um segundo conceito que seria útil para o entendimento, antes que nos aventuremos a mergulhar nos estudos em si: é a distinção entre *prevenção primária* e *prevenção secundária*. A prevenção primária refere-se ao tratamento de pessoas que não tiveram um infarto, com o objetivo de evitar que um ocorra. A prevenção secundária refere-se ao tratamento de pessoas que já tiveram um infarto, com o objetivo de evitar que outro ocorra. Como você logo verá, o efeito das estatinas nessas duas populações é bem diferente.

Antes de chegarmos lá, há mais uma coisa que você deveria saber acerca da interpretação de estudos em geral que pode ajudá-lo a entender melhor parte da propaganda das estatinas. Estudos costumam produzir um grande volume de dados que pode ser abordado de várias formas. Examinemos uma substância comum, do conhecimento de todos nós: o álcool. Não faltam estudos que demonstram que o consumo moderado de álcool reduz o risco de doenças cardíacas. Até aí, tudo bem. Mas esses mesmos estudos também descobriram uma ligação preocupante: o consumo de álcool aumenta o risco de câncer de mama! Os dois fatos – o de o álcool ajudar o coração e o de o álcool aumentar o risco de câncer de mama – são perfeitamente verdadeiros; mas, se você for um fabricante de bebidas alcoólicas, vai realçar a redução do risco de doenças cardíacas e não vai chamar a atenção para a ligação com o câncer de mama.

De modo muito semelhante, um estudo patrocinado por um fabricante de medicamentos poderia de fato encontrar um efeito benéfico contra as doenças cardíacas associado a determinado fármaco, um efeito benéfico semelhante ao do álcool. Mas, se, além de reduzir o risco de doenças cardíacas, o medicamento aumentasse o risco de diabetes – uma descoberta que se apresentou em dois estudos com as estatinas –, essa descoberta poderia facilmente ficar enterrada no meio do texto, onde seria provável que somente os investigadores mais determinados a encontrariam.

Agora que você entendeu esses conceitos – relativo *versus* absoluto, prevenção primária *versus* secundária e ocultação de associações inconvenientes em lugares onde seja menos provável que elas sejam percebidas –, vamos examinar alguns estudos representativos sobre as estatinas para ver o que eles *realmente* dizem, em comparação com o que seus fabricantes gostariam que você *pensasse* que eles dizem.

O estudo ALLHAT: Nem uma única vida foi salva

O Antihypertensive and Lipid-Lowering Treatment to Prevent Heart Attack Trial (ALLHAT) [Ensaio para Tratamento Anti-Hipertensivo e Redutor de Lipídios para Prevenção de Infartos], realizado entre 1994 e 2002, foi o maior estudo sobre o colesterol empreendido na América do Norte em todos os tempos. E, a partir de 2002, foi o maior estudo de todos os tempos a usar a pravastatina (nome comercial Pravacol). Dez mil participantes com níveis altos de colesterol LDL foram divididos em dois grupos. Um grupo foi tratado com a pravastatina, e o outro simplesmente recebeu o conselho padrão de promover "mudanças no estilo de vida".

Vinte e oito por cento dos tratados com a pravastatina reduziram, sim, seu colesterol numa quantidade pequena, porém significativa em termos estatísticos (em comparação com 11% que conseguiu o mesmo no grupo da "mudança de estilo de vida"). Isso permitiu que o pessoal da pravastatina alardeasse uma redução significativa no colesterol e declarasse o ensaio um sucesso.

Não nos precipitemos.

Quando foi examinada a incidência de mortes por infarto, não houve diferença entre os dois grupos. A estatina baixou o colesterol em 28% das pessoas que a usaram, mas nem uma única vida foi salva. A pravastatina não reduziu em termos significativos a mortalidade "por todas as causas" (mortes decorrentes de absolutamente qualquer razão) nem reduziu a doença cardíaca coronariana, fatal ou não fatal, nos pacientes que a usaram[27].

O ensaio ASCOT-LLA: Não exatamente um sucesso arrasador para o Lipitor

O Anglo-Scandinavian Cardiac Outcomes Trial-Lipid Lowering Arm (ASCOT-LLA) [Ensaio Anglo-Escandinavo de Desfechos Cardíacos Subdivisão de Redução de Lipídios] foi um ensaio multicêntrico, de controle randomizado, em que mais de 10 mil pacientes com hipertensão e, no mínimo, mais três fatores de risco cardiovascular foram designados a um de dois grupos. Metade deles foi tratada com Lipitor; a outra metade, com um placebo (uma substância inativa na forma de um comprimido). Lembre-se também de que todos os pacientes nesse estudo eram hipertensos. A maioria deles tinha sobrepeso (um IMC médio de 28,6). Oitenta e um por cento eram do sexo masculino, e cerca de um terço era de fumantes.

Nesse estudo, mesmo depois de um ano, os que tomavam Lipitor viram nítidos benefícios, embora, como nós já salientamos, isso possa ser decorrente das muitas outras ações das estatinas, além da redução do colesterol. E os participantes do estudo decerto tinham fatores de risco (por exemplo, tinham sobrepeso, pressão alta, entre outros), de modo que qualquer um dos efeitos positivos das estatinas (por exemplo, suas qualidades antioxidantes, anti-inflamatórias ou anticoagulantes) poderia facilmente ter feito uma diferença. Como era de esperar, AVCs fatais e não fatais, o total de eventos cardiovasculares e o total de eventos coronarianos foram todos reduzidos em termos significativos.

Parece que foi arrasador o sucesso do Lipitor, não é?

Bem, pode ser.

Depois de três anos, não houve diferença estatística no número de mortes entre os dois grupos. (Na verdade, houve de fato algumas mortes a mais entre as mulheres que tomaram o Lipitor do que entre as que tomaram o placebo.) De modo que, aproximadamente, foram gastos 100 milhões de dólares, e nem uma única vida foi salva.

Vale ressaltar: Dos 14 autores incluídos nos créditos do estudo ASCOT-LLA, todos eram consultores – e recebiam valores para despesas de viagem, honorários por palestras ou fundos para pesquisas – de empresas farmacêuticas que comercializavam medicamentos para reduzir o colesterol, entre elas a Merck, Bristol-Myers Squibb, AstraZeneca, Sanofi, Schering-Plough, Servier, Pharmacia, Bayer, Novartis e Pfizer. A Pfizer (fabricante do Lipitor) foi a principal fonte de fundos para o estudo. Somente esse fato, sem dúvida, não invalida os resultados, mas ainda assim vale a pena mencioná-lo.

O Estudo de Proteção ao Coração:
uma proteção bem fraquinha

O Heart Protection Study (HPS) [Estudo de Proteção ao Coração] dividiu mais de 20 mil adultos com doença arterial coronariana ou com diabetes em dois grupos, dando a um grupo 40 mg da estatina Zocor diariamente, enquanto o outro grupo recebia um placebo[28]. Alegou-se que "benefícios enormes" foram obtidos pela redução do colesterol com a estatina. E de fato menos pessoas morreram no grupo do Zocor do que no grupo de placebo.

Mas vamos dar uma olhada nos números absolutos. Os que estavam no grupo do Zocor tiveram uma taxa de sobrevivência de 87,1% depois de cinco anos, mas os do grupo do placebo tiveram uma taxa de sobrevivência de 85,4%, uma diferença absoluta de 1,8%. O mais importante: as taxas de sobrevivência eram independentes da redução do colesterol. Em outras palavras, a redução dos níveis de LDL não fez essencialmente nenhuma diferença para o risco de morte por doenças cardíacas. (Isso não é difícil de entender quando se levam em conta as outras ações da estatina além da redução do colesterol. Pelo contrário, o resultado simplesmente demonstra que as estatinas podem ser úteis para certas populações; mas, se o forem, isso é independente da sua capacidade de reduzir o colesterol. Na realidade, tem-se a impressão cada vez maior de que reduzir o colesterol talvez seja a atuação menos importante das estatinas.)

Como Uffe Ravnskov, médico e Ph.D., declarou numa carta ao editor do *British Medical Journal*, referindo-se aos resultados do Estudo de Proteção ao Coração: "Diga a um paciente que sua probabilidade de não morrer em cinco anos sem o tratamento com estatinas é de 85,4% e que o tratamento [com estatinas] pode aumentar essa probabilidade para 87,1%. Com esses números nas mãos, duvido que alguém aceite um tratamento cujos efeitos a longo prazo sejam desconhecidos."[29]

Ensaio japonês de intervenção lipídica: nenhuma relação entre o LDL e a morte

Nesse ensaio, mais de 47 mil pacientes receberam Zocor ao longo de seis anos. Houve uma grande diversidade nas suas respostas ao tratamento. Alguns apresentaram uma redução impressionante dos níveis de LDL; alguns, uma queda moderada nos seus níveis; e outros praticamente não demonstraram nenhuma redução.

Após cinco anos, os pesquisadores examinaram a taxa de mortalidade entre os participantes e fizeram referências cruzadas entre essas mortes e o nível de LDL dos pacientes. Supostamente esse seria o estudo perfeito para demonstrar uma correlação entre níveis mais baixos de LDL e uma diminuição do risco de doenças cardíacas, certo? Estava claro que os pacientes cujo nível de LDL tivesse baixado drasticamente teriam tido uma probabilidade muito maior de viver, enquanto aqueles cujo nível de colesterol não tivesse baixado de modo algum teriam tido maior probabilidade de morrer; enquanto os que tivessem apresentado uma redução discreta teriam ficado em algum ponto intermediário.

Temos certeza de que era isso o que os pesquisadores esperavam encontrar.

Mas não encontraram.

Após cinco anos, não havia nenhuma correlação entre os níveis de LDL e a taxa de mortalidade nos três grupos. Em outras palavras, se o colesterol tinha ou não baixado não havia nenhuma correlação com morrer ou não. Pacientes com os níveis mais altos de LDL morriam mais ou menos à mesma taxa que pacientes com os níveis mais baixos (e à mesma taxa que os pacientes com níveis de LDL intermediários). Resumindo: Baixar os níveis de LDL não lhes deu proteção alguma contra a morte.

PROSPER: Alguns benefícios, mas apenas para determinadas pessoas

O Prospective Study of Pravastatin in the Elderly at Risk (PROSPER) [Estudo Prospectivo da Pravastatina em Idosos em Risco] foi interessante por uma série de razões. Nesse estudo, pacientes mais velhos foram divididos em dois grupos. O primeiro era composto por pacientes sem nenhum histórico de doença cardíaca (grupo de prevenção primária), e o segundo grupo era composto de pacientes com doença cardiovascular no presente ou no passado (grupo de prevenção secundária). Metade de cada grupo recebeu Pravacol (uma estatina), enquanto a outra metade recebeu um placebo.

Houve alguma redução de infartos ou AVCs, mas somente no grupo de prevenção secundária (aqueles que apresentavam no momento uma doença cardíaca ou tinham um histórico de doença cardíaca).

No entanto, não houve redução em infartos ou em AVCs no grupo de prevenção primária, o grupo que, para começar, não tinha histórico algum de doença cardíaca. Isso está em perfeita sintonia com as conclusões da grande maioria de outros estudos.

Mas houve mais duas outras conclusões interessantes, uma delas bastante perturbadora.

Quando os representantes farmacêuticos desfiam os dados do estudo PROSPER, eles se concentram no fato único de que o Pravacol reduziu infartos e AVCs (enquanto dão pouco realce ao fato de que isso somente ocorreu no grupo que já tinha doenças cardíacas). Tudo bem, isso é positivo. A prevenção de alguns infartos e AVCs, mesmo numa população limitada, é sempre boa. Mas o que dizer de outras avaliações da saúde, enfermidade e bem-estar, além dos infartos e AVCs?

Para responder essa pergunta, pesquisadores decidiram avaliar outras medições do impacto total sobre a saúde. Eles examinaram "total de mortes" e "total de eventos adversos graves" e descobriram que esses dois aspectos não apresentaram nenhuma mudança com o uso do Pravacol. Mais uma vez, uma estatina tinha um efeito benéfico sobre infartos e AVCs na população de prevenção secundária, mas nenhum na população de prevenção primária. E, mais uma vez, nem uma única vida foi salva, no todo.

A segunda conclusão foi mais preocupante. Os dois grupos que receberam o Pravacol tiveram um aumento no risco de câncer. De modo espantoso, os pesquisadores simplesmente desfizeram dessa conclusão significativa em termos estatísticos como "obra do acaso".

O ensaio JUPITER: "Falho"

Reservamos este para o final, por ser o exemplo mais perfeito e substancioso da total loucura do colesterol, com exageros da mídia, manipulação por baixo do pano e desonestidade intelectual.

Se você leu jornais ou assistiu a noticiários na TV em 2009, é provável que tenha ouvido falar desse estudo, embora possa não ter conhecimento de como ele se chamava. Seu nome – JUPITER – representa as iniciais de Justification for the Use of Statins in Primary Prevention:

An Intervention Trial Evaluating Rosuvastatin [Justificativa para o Uso de Estatinas em Prevenção Primária: Um Ensaio de Intervenção para Avaliar a Rosuvastatina]. (Até mesmo o título do estudo deveria fazer pensar duas vezes. Não se faz um estudo para justificar o uso de um fármaco que já se decidiu usar. E se os resultados do estudo indicassem o contrário? Um estudo científico objetivo não conheceria os resultados antecipadamente.)

Seja como for, passemos ao estudo, sobre o qual há pouco a apreciar e muito a criticar – por exemplo, tudo.

O ensaio JUPITER avaliou quase 18 mil pessoas cujo colesterol estava perfeitamente normal ou até mesmo um pouco baixo. O que essas pessoas tinham, porém, eram níveis elevados de proteína C-reativa (CRP, na sigla em inglês). Como já vimos, a CRP é uma medida geral de inflamação; e é bom que fique registrado que se trata de uma medição que consideramos importante. (Ver mais informações sobre os exames para testar a CRP no capítulo 9.) Agora, o que está muito claro nesse caso era que os fabricantes do medicamento almejavam obter uma comprovação de que as estatinas ajudam a prevenir mortes, até mesmo em pessoas com o colesterol normal!

Portanto, eis a diretriz do ensaio JUPITER, a frase que foi repetida automaticamente em quase todos os noticiários nos Estados Unidos: o ensaio JUPITER foi um sucesso tão retumbante que foi preciso interrompê-lo antes do prazo, porque "não seria ético" continuar, considerando-se que o grupo sob tratamento com o medicamento (Crestor) apresentou a metade de mortes, AVCs e infartos apresentados pelo grupo de controle (sem tratamento).

O ensaio JUPITER foi alardeado por toda parte como prova de que os parâmetros do colesterol precisavam ser mudados. Os fabricantes do medicamento alegavam estar claro que pessoas que satisfaziam ou superavam os padrões existentes para o colesterol se beneficiavam, em termos demonstráveis, quando seu colesterol normal era baixado ainda mais, praticamente reduzindo pela metade seu risco de todo tipo de problemas terríveis! Está óbvio, argumentaram eles com quem quisesse lhes dar ouvidos, que precisamos baixar ainda mais os níveis "normais" recomendados! (Dá para imaginar o aplauso que irromperia numa assembleia de acionistas se seu produto simplesmente tivesse seu mercado ampliado em mais ou menos 11 milhões de pessoas?[30] Puxa, isso é quase tão bom quanto expandir um mercado de adultos, de modo que inclua crianças! Ah, certo. A partir de 2011, foi isso o que os lobistas das estatinas estavam fazendo. Deixa para lá.*)

Bem, isso foi naquela época. Agora a história é diferente.

Nove autores respeitados, entre eles um membro do corpo docente da Escola de Medicina de Harvard, reuniram-se para escrever uma reavaliação crítica do ensaio JUPITER, que foi publicada, em 2010, em *Archives of Internal Medicine*, uma das publicações médicas mais respeitadas e conservadoras do mundo[31]. "O ensaio apresentou falhas", escreveram eles. "Ele foi interrompido (de acordo com regras especificadas previamente), depois de menos de dois anos de acompanhamento, sem nenhuma diferença entre os dois grupos quanto aos critérios mais objetivos." Também nas palavras dos autores: "A possibilidade de o ensaio ter sido contaminado por uma tendenciosidade causa preocupação especial em razão do forte interesse comercial no estudo." Eles concluíram que "os resultados do ensaio não corroboram o uso do tratamento com estatinas para prevenção primária de doenças cardiovasculares".

Então, como esse estudo conseguiu amealhar manchetes como a seguinte: "Risco de infarto reduzido em mais de 50% com o uso de Crestor!"?

Vamos olhar melhor.

O ensaio JUPITER reuniu 17.800 pessoas – homens com mais de 60 anos, mulheres com mais de 50 anos – e as dividiu em dois grupos. Um grupo recebeu 20 mg de Crestor diariamente, enquanto o outro recebeu um placebo.

Agora, antes que eu lhe diga os resultados, vamos recordar a distinção entre números relativos e absolutos, sobre a qual já falamos.

O estudo durou pouco menos de dois anos; e, ao final desse período, ficou estabelecido que o risco de um infarto no grupo do placebo

---

* Quando os resultados do JUPITER foram divulgados, as ações da AstraZeneca, a empresa fabricante do Crestor, dispararam.

era de 1,8%, enquanto o risco de ter um infarto no grupo tratado com Crestor era de 0,9%.

Portanto, é verdade, havia uma redução da ordem de 50% no risco! Em termos relativos. Mas vamos fazer os cálculos com os números que realmente importam, os do risco absoluto.

O grupo do placebo tinha um risco de 1,8%; e o grupo do Crestor, um risco de 0,9%. Logo, a redução absoluta, real, no risco era de 1,8 menos 0,9, ou seja, 0,9%. Em números absolutos, isso significa que, se você pegasse um grupo de 100 pessoas sem tratamento, 1,8% delas teria um infarto em algum momento ao longo de quase dois anos. Se você pegasse aquele mesmo grupo de 100 pessoas e tratasse todas elas com Crestor pelo mesmo período, 0,9% delas teriam tido um infarto.

E A PLACA?

Certo, pode ser que as estatinas não reduzam o risco de morte, a não ser possivelmente em homens de meia-idade com histórico de doença cardíaca anterior (e mesmo nesse caso o efeito é discreto). Mas e a placa? Será que uma redução agressiva do colesterol LDL pelo menos não reduz a placa? (Você poderia alegar que isso teria um efeito positivo a longo prazo na qualidade de vida, mesmo que, no fundo, não salve vidas.)

Pois é, não.

Um estudo publicado no *American Journal of Cardiology*, em 2003, usou tomografia ultrarrápida para avaliar a placa em 182 pacientes, após 1,2 anos de tratamento com estatinas puras ou estatinas associadas à niacina[32]. E é verdade, exatamente como em muitos outros estudos, o colesterol de fato baixou nos pacientes tratados com medicação para reduzir o colesterol. Mas e a placa?

Sinto muito.

Os autores escreveram o seguinte: "Apesar da grande melhora nos [valores do colesterol]... não houve diferença no avanço da placa calcificada." Na realidade, pacientes em ambos os grupos apresentaram em média um aumento de 9,2% no acúmulo de placa. "No que diz respeito à redução do colesterol LDL, a noção de 'quanto mais baixo, melhor' não é corroborada por mudanças no avanço da placa calcificada", concluíram os autores.

Pesquisadores calculam que isso se traduz em 120 pessoas precisando fazer o tratamento por quase dois anos para evitar um único evento. A um custo de bem mais de 250 mil dólares, por quase dois anos de Crestor, isso é muito dinheiro para prevenir um único infarto. Em especial, quando há uma chance significativa de o paciente ter efeitos colaterais realmente desagradáveis com esse medicamento que está lhe custando uma fortuna.

Tecendo comentários sobre o estudo JUPITER no *New England Journal of Medicine* em novembro de 2008, o Dr. Mark A. Hlatky escreveu o seguinte: "Diferenças absolutas no risco são mais importantes em termos clínicos do que reduções relativas nos riscos, quando da tomada da decisão de recomendar a terapia com medicamentos, uma vez que os benefícios absolutos do tratamento precisam ser grandes o bastante para justificar os riscos e custos associados." Ele acrescentou que "a segurança a longo prazo é nitidamente importante quando se cogita submeter pacientes de baixo risco, sem doença clínica, a vinte anos ou mais de tratamento com medicação"[33].

Nós mencionamos que houve uma incidência significativamente maior de diabetes no grupo tratado com Crestor?[34] (Nos seus estudos sobre os efeitos colaterais das estatinas, Stephanie Seneff também observou uma correlação altamente significativa – $p = 0,006$ – entre menções de diabetes e relatos de efeitos colaterais das estatinas.)

O LADO SINISTRO DA REDUÇÃO DO COLESTEROL

Agora, se você ainda está na turma favorável às estatinas e/ou à redução do colesterol, seria possível perdoá-lo por tentar ver o lado positivo. "Olhem", nós quase podemos ouvi-lo dizer, "pode ser que vocês estejam certos. Pode ser que baixar o colesterol não faça tanta diferença assim. Mas é claro que as estatinas têm alguma atuação benéfica, além de reduzir o colesterol, como vocês mesmos salientaram. Elas são anti-inflamatórias, são poderosos antioxidantes e são anticoagulantes. Então, qual é o mal se as pessoas as tomarem?"

Muito bem. Para algumas pessoas, em especial homens de meia-idade que já tenham sofrido um primeiro infarto, o bem que as estatinas fazem pode, de fato, superar os riscos. O problema tem dois aspectos. O primeiro: as estatinas estão sendo prescritas a torto e a direito para pessoas que não têm absolutamente nenhuma necessidade de tomá-las e para populações para as quais elas não demonstraram nenhum benefício real. O segundo: os riscos são significativos, graves, variados e pouquíssimo divulgados.

Antes de passarmos à nossa avaliação dos riscos e benefícios das estatinas, vamos analisar exatamente o que o colesterol faz, para começar. Entender as funções dessa molécula tão difamada ajudará a compreender por que tantas coisas podem dar errado quando procuramos baixar cada vez mais os valores do colesterol.

O colesterol é uma fábrica de hormônios. O colesterol é, na realidade, a molécula de origem de toda a família dos hormônios conhecidos como *hormônios esteroides*. Entre esses hormônios estão o cortisol (conhecido como o hormônio da luta ou fuga) e toda a família dos esteroides sexuais, que inclui os estrogênios, as progesteronas e a testosterona. (Não surpreende que as estatinas produzam efeitos colaterais tão sérios em termos sexuais!)

O colesterol é usado pelo corpo para sintetizar os ácidos biliares. Os ácidos biliares são de importância vital para a digestão da gordura. Eles são sintetizados a partir do colesterol e depois secretados na bile. Os ácidos biliares são tão importantes para o corpo que este procura manter a maioria deles. O corpo impede que eles sejam perdidos nas fezes, ao fazer com que eles sejam reabsorvidos na parte inferior do intestino, postos numa espécie de recipiente para "reciclagem metabólica" e levados de volta ao fígado. Ainda assim, apesar dos seus melhores esforços, o corpo perde parte dos ácidos biliares. Para compensar essa perda, o fígado sintetiza aproximadamente de 1.500 a 2.000 mg de colesterol novo por dia (isso equivale mais ou menos a sete a dez vezes a quantidade de colesterol num ovo grande). Está claro que o corpo acha que você precisa desse colesterol.

O colesterol é um componente essencial de todas as membranas das células do corpo. Ele tem importância especial nas membranas do cérebro, do sistema nervoso, da medula espinhal e dos nervos periféricos. Ele fica incorporado no interior da bainha de mielina, um tipo de isolamento ou "capa" das fibras nervosas que facilita a transmissão de impulsos pelos nervos. E, como já vimos, o colesterol é parte integrante da balsa lipídica, essencial para permitir a comunicação celular. (É por isso que há tantos problemas cognitivos associados à redução violenta do colesterol.) O colesterol também é importante para estabilizar as células diante de mudanças de temperatura.

O colesterol é importante para o sistema imune. O colesterol tem uma forte ligação com o sistema imune. Pesquisas demonstraram que o LDL humano (o chamado colesterol "ruim") consegue desativar mais de 90% dos piores e mais tóxicos produtos bacterianos[35].

Uma série de estudos associou o colesterol baixo a um maior risco de infecções. Uma análise de 19 grandes estudos, revistos por pares, sobre mais de 68 mil mortes concluiu que o nível baixo de colesterol previa um maior risco de morte por doenças respiratórias e gastrointestinais, que com frequência têm uma origem infecciosa.[36] Outro estudo, que acompanhou mais de 100 mil indivíduos saudáveis em San Francisco, chegou à conclusão de que os que apresentavam o colesterol baixo no início do estudo de 15 anos de duração tinham uma probabilidade muito maior de serem hospitalizados por conta de uma doença infecciosa[37]. E uma descoberta interessante do estudo MRFIT revelou que, 16 anos depois de o colesterol ser avaliado pela primeira vez, o grupo de homens cujo nível de colesterol era de 160 mg/dL, ou menos, apresentou uma probabilidade quatro vezes maior de morrer de Aids do que o grupo de homens cujo nível de colesterol era maior que 240 mg/dL![38]

Nós produzimos a vitamina D a partir do colesterol. É quase impossível supervalorizar a importância da ligação entre a vitamina D e o colesterol. A vitamina D, que de fato é um hormônio, não uma vitamina, é feita com o colesterol presente no corpo. Se você baixar o colesterol de modo indiscriminado, é razoável concluir que possa afetar de modo negativo os níveis de vitamina D. E não se pode dizer que isso seja insignificante.

Praticamente qualquer profissional de saúde digno desse título vai lhe dizer que enormes quantidades de pessoas nos Estados Unidos (e provavelmente no mundo) apresentam níveis de vitamina D abaixo do ideal. De acordo com os Centers for Disease Control and Prevention [Centros para Controle e Prevenção de Doenças], "apenas" 33% da população dos Estados Unidos corre risco por "insuficiência" ou por "deficiência" de vitamina D[39], mas os níveis considerados "suficientes" ainda estão sendo debatidos, e "suficiente" dificilmente é "ideal".

Em 2010, a Life Extension Foundation [Fundação pelo Prolongamento da Vida] realizou um levantamento entre seus membros – uma amostragem autosselecionada de pessoas que realmente se importam com esse tipo de coisa e prestam uma atenção especial à sua saúde, aos exames de sangue e à suplementação – e descobriu que, mesmo nessa população altamente preocupada com a saúde, uma proporção surpreendente de 85% teve exames de sangue com níveis de vitamina D abaixo de 50 ng/mL, considerado o limite inferior da faixa "ideal" (de 50 a 80 ng/mL)[40].

Por que isso importa? Porque há pesquisas convincentes que associam níveis inferiores aos ideais de vitamina D a doenças cardíacas, fraco desempenho físico, osteoporose, depressão, câncer, dificuldade para perder peso e até mesmo mortalidade por qualquer causa. A vitamina D é tão importante que o Dr. Gregory Plotnikoff, diretor médico do Instituto Penny George para a Saúde e a Cura, do Abbott Northwestern Hospital, em Mineápolis, recentemente fez o seguinte comentário: "Como a vitamina D é tão barata e reduz de modo tão claro a mortalidade por qualquer causa, posso dizer com enorme certeza que a vitamina D representa a intervenção médica de melhor relação custo-benefício nos Estados Unidos."[41]

Sem dúvida, há muitas razões pelas quais tantas pessoas estão por aí com níveis de vitamina D abaixo do ideal, não sendo a menos importante o fato de termos uma tamanha fobia do Sol que nos besuntamos com protetor solar com fator 90 só para ir ao mercado. Mas será que é uma coincidência que as deficiências e insuficiências de vitamina D estejam aparecendo por todos os cantos ao mesmo tempo que de 11 a 30 milhões de americanos estão tomando estatinas, medicamento cujo objetivo é reduzir exatamente a molécula que dá "origem" a esse nutriente de importância vital?

Um benefício total para a saúde de zero

Então, que conclusão podemos tirar? A Therapeutics Initiative – um grupo cuja missão é fornecer a médicos e farmacêuticos informações atualizadas, práticas, baseadas em provas, sobre a terapia com medicamentos de prescrição – fez-se essa mesma pergunta.

A Therapeutics Initiative foi fundada em 1994 pelo Departamento de Farmacologia e Terapêutica em cooperação com o Departamento de Clínica da Família na Universidade de British Columbia. Para reduzir a parcialidade tanto quanto fosse humanamente possível, a Therapeutics Initiative foi criada de modo totalmente independente do governo, da indústria farmacêutica e de outros grupos que poderiam lucrar com o assunto. Uma afirmação eloquente no *website* da Therapeutics Initiative resume a missão do grupo: "Temos uma forte convicção na necessidade de avaliações independentes de provas sobre terapias com medicamentos para contrabalançar as fontes de informações patrocinadas pela indústria farmacêutica."[42]

Portanto, seria interessante ver o que a Therapeutics Initiative tem a dizer sobre esses ensaios com estatinas, certo?

Na Therapeutics Letter #48, uma edição de sua série de boletins bimestrais, o grupo tratou da questão: "Qual é o impacto geral na saúde quando estatinas são prescritas para a prevenção primária?" (Lembre-se, a prevenção primária refere-se ao uso de estatinas para prevenir um primeiro infarto ou "incidente" coronariano, enquanto a prevenção secundária refere-se ao uso de estatinas para prevenir um segundo infarto.)

Pergunta realmente interessante. Os cientistas na Therapeutics Initiative analisaram cinco dos principais ensaios com estatinas – o PROSPER, o ALLHAT-LLT e o ASCOT-LLA, já mencionados, além de mais dois publicados anteriormente[43]. Em conjunto, esses cinco ensaios envolveram uma população total composta de 84% em prevenção primária e 16% em prevenção secundária. Nos dados reunidos, as estatinas reduziram medidas cardiovasculares – total de infartos do miocárdio e total de AVCs – em 1,4%. Sim, você leu certo. Uma redução de menos de 1,5% exatamente nos problemas que os medicamentos supostamente deveriam prevenir (ataques cardíacos e derrames). "Esse valor indica que 71 pacientes, principalmente em prevenção primária, teriam de ser tratados de três a cinco anos para prevenir um único evento desses", escreveram os autores. (Nós nos perguntamos quantos pacientes aceitariam de bom grado a terapia com estatinas se lhes fosse feita a seguinte pergunta: Você se disporia a tomar um medicamento caro, que tem a possibilidade de provocar efeitos colaterais graves, por um período de três a cinco anos, para reduzir em 1,4% sua probabilidade de sofrer um evento cardiovascular?) Ressalte-se que a Therapeutics Initiative usou a palavra "pacientes" em sua análise das conclusões. Em vez do termo genérico "pacientes", ela deveria ter usado o termo mais específico "homens". Ao comentar os indícios de benefícios para a prevenção primária em mulheres, os pesquisadores relataram que nas mulheres – 28% da população total dos estudos –, quando eventos coronarianos foram reunidos, eles não foram reduzidos pela terapia com estatinas. "O benefício coronariano em ensaios de prevenção primária parece estar limitado aos homens", escreveram eles.

E será que precisamos relembrar que o benefício declarado foi uma mera redução de 1,4% em infartos e AVCs?

A coisa ainda fica pior.

"A outra medida de impacto geral – a mortalidade total – está disponível em todos os cinco ensaios e não foi reduzida pela terapia com estatinas."

Em outras palavras, houve uma pequena redução em mortes por eventos cardiovasculares, mas um aumento correspondente em mortes por outras causas, resultando num benefício geral em termos de mortalidade de, vejamos, seria... zero. E, embora os pesquisadores tenham admitido claramente aquela ínfima redução de menos de 2% em infartos e/ou AVCs, eles também salientaram que o benefício em termos cardiovasculares não se refletiu em duas medidas de impacto geral na saúde: a mortalidade total (taxa geral de mortes) e o total de eventos adversos graves. "As estatinas não demonstraram proporcionar um benefício geral para a saúde em ensaios para prevenção primária", concluíram os pesquisadores[44].

Alguns anos atrás, o Dr. John Abramson, autor de *Overdosed America*, analisou oito ensaios randomizados que compararam estatinas com placebos. Suas descobertas e conclusões foram publicadas numa coluna em *The Lancet*, e elas fazem eco às conclusões e recomendações dos pesquisadores da Therapeutics Initiative. Eis o que ele escreveu:

"Nossa análise sugere que... estatinas não deveriam ser prescritas para uma verdadeira prevenção primária para mulheres de qualquer idade nem para homens com mais de 69 anos. Homens com alto risco entre os 30 e os 69 anos de idade deveriam ser avisados de que cerca de 50% dos pacientes precisam ser tratados por cinco anos para prevenir um único evento. Em nossa experiência, muitos homens a quem são apresentados esses dados preferem não tomar uma estatina, em especial quando são informados dos benefícios em potencial da modificação do estilo de vida para o risco cardiovascular e a saúde em geral. Essa abordagem, baseada nas melhores provas disponíveis na população adequada, levaria as estatinas a serem usadas por uma proporção muito menor da população em geral do que a recomendada por qualquer uma das orientações de tratamento."[45]

Estatinas: uma nota final de precaução

Milhões de americanos estarão tomando estatinas durante décadas, como recomendado pelas orientações do Programa Nacional de Educação sobre o Colesterol, e os efeitos colaterais a longo prazo vão se tornar aparentes, criando toda uma quantidade de situações patológicas. O que toda essa confusão e controvérsia significa para os médicos em atividade e para os pacientes de quem eles cuidam? Fatores dietéticos e mudanças terapêuticas no estilo de vida não provocam efeitos colaterais. Eles deveriam ser considerados a primeira linha de defesa na cardiologia preventiva.

Veja bem, não há muita dúvida de que a terapia com estatinas pode reduzir em termos significativos a incidência de morbidez e mortalidade coronariana para quem estiver correndo um enorme risco de apresentar a doença arterial coronariana[46]. No entanto, à medida que a pesquisa continua a implicar a inflamação como principal fator de risco coronariano, as recomendações sobre o colesterol por parte de grupos como o NCEP podem precisar ser modificadas. Com o tempo, temos a esperança de que a atenção prestada ao colesterol venha a ser proporcional à sua importância como fator causador das doenças cardíacas, o que quer dizer, não muito grande.

Em vez de selecionar opções de tratamento como um técnico ou um computador fariam e ter como alvo os valores do colesterol em si, os médicos devem a seus pacientes – e os pacientes devem isso a si mesmos – um exame mais profundo dessas questões controversas antes da adoção de drogas fortíssimas que talvez não atendam de fato às necessidades das pessoas para as quais foram prescritas.

Embora o uso das estatinas em pacientes de alto risco coronariano – em especial aqueles com marcadores inflamatórios – possa ser uma boa prática médica no momento, o uso excessivo desses poderosos agentes farmacológicos (que têm efeitos colaterais tanto conhecidos como desconhecidos) a longo prazo em pessoas saudáveis sob outros aspectos simplesmente não é justificável.

CAPÍTULO 7

AJUDE SEU CORAÇÃO COM ESSES SUPLEMENTOS

PERGUNTE AO TÍPICO MÉDICO TRADICIONAL SOBRE SUPLEMENTOS NUTRICIONAIS, e a primeira coisa que é provável que você ouça é isto: "Não há pesquisas confiáveis que demonstrem que eles funcionam." Nós dois já ouvimos esse refrão inúmeras vezes, quando debatemos a medicina nutricional com nossos colegas mais conservadores.

Mas não é verdade.

Você ou seu médico podem entrar na *web* e acessar a biblioteca do National Institute of Medicine [Instituto Nacional de Medicina] (www.pubmed.com), digitar na caixa de pesquisa o nome de praticamente qualquer vitamina ou erva medicinal em que consiga pensar, e, dependendo de qual você tiver escolhido, de centenas a milhares de citações surgirão. Logo, o problema não é uma ausência de pesquisas.

O problema tem dois aspectos. O primeiro: a formação convencional de médicos nos Estados Unidos é altamente direcionada para os fármacos. Desde o momento em que entram para a faculdade de medicina, os médicos são cortejados pelos fabricantes de medicamentos, de uma infinidade de formas, algumas sutis, outras não tão sutis. Almoços, simpósios, honorários, contratos de consultoria e para dar palestras, férias, representantes farmacêuticos cheios de convicção aparecendo em consultórios com os estudos mais recentes que mostram seus produtos sob uma luz favorável, amostras grátis, canetas e blocos de receituário com o nome da empresa – tudo isso cria uma cultura na qual os medicamentos são a primeira escolha em qualquer plano de tratamento. (Em sua maioria, os médicos lhe dirão que essas práticas não têm nenhuma influência sobre eles ou que eles escolhem o que prescrever, mas a pesquisa conta uma história muito diferente[1].)

O segundo aspecto do problema é que grande parte da pesquisa sobre vitaminas não é detectada pelo radar. Seu médico assoberbado de trabalho mal tem tempo para passar os olhos nos resumos do *New England Journal of Medicine* todos os meses, muito menos para se aprofundar nas centenas de estudos que são publicados todos os anos acerca de vitaminas e nutrientes em publicações como o *American Journal of Clinical Nutrition*. A grande maioria dos médicos nos Estados Unidos não recebe absolutamente nenhuma formação em nutrição; e os que a recebem são expostos apenas a uma introdução superficial e extremamente rudimentar sobre o assunto. Associe a isso a parcialidade pelos medicamentos patenteados embutida nas faculdades de medicina, e fica fácil ver por que não costuma ocorrer aos médicos pensar em substâncias naturais como ferramentas legítimas que podem ajudar a manter as pessoas saudáveis.

Sejamos claros. A medicina convencional é simplesmente fantástica em manter as pessoas vivas em emergências. Nós dois sabemos que, se tivéssemos sofrido um acidente de automóvel, não íamos querer que a ambulância nos levasse à maior velocidade ao consultório do fitoterapeuta mais próximo. Nós íamos querer ir ao atendimento de emergências do melhor hospital que pudesse ser encontrado. No entanto, por mais que a medicina convencional seja competente no tratamento de pessoas em situações agudas, ela é espantosamente ruim nos cuidados gerais de prevenção. Ela é fenomenal para manter seu coração batendo se você acabou de ter um infarto. Já não é tão boa para manter seu coração saudável a longo prazo ou para manter você, o dono do coração, longe do hospital, para começo de conversa.

Os suplementos relacionados neste capítulo são alguns dos protagonistas da saúde do coração que o Dr. Sinatra usa em sua clínica (como vem usando há décadas) e que o Dr. Jonny recomenda a seus pacientes, tendo escrito extensamente sobre eles em seus livros e boletins. Nenhum de nós dois está dizendo que você deveria simplesmente jogar fora todas as suas receitas e começar a tomar vitaminas aleatoriamente. Mas estamos dizendo, sim, que substâncias naturais, como as vitaminas, os antioxidantes, as gorduras ômega-3 e muitos dos milhares de compostos encontrados nos alimentos podem afetar a saúde do coração de um modo ainda mais profundo do que muitos dos medicamentos prescritos rotineiramente, antes de mais nada.

Mesmo que você já esteja tomando algum medicamento, suplementos nutricionais ainda podem fazer bem à sua saúde. No caso da coenzima Q_{10} (CoQ_{10}), por exemplo, a suplementação é absolutamente obrigatória se você estiver usando uma estatina (mais sobre isso, num instante). O magnésio costuma ser usado com medicamentos para a glicose no sangue, como a metformina (Glifage), ou medicamentos para a pressão sanguínea, como os betabloqueadores. E praticamente todo mundo precisa de uma ajudinha para reduzir a oxidação e a inflamação, dois dos fatores mais importantes no desenvolvimento da doença cardíaca. Os ácidos graxos ômega-3, por exemplo, podem ser usados praticamente por qualquer pessoa, quer ela ou ele esteja tomando medicamentos, quer não (verifique com seu médico para saber qualquer possível contraindicação, como, por exemplo, momentos antes de entrar em uma cirurgia).

A lista a seguir está longe de ser exaustiva, mas lhe dará uma boa ideia de como você pode usar suplementos para manter seu coração saudável, seja isoladamente, seja, em alguns casos, como um complemento para a terapia convencional.

COENZIMA Q_{10}: A CENTELHA DA VIDA

A coenzima Q_{10} é uma substância semelhante a uma vitamina, encontrada em todo o corpo e produzida em cada célula. Entre as muitas funções importantes, a CoQ_{10} ajuda a criar energia a partir do combustível (alimentos) no corpo humano, exatamente como uma vela de ignição cria energia a partir do combustível (gasolina) num automóvel.

Eis como ela funciona: seu corpo usa uma molécula chamada *trifosfato de adenosina*, ou ATP, como fonte de energia (que é o motivo pelo qual o ATP foi apelidado de "molécula da energia"). Assim como a gasolina é o combustível que permite a você ir de carro a qualquer um entre milhões de destinos, o ATP é o combustível que permite que seu corpo desempenhe qualquer uma entre milhões de atividades, desde o metabolismo celular para fazer exercícios de supino até dançar tango. O corpo cria ATP retirando elétrons – minúsculas partículas subatômicas portadoras de carga elétrica negativa – dos alimentos e então passa esses elétrons para o oxigênio, que é um *receptor de elétrons*. A CoQ_{10} é um dos transportadores desses elétrons, de modo que ela basicamente ajuda as células a usar o oxigênio e criar mais energia. Resultado: a CoQ_{10} tem a capacidade de aumentar a produção, pelo corpo, da molécula de energia ATP, e isso é de fato muito bom.

Da mesma forma que um motor a gasolina não funciona sem velas de ignição, o corpo humano não consegue funcionar sem CoQ_{10}. Ela é um componente essencial da *mitocôndria*, que é a central de comando para a produção da energia celular (ATP). Não por coincidência, o coração é um dos dois órgãos onde há a maior concentração da CoQ_{10} (o fígado é o outro órgão). O coração nunca dorme e nunca tira férias. Ele bate mais de 100 mil vezes por dia, o que significa que, no corpo, ele é um dos tecidos mais ativos em termos metabólicos. Por isso, depende muito do poder gerador de energia da CoQ_{10}. Uma deficiência de CoQ_{10} afeta seu coração tanto quanto uma deficiência de cálcio afetaria seus ossos. Com o passar do tempo, produzimos menos dela, tornando ainda mais importante a suplementação de CoQ_{10} à medida que envelhecemos. (Embora ela esteja presente nos alimentos, os únicos que contêm qualquer quantidade de CoQ_{10} digna de se mencionar são as vísceras, como o coração e o fígado. Além disso, ela é facilmente destruída pelo excesso de calor ou de cozimento.)

Como já vimos, um dos maiores problemas das estatinas está no fato de que elas causam uma depleção significativa dos níveis da CoQ_{10}. Do capítulo anterior, sobre as estatinas, você pode se lembrar de que a mesma via que produz o colesterol (a via do mevalonato) também produz a CoQ_{10}, de modo que, quando você bloqueia essa via praticamente em seu ponto de partida, você não só reduz a capacidade do corpo de produzir o colesterol, mas também interfere em sua capacidade de produzir a CoQ_{10}.

Nós já dissemos isso. Mas, caso tenha passado despercebido da primeira vez, o aviso é importante o suficiente para ser repetido: se você está tomando uma estatina, você precisa, de novo *precisa*, fazer suplementação com a CoQ_{10}. Recomendamos no mínimo 100 mg duas vezes ao dia.

No entanto, a CoQ_{10} não é essencial apenas para quem toma estatinas. Na nossa opinião, ela é essencial para todas as outras pessoas também. E, *em especial*, para qualquer um que corra o risco de doenças cardíacas.

A CoQ_{10} está aprovada no Japão como medicamento de prescrição para a insuficiência cardíaca congestiva desde 1974. E mesmo nos Estados Unidos os benefícios da CoQ_{10} para o coração são bem conhecidos pelo menos desde meados da década de 1980. Um estudo publicado em *Proceedings of the National Academy of Sciences of the United States of America* [Procedimento da Academia Nacional de Ciências dos Estados Unidos da América] em 1985 deu CoQ_{10} ou um placebo a dois grupos de pacientes com cardiomiopatia classe III ou classe IV, segundo as definições estabelecidas pela New York Heart Association (NYHA)[2]. Estamos falando de pessoas com doenças graves. Os pacientes da classe III apresentam uma limitação acentuada nas atividades por conta de sintomas e, basicamente, só não sentem desconforto quando estão em repouso ou em atividade mínima. Os pacientes da classe IV têm limitações severas e apresentam sintomas mesmo quando em repouso. (A maioria dos pacientes da classe IV é acamada.)

Então, o que aconteceu quando esses pacientes muito enfermos foram tratados com a CoQ_{10}? Eis como os próprios pesquisadores resumiram os resultados: "Esses pacientes, em constante agravamento das condições de saúde e com previsão de morrer no prazo de dois anos, com a terapia convencional, demonstraram, em geral, uma melhora clínica extraordinária, indicando que a terapia com a CoQ_{10} poderia prolongar sua vida. Essa melhora poderia ser decorrente da correção de uma deficiência da CoQ_{10} no miocárdio, bem como de um aumento da síntese de enzimas que necessitam da CoQ_{10}."[3]

Outro estudo, que durou seis anos e foi publicado em 1990, examinou 143 pacientes, 98% dos quais estavam nas mesmas duas classes que os pacientes do estudo de 1985[4]. Os participantes foram tratados com 100 mg de CoQ_{10} (via oral), além do tratamento de seu programa médico convencional. Oitenta e cinco por cento dos pacientes melhoraram, saltando uma classe ou duas na classificação da NYHA, e não houve nenhuma indicação positiva de toxicidade ou intolerância. "A CoQ_{10} é uma terapia a longo prazo segura e eficaz para a cardiomiopatia", concluíram os autores do estudo.

A CoQ_{10} também tem a capacidade de reduzir a pressão sanguínea. Uma recente metanálise da CoQ_{10} no tratamento da hipertensão examinou 12 ensaios clínicos diferentes e concluiu que todos os pacientes que receberam suplementação da CoQ_{10} apresentaram reduções significativas na pressão sanguínea em comparação com pacientes de controle que não receberam essa suplementação[5]. Não surpreende que vários estudos tenham demonstrado uma forte correlação entre a gravidade da doença cardíaca e a gravidade da deficiência da CoQ_{10}[6].

Você talvez se lembre de que o dano oxidativo (oxidação) é um dos quatro principais culpados pelas doenças cardíacas; e talvez se lembre também de que o colesterol no corpo só se torna um problema quando é oxidado. É somente esse colesterol oxidado – especificamente o colesterol LDL tipo B – que é um problema, porque as moléculas do LDL tipo B são as que aderem às paredes das células e iniciam ou aceleram o processo de inflamação. Por que mencionamos isso aqui? É simples. A CoQ_{10} é um poderoso antioxidante que inibe o dano oxidativo ao colesterol LDL e, assim, ajuda a impedir que o colesterol se torne um "problema" já para começar. É muito mais inteligente impedir que o LDL sofra danos e se torne pegajoso do que usar um fármaco arrasador para reduzir o LDL o máximo possível!

A coenzima Q_{10} e a vitamina E têm uma relação estranha, quase simbiótica. Em ratos aos quais foi administrada uma suplementação de vitamina E, foram observados aumentos nos níveis sanguíneos da CoQ_{10}; em babuínos com suplementação de CoQ_{10}, os efeitos anti-inflamatórios da vitamina E foram aumentados; e, em um estudo, a CoQ_{10} associada à vitamina E de fato reduziu a proteína C-reativa

◀ O QUE VOCÊ PRECISA SABER

- A coenzima Q_{10} (CoQ_{10}) é uma espécie de "combustível de energia" para o coração.
- As estatinas esgotam a CoQ_{10}. A suplementação é uma necessidade absoluta se você estiver em tratamento com alguma estatina; e é uma ideia muito boa se você não estiver.
- A D-ribose é um dos componentes da molécula de energia ATP, que o corpo usa para fornecer energia para todas as atividades.
- A suplementação com L-carnitina depois de um infarto aumenta a taxa de sobrevivência e torna menos provável que o paciente sofra um segundo infarto.
- O magnésio relaxa as paredes das artérias, reduz a pressão sanguínea, facilita o bombeamento do sangue pelo coração e permite que o sangue circule livremente.
- A niacina baixa tanto os triglicérides como o tipo "ruim" do colesterol LDL. Ela também reduz uma substância tóxica chamada lipoproteína (a) – abreviada para Lp(a) – e aumenta o HDL. Não use a apresentação de liberação prolongada.
- Os ômega-3 – em especial os de peixes – baixam a taxa de mortalidade decorrente de doenças cardíacas. Eles também baixam os triglicérides, os batimentos cardíacos em repouso e a pressão sanguínea.
- Os ômega-3 são altamente anti-inflamatórios.
- No mínimo 28 ensaios clínicos com seres humanos demonstram que o ácido pantotênico (vitamina B_5) produz mudanças positivas nos triglicérides e no colesterol LDL. Ele também aumenta o HDL.
- A natoquinase e a lumbroquinase são "destruidoras" naturais de coágulos.
- Outros suplementos que vale a pena levar em consideração incluem a vitamina C, a curcumina, o resveratrol e flavonoides do cacau.

(CRP), uma medida sistêmica de inflamação. Consideramos prudente você se certificar de estar obtendo cerca de 200 UIs de vitamina E por dia (a partir de tocoferóis mistos com uma alta formulação de vitamina E gama), além do seu suplemento de CoQ_{10}. (Mas antes leia a seção sobre a vitamina E, "O bom, o mau e o feio"!)

D-RIBOSE: O ELO PERDIDO

A D-ribose, um sacarídeo com cinco átomos de carbono, é um dos componentes do ATP, a molécula que fornece energia ao corpo para todas as atividades. Sem a D-ribose, não haveria o ATP. Sem o ATP, não haveria energia.

Tanto a CoQ_{10} como o suplemento nutricional L-carnitina ajudam a facilitar o processo pelo qual o corpo produz o ATP. Em termos metafóricos, eles atuam como pequenos elfos, transportando o material necessário para produzir o ATP às fábricas onde ele é feito, resultando numa produção mais eficaz dessa importante molécula de energia. Pode-se dizer que a CoQ_{10} e a L-carnitina funcionam como caminhões muito eficientes que transportam materiais de construção até as fábricas em que as coisas realmente são construídas, mas a D-ribose é na realidade um dos *materiais* de construção em si. Uma carência de D-ribose significa uma carência de ATP; e uma carência de ATP, especialmente no coração, é realmente uma péssima notícia.

A D-ribose é sintetizada em cada célula no corpo, mas apenas devagar e com níveis variáveis, dependendo do tecido. Tecidos como os do fígado, do córtex das suprarrenais e do tecido adiposo produzem bastante D-ribose porque produzem compostos químicos usados para sintetizar ácidos graxos e esteroides, que, por sua vez, são usados para produzir hormônios.

Mas as moléculas de D-ribose produzidas por esses tecidos são o contrário dos minutos acumulados de um mês para outro no seu telefone celular. Elas precisam ser usadas de imediato e não podem ser "transferidas" para outros tecidos que poderiam precisar delas, como, por exemplo, o coração. O coração, bem como os músculos esqueléticos e o cérebro, só consegue produzir a ribose suficiente para sua necessidade diária. Quando as células do coração, por exemplo, encontram um fator estressante, como a privação de oxigênio, elas não dispõem do mecanismo metabólico requerido para improvisar rapidinho um pouco da D-ribose tão necessária. Tecidos que estão sob estresse por não receberem sangue ou oxigênio suficientes não podem produzir com rapidez a D-ribose para repor a energia perdida. Quando os déficits no fluxo de sangue ou de oxigênio são crônicos – como nas doenças cardíacas –, os tecidos nunca conseguem produzir D-ribose na quantidade adequada e os níveis de energia celular ficam em esgotamento constante.

A ligação da D-ribose com a função cardíaca foi descoberta pelo fisiologista Heinz-Gerd Zimmer, na Universidade de Munique. Em 1973, Zimmer relatou que corações quase sem energia se recuperavam mais depressa se a D-ribose fosse administrada antes ou imediatamente depois de uma isquemia (um fornecimento insuficiente de sangue para o coração, em geral decorrente de um bloqueio). Cinco anos depois, Zimmer demonstrou que os efeitos de esgotamento de energia de certos medicamentos usados para fazer o coração bater mais forte (chamados de *agentes inotrópicos*) podiam ser reduzidos em termos significativos se a D-ribose fosse administrada junto com os medicamentos.

A descoberta mais importante da pesquisa de Zimmer foi que a D-ribose tem um papel enorme tanto na restauração da energia quanto no retorno da função cardíaca diastólica normal. (A *dis*função diastólica é basicamente uma espécie de insuficiência cardíaca.) Em 1992, um estudo clínico realizado pelo grupo de Zimmer demonstrou que a administração de D-ribose a pacientes com doença arterial coronariana severa porém estável aumentava a capacidade de esses pacientes se exercitarem e postergava o surgimento de angina (dor no peito) moderada. Desde então, os benefícios da D-ribose vêm sendo relatados em casos de insuficiência cardíaca, recuperação de cirurgia cardíaca, restauração da energia a músculos esqueléticos estressados e controle da formação de radicais livres em tecidos que sofreram privação de oxigênio.

Eis uma história de impacto da clínica do Dr. Sinatra que ilustra o poder quase milagroso da suplementação com D-ribose para melhorar a qualidade de vida de pacientes cardíacos:

Dr. Sinatra:
O caso de Louis e a D-ribose

Louis chegou ao meu consultório sofrendo com doença arterial coronariana grave. Anteriormente, ele tinha sido tratado com a colocação de um stent numa importante artéria coronariana, mas ainda apresentava um bloqueio grave num pequeno ramo arterial que era difícil de dilatar com um stent *e praticamente impossível de ser corrigido com um procedimento cirúrgico de ponte. Ele apresentava o que se chama de angina refratária, o que significa que ele sentia dor no peito mesmo com atividades normais, como andar por uma sala. Ele também sentia dor no peito sempre que sofria algum estresse emocional, mesmo moderado. Louis tinha consultado uma série de cardiologistas para seu problema cardíaco e tinha sido tratado com uma série de medicamentos comuns para o coração. Mas seus problemas persistiam.*

Quando Louis chegou ao meu consultório, notei níveis elevados de ácido úrico no seu sangue, o que indica um metabolismo falho de ATP. Na ocasião, ele já estava tomando L-carnitina e CoQ$_{10}$ em "doses de manutenção". Percebendo que seria extremamente útil para ele recompor suas reservas de ATP, eu imediatamente recomendei a D-ribose, além de aumentar as doses de L--carnitina e CoQ$_{10}$. Em apenas alguns dias, Louis apresentou uma melhora notável. Seu genro, um dentista, ligou para mim alguns dias depois para me informar: "O senhor deu um jeito no Louis!"

Uma dose adequada de D-ribose geralmente produz melhora dos sintomas de modo muito rápido, às vezes no prazo de dias, como no caso de Louis. Se a resposta inicial for fraca, a dose deve ser aumentada para 5 g (1 colher de chá) três vezes ao dia. É lógico que os pacientes mais enfermos e os que sofreram maior depleção de energia perceberão maior melhora num prazo mais curto.

Apesar do acúmulo de provas científicas dos benefícios da D-ribose, pouquíssimos médicos nos Estados Unidos sequer ouviram falar dela fora da sua aula de bioquímica no primeiro ano da faculdade de medicina. É ainda menor o número dos que a recomendam a seus pacientes. Os que estão familiarizados com ela têm a grande satisfação de vê-la ajudar pacientes com constância.

Embora o nível ideal de suplementação da D-ribose seja diferente de acordo com a pessoa e sua condição particular de saúde, seguem-se alguns bons pontos de partida recomendados para a suplementação:

- 5 g diários para prevenção cardiovascular, para atletas em regime de manutenção e para pessoas saudáveis que se dedicam a atividades vigorosas ou exercícios pesados
- de 10 a 15 g diários para a maioria dos pacientes com insuficiência cardíaca, doença cardiovascular isquêmica ou doença vascular periférica; para indivíduos em recuperação de infartos ou de cirurgia cardíaca; para tratamento da angina estável; e para atletas que costumam se empenhar em exercícios de alta intensidade
- de 15 a 20 g diários para pacientes com insuficiência cardíaca avançada, cardiomiopatia dilatada ou angina frequente; para indivíduos à espera de um transplante de coração; e para indivíduos com fibromialgia grave, cãibras musculares ou doenças neuromusculares

Os efeitos colaterais relatados são mínimos e pouco frequentes, e não há nenhuma interação nutricional ou medicamentosa adversa associada ao uso da D-ribose. A toxicologia e a segurança da D-ribose foram exaustivamente estudadas, e o suplemento é 100% seguro, quando tomado de acordo com as orientações. (Milhares de pacientes tomaram D-ribose com doses de até 60 g por dia, com efeitos colaterais mínimos, se é que houve algum.)

Contudo, muito embora não haja contraindicações conhecidas para a suplementação com a D-ribose, recomendamos que mulheres grávidas, lactantes e crianças muito pequenas evitem tomar a D-ribose simplesmente porque não há pesquisa suficiente sobre seu uso nessas populações.

L-CARNITINA: O ÔNIBUS TRANSPORTADOR DE ÁCIDOS GRAXOS

Como já dissemos, a melhor forma de compreender o conceito da L-carnitina é considerá-la um sistema de transporte. Ela funciona como um ônibus, que se enche com uma carga de ácidos graxos e os transporta para o interior de estruturas minúsculas chamadas *mitocôn-*

drias, dentro de cada célula, onde eles poderão ser queimados para gerar energia. Como o coração obtém da gordura 60% da sua energia, é muito importante que o corpo tenha quantidade suficiente de L-carnitina para transportar os ácidos graxos para o interior das células do músculo cardíaco.

Estudos de pacientes sendo tratados de várias formas de doenças cardiovasculares proporcionam as provas mais fortes dos benefícios da suplementação com L-carnitina. Um estudo demonstrou que pessoas que tomaram L-carnitina após um infarto apresentavam taxas de mortalidade significativamente mais baixas em comparação com os participantes de um grupo de controle (1,2% nos tratados com L-carnitina e 12,5% no grupo de controle)[7]. Um estudo randomizado, controlado por placebo, dividiu 80 pacientes de insuficiência cardíaca em dois grupos. Um grupo recebeu 2 g de L-carnitina por dia, e o outro grupo recebeu um placebo. Em três anos, houve uma taxa de sobrevivência significativamente mais alta no grupo que tomou a L-carnitina[8].

Nas pessoas com angina, a L-carnitina melhora a capacidade de exercício sem dor no peito[9]. Num estudo, a capacidade para caminhar de pacientes com claudicação intermitente – uma sensação dolorosa de cãibras nos músculos das pernas decorrente de um fornecimento reduzido de oxigênio – apresentou melhora significativa quando lhes foi administrada L-carnitina via oral. Em outro estudo, pacientes com doença arterial periférica nas pernas conseguiram aumentar seu percurso de caminhada em 98 metros, quando tomaram suplementação com L-carnitina. Conseguiram andar quase duas vezes mais longe que os participantes que receberam um placebo. E mais, pacientes com insuficiência cardíaca congestiva apresentaram um aumento na resistência em exercícios com apenas 900 mg de L-carnitina por dia.

E, se isso não bastasse para estabelecer a confiabilidade da L-carnitina, ela revelou-se um poderoso antioxidante cardioprotetor. Um artigo publicado no *International Journal of Cardiology* concluiu que a L-carnitina tinha um efeito estimulante direto sobre dois compostos importantes relacionados ao estresse oxidativo (HO-1 e ecNOS). Esses dois marcadores têm propriedades antioxidantes, antiproliferativas (o que significa que têm um efeito inibidor sobre células tumorais) e anti-inflamatórias, de modo que impulsionar sua atividade é de fato muito bom. Os pesquisadores concluíram que seria de esperar que essa atuação da L-carnitina "protegesse do estresse oxidativo relacionado a danos cardiovasculares e ao miocárdio"[10].

Dr. Sinatra: L-Carnitina e CoQ_{10}

Oitenta e cinco por cento dos meus pacientes com insuficiência cardíaca congestiva tiveram uma melhora significativa com a CoQ_{10}. Mas eu me preocupava com os cerca de 15% que, apesar da suplementação com CoQ_{10}, ainda tinham sintomas que causavam um grave comprometimento da sua qualidade de vida.

Essas pessoas estavam fazendo suplementação com CoQ_{10} e tinham excelentes níveis sanguíneos para provar, tipicamente de 3,5µg/mL ou superior (o nível normal de CoQ_{10} é de 0,5 a 1,5µg/mL). Mesmo assim, parecia que elas não conseguiam utilizar o que estava no seu corpo.

À medida que eu lia mais sobre a L-carnitina, cheguei à conclusão de que ela talvez funcionasse em sinergia com a coenzima Q_{10}, atiçando o fogo na fase de produção do ATP do ciclo de Krebs (uma sequência de reações pelas quais as células vivas geram energia). Por fim, eu me senti seguro o suficiente para recomendar a alguns dos meus pacientes mais preocupantes que a experimentassem em associação com a CoQ_{10}. E, puxa, que diferença!

Essas pessoas que não respondiam ao tratamento apareceram com melhor coloração, respirando com tranquilidade e caminhando pelo consultório com um mínimo de dificuldade. Fiquei realmente surpreso. Era como se a L-carnitina funcionasse como uma bateria, em perfeita colaboração com a coenzima Q_{10}.

Resumindo: o coração é o tecido de maior atividade metabólica no corpo e, por isso, ele exige uma quantidade enorme e constante de moléculas de energia, ou ATPs.

Lembre-se, o coração precisa bombear de 60 a 100 vezes por minuto, 24 horas por dia, por anos e anos, sem nenhuma licença por bom comportamento! As células do músculo cardíaco queimam gorduras como combustível, de modo que o coração é especialmente vulnerável até mesmo a deficiências sutis nos fatores que contribuem para o fornecimento de ATP: a coenzima Q_{10}, a D-ribose e a L-carnitina.

Esses nutrientes são três daqueles que o Dr. Sinatra chama de o "Quarteto Incrível" na cardiologia metabólica. Vamos agora apresentar o quarto.

MAGNÉSIO: O GRANDE RELAXANTE

O Dr. Robert Atkins referiu-se uma vez ao magnésio como um "bloqueador natural de canal de cálcio", e ele estava absolutamente certo. Daqui a alguns parágrafos, você vai entender exatamente por que a capacidade do magnésio de bloquear os canais pelos quais o cálcio entra nas células é tão importante para a saúde do seu coração.

Pesquisas recentes sugerem com veemência que o cálcio no coração pode ser um problema enorme. Uma metanálise examinou 15 ensaios elegíveis, com o objetivo de investigar a relação entre a suplementação de cálcio e as doenças cardiovasculares. Os pesquisadores concluíram que os suplementos de cálcio (administrados sem a vitamina D) estavam associados a um *aumento* discreto porém significativo do risco de doença cardiovascular – um aumento, salientaram eles, que bem poderia se traduzir num "grande fardo de doença na população". Os autores pediram que fosse feita uma reavaliação do papel dos suplementos de cálcio no controle da osteoporose[11].

Um segundo estudo tinha um objetivo diferente, que tem uma pertinência especial para nosso tema[12]. Os pesquisadores partiram da premissa de que as estatinas reduzem o risco cardiovascular e desaceleram a progressão do cálcio nas artérias coronárias. Os pesquisadores pretendiam basicamente esclarecer a relação entre esses dois fenômenos, já que eles se relacionam a doenças cardíacas.

Eis o que eles fizeram: mediram a mudança do cálcio nas artérias coronárias em 495 pacientes que basicamente não apresentavam sintomas no início do estudo. Isso foi feito por um método conhecido como tomografia ultrarrápida. Imediatamente após a primeira tomografia, os pacientes começaram a tomar estatinas e foram acompanhados por uma média de 3,2 anos, período durante o qual seu colesterol foi verificado e tomografias foram feitas com regularidade. Ao longo do período de acompanhamento de 3,2 anos, 41 dos pacientes sofreram infartos.

Na média, os 454 pacientes que *não* sofreram infartos viram seu cálcio arterial subir aproximadamente 17% a cada ano. Mas os 41 pacientes que de fato sofreram infartos tiveram um surpreendente aumento de 42% ao ano no seu cálcio arterial. Segundo os pesquisadores, ter uma progressão mais rápida do cálcio nas artérias coronárias causa um espantoso aumento de 17,2 vezes no risco de uma pessoa ter um infarto[13].

E preste atenção: o colesterol LDL *não* era diferente entre os dois grupos. De modo irônico, os níveis de LDL das pessoas que *não* sofreram infartos eram ligeiramente *mais altos* do que os das pessoas que *realmente* sofreram infartos.

Vamos, portanto, resumir os resultados. Os dois grupos – o dos 41 pacientes que *tiveram* infartos e o dos 454 que não tiveram – apresentaram essencialmente os *mesmos* níveis de LDL. (Logo, se você estivesse usando os níveis de LDL de pacientes para prever infartos, sua precisão não seria maior do que se estivesse fazendo previsões por meio do horóscopo deles!) No entanto, se, em vez dos níveis de LDL, você examinasse os níveis de cálcio nas artérias, a história seria muito diferente. Os que sofreram infartos do miocárdio tinham a *maior* probabilidade de apresentar níveis mais altos de cálcio nas artérias, em especial quando as artérias ficaram totalmente bloqueadas.

A calcificação das artérias coronárias é há muito tempo reconhecida como um grande fator de risco para doenças cardíacas, mas por algum motivo continuamos a focar nossa atenção obsessivamente no colesterol, enquanto poucas pessoas tenham ouvido muito sobre a ligação com o cálcio.

O Dr. Arthur Agatston, um cardiologista da Flórida, mais conhecido como autor de *A dieta de South Beach*, de fato inventou um método de pontuação para determinar a gravidade da calcificação nas artérias – conhecido como o escore de Agatston. (Pesquisas demonstram que pessoas com escores de Agatston superiores a 400 correm um risco significativamente aumentado de ter "eventos" coronarianos – infartos do miocárdio – bem como a maioria dos procedimentos que envolvem as coronárias [pontes, angioplastia, entre outros][14].)

Cálcio nos ossos? Muito bom. Cálcio nas artérias? Não tão bom assim.

Entra em cena o magnésio.

O magnésio e o cálcio têm uma relação interessante, simbiótica. Quando o magnésio está em depleção, o cálcio intracelular sobe. O magnésio também inibe a agregação das plaquetas, uma etapa importante no desenvolvimento de coágulos. Bloqueadores de canal de cálcio alargam e relaxam os vasos sanguíneos, atuando sobre as células musculares encontradas nas paredes arteriais, o que é exatamente o que o magnésio faz – de modo esplêndido, poderíamos acrescentar. O magnésio dilata as artérias, reduzindo, assim, a pressão sanguínea e tornando muito mais fácil para o coração bombear o sangue, fazendo-o circular livremente.

Na maioria dos ensaios clínicos e epidemiológicos, uma alta ingestão dietética de magnésio (no mínimo de 500 a 1.000 mg por dia) resultou em redução da pressão sanguínea[15]. Esses estudos demonstraram uma relação inversa entre a ingestão de magnésio e a pressão sanguínea. Pessoas que consumiam *mais* magnésio tinham a pressão sanguínea *mais baixa*. Um estudo com 60 pacientes hipertensos que receberam suplementação com magnésio demonstrou uma redução significativa na pressão sanguínea ao fim de oito semanas[16].

Portanto, basicamente, pode-se considerar que o magnésio é um "relaxante". Uma das coisas mais relaxantes que se pode fazer é tomar um banho com sal amargo, que é basicamente um composto de magnésio com um pouco de enxofre e oxigênio. Se você alguma vez teve um médico que praticasse a medicina integrativa e usasse infusão endovenosa de vitaminas, pode ser que tenha descoberto que o sono mais espantoso e repousante que você teve na vida foi depois de uma infusão lenta de vitaminas, carregada de magnésio*. Exatamente como

---

* Uma forma de injeção de vitaminas administrada lentamente, ao longo de 10 a 15 minutos.

o magnésio tem um efeito relaxante sobre o corpo, ele também tem um efeito relaxante sobre as artérias. E isso é muito bom, da perspectiva do coração, que, em vez de ter de forçar o sangue a passar por um vaso estreito ou contraído (o que aumenta perigosamente a pressão sanguínea), agora tem a tarefa muito mais fácil de bombear o sangue por um vaso alargado e relaxado, que não oferece tanta resistência. Seu coração não precisa se esforçar tanto, sua pressão sanguínea abaixa, e tudo está em perfeita paz.

Existe mais uma ligação interessante entre o magnésio e o coração; e, se você acompanhou nossa argumentação até agora, vai adorar a elegância com que o círculo se fecha. A ligação? O açúcar.

Do capítulo 4, você deve se lembrar de que o açúcar é uma das piores coisas que você pode comer se quiser ter um coração saudável. (Para poupar-lhe o trabalho de pesquisar, eis o motivo: o açúcar é altamente inflamatório. Ele também gera compostos perigosos, conhecidos como produtos finais de glicação avançada, ou AGEs, que desempenham um papel crucial na aterosclerose[17].) Os AGEs desempenham um papel de importância crucial no diabetes tipo 2, que, como você sabe, é um transtorno em que a glicose e a insulina no sangue estão essencialmente em níveis não saudáveis e precisam ser controladas. (E o diabetes é uma forma de acelerar sua viagem até as doenças cardíacas.)

Uma das melhores coisas que o magnésio faz é ajudar a controlar a glicose no sangue. Em vários estudos com pacientes diabéticos, suplementos de magnésio de 400 a 1.000 mg por dia, administrados por períodos que iam de três semanas a três meses, apresentaram melhora numa série de medições de controle glicêmico (da glicose no sangue), entre eles a necessidade de insulina[18]. Um estudo mediu as concentrações séricas de magnésio em 192 pessoas com resistência à insulina e concluiu que a prevalência de um nível baixo de magnésio era de cerca de 65% entre os que tinham resistência à insulina, em contraste com apenas 5% dos integrantes de um grupo de controle[19].

Está claro que há uma forte associação entre a deficiência de magnésio e a resistência à insulina. Você há de se lembrar de que pessoas com resistência à insulina correm maior risco de desenvolver diabetes, o que, por sua vez, as expõe a um maior risco de doenças cardíacas. Ajudar a controlar a insulina e a glicose no sangue é apenas mais uma forma importante pela qual o magnésio é decisivo para a saúde do coração.

O magnésio é necessário para mais de 300 reações bioquímicas no corpo, e muitas delas são reações enzimáticas, essenciais para a saúde cardíaca (ou o que os cientistas chamam de *metabolismo miocárdico*)[20]. Mesmo deficiências marginais de magnésio podem afetar o coração de modo negativo; e não surpreende que haja um volume considerável de sinais de associação de baixos níveis de magnésio a doenças cardiovasculares[21].

Resumindo: os suplementos de magnésio são imprescindíveis para quem quer proteger o coração. O magnésio abaixa a pressão sanguínea, ajuda a controlar a glicose no sangue e relaxa o revestimento dos vasos sanguíneos. E quase todos os levantamentos dietéticos revelam que os americanos não estão ingerindo quantidades suficientes[22]. Nós recomendamos uma suplementação de no mínimo 400 mg por dia.

OBSERVAÇÃO: *Não* é recomendada a suplementação de magnésio para qualquer pessoa com insuficiência renal (doenças nos rins).

A NIACINA E SEU EFEITO SOBRE O COLESTEROL

Mesmo que seu médico não tenha estudado nutrição e seja cético (ou pior) quando se trata de suplementos, é provável que ele ou ela tenha conhecimento dos benefícios da niacina. Sabe-se desde 1955 que o colesterol pode ser baixado em termos efetivos com doses diárias de 1.000 a 4.000 mg de niacina[23]. Estudos subsequentes demonstraram que a niacina baixa os triglicérides de 20% a 50% e o colesterol LDL de 10% a 25%[24].

A niacina é uma de duas formas principais da vitamina B_3 – a outra é a nicotinamida. Embora ambas as formas possam ser usadas para finalidades diferentes no corpo, somente a niacina exerce um efeito sobre o colesterol, os triglicérides e compostos afins. E o efeito não se dá apenas sobre o colesterol total. Estudos demonstraram que, quando o colesterol LDL é reduzido com a niacina, ocorre uma redução preferencial das moléculas realmente nocivas de LDL, as partículas duras, pequenas, esféricas como chumbinho de caça, que se grudam às paredes arteriais, se oxidam e causam danos.

A niacina também reduz a lipoproteína(a), ou Lp(a). A lipoproteína(a) é no fundo um tipo especial de LDL, e um tipo realmente nocivo. Essa, pessoal, é a *verdadeira* história do colesterol! A Lp(a) é um fator de risco independente para doenças cardíacas e para infartos. No entanto, ela não chega a receber tanta atenção quanto o colesterol porque não existem medicamentos eficazes para reduzi-la e ninguém sabe de fato o que fazer a respeito dela. A niacina reduz os níveis de Lp(a) em proporções notáveis de 10% a 30%[25].

O que é igualmente, ou talvez até mais, incrível é o fato de que a niacina *eleva* o colesterol HDL. Só isso já seria motivo para gritar aos quatro ventos, porque nós consideramos que o colesterol HDL é um agente muito subvalorizado no assunto das doenças cardíacas. (Mais adiante, neste livro, vamos aprofundar esse tópico.) A niacina eleva os níveis de HDL em proporções de 10% a 30%[26]. Mas ainda melhor é o fato de que ela *preferencialmente* aumenta o HDL-2, que é a mais benéfica das subclasses do HDL[27]. (O HDL-3 é, de fato, pró-inflamatório, muito embora pertença à família do colesterol HDL, chamado "bom", mais uma vez demonstrando como é realmente obsoleta e ridícula a classificação do colesterol simplesmente em "bom" e "ruim"!)

Em termos clínicos, o efeito colateral mais importante de um excesso de niacina está no fato de que esse excesso pode exigir muito do fígado (um problema conhecido como hepatotoxicidade), se bem que o Dr. Alan Gaby saliente, em seu exaustivo estudo sobre suplementos nutricionais e doenças, que essa hepatotoxicidade quase nunca é vista em pacientes com doses diárias de 3 g ou menos[28].

O Dr. Abram Hoffer, o grande pioneiro da medicina nutricional e integrativa, afirmou que seus 30 anos de experiência com a terapia com niacina (geralmente 3 g diários ou mais) demonstraram que um em cada 2 mil pacientes desenvolvia hepatite decorrente de altas doses dessa vitamina. Hoffer, entretanto, também salientou que, em todos os seus pacientes que apresentaram hepatotoxicidade, a função hepática voltou ao normal depois que o tratamento foi descontinuado[29].

Como a niacina de liberação sustentada é de fato mais hepatotóxica do que a niacina normal, problemas com o fígado podem ocorrer a doses mais baixas[30]. Náuseas podem ser um sinal de aviso inicial da hepatotoxicidade induzida pela niacina. Se ocorrer náusea, a dose deveria ser reduzida ou o tratamento suspenso[31]. Para os pacientes tratados com doses terapêuticas de niacina, é uma boa ideia pedir ao seu médico que verifique periodicamente as enzimas do fígado, por meio de um exame padrão de função hepática.

Dr. Jonny: Rubor da niacina

A primeira vez que senti o "rubor da niacina", eu estava trabalhando como personal trainer. Eram 5 da manhã, e eu estava me preparando para minha cliente das 6. Lembro-me de ter tomado meu shake de proteínas, engolido minhas vitaminas e então, muito pouco tempo depois, quando estava me vestindo, tive a nítida sensação de que ia morrer. Minha pele estava ruborizada, quente ao toque, e minhas bochechas (e braços) ficaram de um rosa avermelhado. A sensação não era de dor, mas era profundamente desagradável.

Minha cliente das 6 da manhã era, por acaso, a presidente de uma empresa de cosméticos de alta classe, cujo marido era um dermatologista igualmente renomado, de Manhattan (além de ser o único médico que eu conhecia que provavelmente estaria acordado a uma hora daquelas). Liguei para minha cliente, e ela de imediato me passou para o marido. Descrevi meus sintomas, e ele me perguntou se eu tinha tomado ou comido alguma coisa diferente. "Só minhas vitaminas", disse eu, ao que ele respondeu sem hesitar. "Ah, é só a niacina. Nada com que se preocupar. Vai passar logo. Agora vou voltar para a cama."

Esse foi meu primeiro encontro com o infame "rubor da niacina". Em termos simples, ele é um rubor temporário da pele, nem um pouco perigoso (especialmente se você souber que ele pode surgir!), e na realidade resulta da dilatação dos vasos sanguíneos na pele (que foi o motivo pelo qual fiquei rosado). Algumas pessoas sentem prurido também ou até mesmo uma leve sensação de ardência. Ela costuma desaparecer em questão de duas semanas e em geral pode ser neutralizada por uma aspirina infantil tomada de antemão.

OBSERVAÇÃO: Se você for diabético ou tiver algum distúrbio no fígado, certifique-se consultando seu médico antes de fazer suplementação com niacina.

O ABC da niacina do Dr. Sinatra

- Procure uma niacina de ação direta, sem liberação modificada (também conhecida como ácido nicotínico). Tome após as refeições em doses de 500 mg a 3 g por dia (veja adiante).
- Comece devagar com uma dose de 100 mg. Vá aumentando gradativamente para um nível mais alto, em doses divididas.
- Se o rubor for muito desconfortável, tome uma aspirina infantil antes da primeira refeição do dia e então tome a niacina depois dessa refeição. Use a aspirina somente enquanto estiver apresentando o rubor e sempre que aumentar a dosagem da niacina, o que aciona um rubor.
- Você também pode tentar tomar um suplemento de pectina de maçã com a niacina, para reduzir o rubor.
- A niacina pode aumentar os níveis de enzimas em exames da função hepática. Isso não quer dizer necessariamente que a niacina esteja causando um problema no fígado, mas peça a seu médico para ficar de olho. Ele ou ela pode sugerir que você interrompa a niacina cinco dias antes do próximo exame do fígado, para evitar uma possível confusão. Tenha consciência, porém, de que, quando voltar a tomar a niacina, você apresentará um rubor.

VITAMINA E: O BOM, O MAU E O FEIO

Durante décadas, o mundo nutricional reverenciou a vitamina E como uma espécie de salvadora do coração, um importante antioxidante que fazia a defesa contra a peroxidação lipídica, que se considerava ser a causa das doenças cardiovasculares. (*Lipídica* refere-se simplesmente a gordura; e *peroxidação* é um jeito elegante de dizer dano oxidativo decorrente de radicais livres.) Durante a década de 1990, o louvor à vitamina E chegou à medicina convencional, alcançando até mesmo a Associação Norte-Americana do Coração. Em 1996, por exemplo, a vitamina E foi elogiada num estudo bem divulgado, por reduzir eventos cardiovasculares em termos significativos, ao longo de um ano, entre cerca de 2 mil pacientes com doença cardíaca documentada.

Os sucessos e a reputação da vitamina E levaram muitos a acreditar que, se um pouco de vitamina E era bom, mais seria ainda melhor! Estudos críticos que se seguiram começaram, porém, a demonstrar que doses diárias de vitamina E de 400 UIs e mais altas não geravam necessariamente resultados benéficos e, de fato, podiam ser prejudiciais à saúde. (Já em 2003, o Dr. Sinatra escreveu em seu boletim sobre sua própria relutância em apoiar o consumo de vitamina E em altas doses, por conta das pesquisas incipientes que indicavam possíveis efeitos pró-oxidantes.)

Apesar disso, nós dois ficamos intrigados com os resultados negativos de estudos que vêm surgindo desde então. Sem dúvida, problemas poderiam ser decorrentes do uso da forma sintética da vitamina E (chamada *dl-alfa-tocoferol*), em vez da forma "natural" (chamada *d-alfa-tocoferol*). Mas um efeito *pró*-oxidante a partir da vitamina E natural, considerada uma das maiores armas no arsenal antioxidante? Como isso seria possível?

Leitores de atenção aguçada podem ter percebido que pusemos aspas na palavra *natural* quando nos referimos à vitamina E natural no parágrafo anterior. Isso porque o d-alfa-tocoferol em si é somente *uma parte* da vitamina E natural. Na realidade, a vitamina E é uma coleção de oito compostos associados que são divididos em duas classes: *tocoferóis* e *tocotrienóis*. Os tocoferóis apresentam-se em quatro formas: *alfa, beta, gama* e *delta*. Dessas quatro formas, a mais conhecida é a alfa. Quando você adquire um suplemento "natural" de vitamina E, na grande maioria dos casos, ele é 100% *alfa*-tocoferol.

E é aí que está o problema.

O gama-tocoferol está se revelando o mais potente dos quatro tocoferóis, e o mais responsável pelos efeitos positivos da vitamina E como antioxidante. É assim que pessoas que tomam altas doses de alfa-tocoferol isoladamente e não obtêm gama-tocoferol em quantidade suficiente na sua dieta, ou na sua suplementação, poderiam correr o risco de sofrer um efeito pró-oxidante a partir da vitamina E. Além disso, altas doses de alfa-tocoferol poderiam também causar a depleção das reservas de gama-tocoferol existentes no corpo.

Um estudo de 2011 proporcionou uma imagem ainda mais nítida das duas caras da vitamina E. Em experimentos em laboratório, pesquisadores em Belfast descobriram que a vitamina E (alfa e gama-tocoferol) protege contra a oxidação das lipoproteínas de muito baixa densidade (VLDL) e o colesterol LDL. Isso é ótimo! No entanto, eles encontraram um "surpreendente" efeito pró-oxidante sobre o HDL (lipoproteína de alta densidade), a partícula de colesterol que atua como um caminhão de lixo, recolhendo o nocivo LDL oxidado e o transportando de volta ao fígado para eliminação. Qualquer coisa que possa prejudicar o HDL deve causar uma verdadeira preocupação.

Vale ressaltar que os pesquisadores fizeram referência a um estudo anterior no qual a ingestão de uma pequena quantidade de vitamina C junto com o alfa-tocoferol ajudava a *impedir* o efeito negativo, pró-oxidante, da vitamina E sobre o HDL. Não seria a primeira vez que um nutriente auxiliava outro. Nós já sabemos que a CoQ_{10} ajuda a proteger a vitamina E no corpo e lhe dá uma mãozinha ao reciclá-la de volta a uma forma ativa, depois que ela foi oxidada em reações bioquímicas. (Somos grandes admiradores dos efeitos sinérgicos dos nutrientes.)

A outra metade da história da vitamina E trata dos quatro componentes conhecidos como *tocotrienóis*. Os tocotrienóis estão se revelando os verdadeiros carregadores de piano da família da vitamina E, pelo menos no que diz respeito aos benefícios para o coração. Sua atividade antioxidante é mais poderosa do que a dos tocoferóis[32]. Eles também aumentam a quantidade de receptores de LDL, o que ajuda na remoção do LDL[33]. Os tocotrienóis proporcionam efeitos significativos na redução de lipídios em animais experimentais, e a maioria dos estudos prospectivos demonstraram o mesmo em seres humanos[34].

Se você toma vitamina E, recomendamos que sempre a obtenha de um suplemento que identifique no rótulo "tocoferóis mistos", para evitar os problemas que podem ocorrer com a suplementação do alfa-tocoferol puro. Um suplemento de vitamina E composto de 100% de alfa-tocoferol é menos eficaz e pode até ser problemático em doses altas. Praticamente todos os estudos que demonstram resultados negativos usaram a forma do alfa-tocoferol ou, pior, a forma sintética dl-alfa-tocoferol. (A forma dl-alfa-tocoferol deveria ser deixada estragar nas prateleiras!)

Se você acrescentar 200 UIs de tocoferóis mistos ou de vitamina E com alta concentração de gama-tocoferol a um regime de suplementação que também inclua a vitamina C e a CoQ_{10}, tudo deve dar certo!

O ÔMEGA-3 DO ÓLEO DE PEIXE: A INSUPERÁVEL MOLÉCULA DO BEM-ESTAR

Se você está lendo este livro desde o início, já está familiarizado com os ácidos graxos ômega-3, a partir do extenso exame que fizemos deles no capítulo 5. Aqui, vamos salientar apenas alguns dos muitos estudos que demonstram o valor dos ácidos ômega-3 para o coração. (Deveríamos ressaltar que há pesquisas igualmente convincentes que documentam o efeito positivo do ômega-3 também no cérebro[35], mas, como este livro trata do colesterol e das doenças cardiovasculares, vamos nos concentrar no coração.)

Há mais de trinta anos, cientistas começaram a perceber taxas muito baixas de doenças cardiovasculares entre os esquimós da Groenlândia em comparação com um grupo de controle de dinamarqueses, pareados por idade e sexo. Pouco depois, eles conseguiram associar essas baixas taxas de doenças cardíacas ao alto consumo de ômega-3 na dieta da Groenlândia[36]. Essa descoberta suscitou um enorme volume de pesquisas sobre o papel do óleo de peixe na prevenção das doenças cardíacas. (No dia em que escrevemos este livro, 7 de dezembro de 2011, uma busca na National Library of Medicine [Biblioteca Nacional de Medicina] pelos termos "ácidos graxos ômega-3 cardiovascular" resultou em 2.524 citações.)

Um recente levantamento dos ômega-3 e doenças cardiovasculares pelo Dr. Dariush Mozaffarian, da Harvard School of Public Health [Escola de Saúde Pública de Harvard], concluiu que o consumo de ômega-3 "reduz os triglicérides no plasma, os batimentos cardíacos em repouso e a pressão sanguínea; e poderia também melhorar o abastecimento e a eficiência do miocárdio, baixar a inflamação e melhorar a função vascular"³⁷. Mozaffarian também ressaltou que os benefícios do ômega-3 são mais consistentes quanto à mortalidade decorrente de doença cardíaca coronariana e à morte súbita cardíaca.

Para o caso de seus olhos estarem começando a se revirar com todo esse jargão de medicina, vamos fazer um resumo em linguagem simples. *Há provas confiáveis e consistentes, obtidas em pesquisas, de que as gorduras ômega-3, principalmente de peixes, reduzem a mortalidade decorrente de doença cardíaca e reduzem o risco de morte súbita cardíaca.* São provas sólidas de que o óleo de peixe salva vidas.

Um dos estudos clínicos pioneiros sobre a suplementação com ômega-3 numa população de alto risco foi publicado em 1999 e ficou conhecido como o ensaio GISSI-Prevenzione³⁸. Mais de 11 mil pacientes que tinham sofrido um infarto nos três meses anteriores foram designados aleatoriamente para receber 1 g diário de ômega-3, 300 mg de vitamina E, ambos os suplementos ou nenhum dos dois, além de continuar com a terapia padrão que já estavam recebendo. A vitamina E não apresentou nenhum efeito, mas o ômega-3 foi associado a uma redução de 20% na mortalidade e a uma espantosa redução de 45% no risco de morte súbita. Esses efeitos tornaram-se evidentes no prazo de apenas três meses de terapia³⁹.

Diretrizes internacionais recomendam 1 g de ômega-3 diariamente para todos os que já tiveram um infarto ou para pacientes com níveis elevados de triglicérides⁴⁰. Especialistas acreditam que essas diretrizes logo venham a ser ampliadas para incluir pacientes com insuficiência cardíaca também⁴¹.

Vale mencionar que a maioria esmagadora das pesquisas sobre os ômega-3 e as doenças cardíacas foi feita com o uso dos dois tipos de ômega-3 encontrados em peixes, o EPA e o DHA. Outros estudos também concluíram que o tipo ALA – o ômega-3 encontrado em alimentos de origem vegetal, como a linhaça e o óleo de linhaça – traz benefícios para o coração. Uma análise da literatura ressaltou que tanto estudos *in vitro* (em proveta) como estudos em animais demonstraram que o ALA pode prevenir a fibrilação ventricular, o principal mecanismo da morte cardíaca; e que essa forma poderia ser ainda mais eficaz nessa prevenção do que o EPA e o DHA. A análise também salientou que o ALA era eficaz na redução da agregação plaquetária, que é um passo importante na trombose (um AVC ou infarto não fatal)[42].

Mesmo que você esteja tomando uma estatina e tenha decidido continuar com ela, o óleo de peixe ainda pode ajudá-lo. Um estudo concluiu que, entre mais de 3.600 pessoas com um histórico de doença cardiovascular – muitas das quais faziam uso de medicamentos antiplaquetários, anti-hipertensivos e nitratos –, a suplementação diária com óleo de peixe levou a uma redução significativa em termos estatísticos da ordem de 19% em eventos coronarianos importantes, em comparação com o grupo de controle[43].

As gorduras do tipo ômega-3, em especial as de saudáveis peixes selvagens, são os melhores amigos do seu coração, esteja você se recuperando de um infarto ou na esperança de evitar um. Eles baixam os triglicérides. E baixam a pressão sanguínea. O melhor de tudo, os ômega 3 estão entre os compostos mais anti-inflamatórios do planeta, o que quer dizer que eles exercem um efeito benéfico sobre a origem das doenças cardíacas.

Recomendamos que você tome de 1 g a 2 g de óleo de peixe por dia e coma peixes de águas frias (como o salmão selvagem) com a maior frequência possível. (Nós dois recomendamos a Vital Choice, uma fonte impecável de salmão selvagem proveniente das puríssimas águas do Alasca, que tem um preço razoável e entrega o produto em domicílio, acondicionado em gelo seco.)

Quando fizer suplementação com óleo de peixe, lembre-se de que a quantidade total de ômega-3 não é o que importa. Suplementos de ômega baratinhos costumam alardear no rótulo a quantidade de ômega-3 que eles contêm. Esse número em si não significa nada. Você quer saber especificamente quanto EPA e quanto DHA cada cápsula contém. Eles são as pepitas de ouro na bacia do garimpeiro – você não quer saber da quantidade *total* de pedras na bacia; você quer saber do *ouro*. O EPA e o DHA são o ouro. Procure obter pelo menos 1 g diário de EPA e DHA associados. (Para muitos dos seus pacientes, o Dr. Sinatra prefere o DHA mais alto, já que ele penetra mais no coração, no cérebro e na retina do que o EPA. Por isso, muitas vezes ele usa o óleo de lula ou de algas além do óleo de peixe, por causa de seu teor mais alto de DHA.)

PANTETINA: SUA ARMA SECRETA

A pantetina é uma forma metabolicamente ativa (e um pouco mais cara) da vitamina B_5 (ácido pantotênico). Os exames de sangue de pacientes com dislipidemia – um jeito chique de dizer que seus níveis sanguíneos de colesterol estão altos demais – apresentaram melhora significativa com a suplementação com pantetina. E, embora isso não possa ser visto num exame de sangue, a pantetina também reduz a oxidação do LDL[44].

Nada menos do que 28 ensaios clínicos com seres humanos demonstraram que a pantetina produz mudanças positivas significativas nos triglicérides, no colesterol LDL e VLDL, bem como aumentos no colesterol HDL[45]. Em todos esses ensaios, praticamente nenhum efeito adverso foi observado. A dose média de pantetina nesses estudos foi de 900 mg por dia, administrada em três vezes de 300 mg. Essa parece ser a dose ideal, e é a que nós recomendamos.

De acordo com uma análise da literatura sobre a pantetina publicada em *Progress in Cardiovascular Diseases*, o Dr. Mark Houston ressaltou que, na maioria dos estudos, ao final de quatro meses, a pantetina reduziu o colesterol total em 15,1%, o LDL em 20,1%, e os triglicérides em 32,9%, com um aumento no HDL de 8,4%[46]. Houston também salientou que, em estudos de maior duração, parecia haver uma continuidade na melhora. (As únicas reações adversas foram leves efeitos colaterais gastrointestinais em menos de 4% dos participantes.) Como já informado, recomendamos 900 mg de pantetina, divididos em três doses diárias de 300 mg cada uma.

OUTRAS SUPLEMENTAÇÕES A SER LEVADAS EM CONSIDERAÇÃO

Escolher os "melhores" suplementos para tratar qualquer questão de saúde é sempre difícil. Quando se tenta impedir que a lista se torne pesada demais, sempre se deixam de fora alguns itens positivos. Existe também a questão muito real da adesão. A maioria das pessoas não gosta de tomar um monte de medicamentos, mesmo que eles sejam de substâncias naturais que promoverão sua saúde ou que as protegerão. Nós consideramos os seguintes suplementos importantes e sugerimos que você se informe sobre sua atuação e pense em usá-los além dos suplementos principais já examinados.

Vitamina C. A vitamina C é um dos mais poderosos antioxidantes do mundo; e, como a doença cardíaca tem origem no dano oxidativo (dano causado por radicais livres), qualquer ajuda que você possa obter no que diga respeito aos antioxidantes é valiosa. E os indícios não são simplesmente teóricos. Um grande estudo de 2011 publicado no *American Heart Journal* chegou à conclusão de que, quanto menor o nível de vitamina C no sangue, maior o risco de insuficiência cardíaca[47]. Tome de 1.000 a 2.000 mg por dia.

Vale a pena saber que a vitamina C é extremamente segura, e os efeitos colaterais são raros, porque ela não se acumula no corpo. (Em alguns casos, doses superiores a 2.000 mg por dia podem provocar um pequeno desconforto estomacal inofensivo e diarreia.) O maior perigo está no fato de que a vitamina C aumenta a quantidade de ferro absorvida dos alimentos. Pessoas com hemocromatose, um distúrbio hereditário no qual ocorre um acúmulo excessivo de ferro na corrente sanguínea, não deveriam tomar mais do que 100 mg de suplemento de vitamina C por dia.

Curcumina. Esse extrato do tempero indiano, a cúrcuma, possui múltiplos benefícios, não sendo o menos importante o fato de ser altamente anti-inflamatório. Pesquisas científicas demonstraram seus efeitos anti-inflamatórios, antioxidantes, antitrombóticos e de proteção cardiovascular[48]. A curcumina também reduz o colesterol LDL oxidado[49]. Em estudos com animais, ela demonstrou proteger o revestimento das paredes arteriais de danos causados pela homocisteína[50]. A relação sinérgica entre a curcumina e o resveratrol é de importância especial.

Resveratrol. O resveratrol é o ingrediente do vinho tinto mais conhecido por sua atividade "contra o envelhecimento". Ele ajuda a proteger as artérias por meio do aumento da sua elasticidade, inibe a coagulação do sangue e reduz tanto o LDL oxidado como a pressão sanguínea[51]. Um currículo nada mau! Ele é tanto um poderoso antioxidante quanto um forte anti-inflamatório, inibidor de uma série de

DESTRUIDORES NATURAIS DE COÁGULOS: NATOQUINASE E LUMBROQUINASE

A hiperviscosidade refere-se ao sangue pegajoso ou mais encorpado. Quando o sangue se torna espesso, ele circula mais devagar pelos vasos sanguíneos, fazendo com que as plaquetas se aglutinem, formando grumos. Os vasos sanguíneos tornam-se mais rígidos, menos elásticos e, com frequência, calcificados. O perigo está na tendência à formação de coágulos que podem bloquear vasos que levam a órgãos vitais.

A natoquinase é extraída do natô, o tradicional alimento de soja fermentada, que muitos pesquisadores acreditam contribuir para a baixa incidência de doenças coronarianas no Japão. Ela proporciona um modo singular, poderoso e seguro de eliminar coágulos, ou reduz a tendência à formação de coágulos, diminuindo, assim, o risco de infartos e AVCs[52].

A lumbroquinase, desenvolvida tanto no Japão como na China, deriva de um extrato de minhocas, uma fonte tradicional de cura na medicina asiática. Esses dois produtos diferentes, da dinâmica pesquisa asiática, possuem uma propriedade comum e poderosa, de grande interesse para qualquer um que queira proteger seu sistema cardiovascular: eles são devoradores naturais de coágulos.

Eis como funciona. Nosso corpo produz naturalmente a *fibrina,* uma proteína fibrosa formada a partir do fibrinogênio. (Um exame de fibrinogênio é um dos exames de sangue que recomendamos – ver capítulo 9 –, porque ele é um bom marcador de quanta fibrina você está produzindo.) A fibrina é ao mesmo tempo boa e ruim. Sua ação coagulante é ativada de imediato quando ocorre um sangramento, e isso é bom. Mas um excesso de atividade da fibrina pode tornar o sangue constantemente espesso, e esse é um problemão.

Para neutralizar o perigo e tornar o sangue mais fino, o corpo produz outra substância, chamada *plasmina,* uma enzima cuja tarefa é degradar o excesso de fibrina. Um sistema harmonioso e equilibrado. No entanto, se a plasmina, o agente anticoagulante natural, ficar assoberbada e não tiver como cumprir sua função, logo vai haver encrenca. E é aí que a natoquinase e a lumbroquinase podem ajudar. Se o sangue se coagular num vaso sanguíneo já estreitado, você realmente está "ferrado". Portanto, se puder dissolver o material coagulado, abrirá as artérias e melhorará a circulação do sangue. Se reduzir o coágulo só um pouquinho, já obterá um impulso significativo na circulação.

A natoquinase e a lumbroquinase são anticoagulantes naturais. Eles podem de fato transformar seu sangue da consistência de *ketchup* para a de vinho tinto! E o melhor é que funcionam rapidamente, num prazo de minutos a horas.

Se você tomar esses suplementos de modo preventivo, pode nem chegar a formar coágulos.

enzimas inflamatórias que podem contribuir para doenças cardíacas. Ele também inibe a capacidade de certas moléculas aderirem às paredes das artérias, onde elas podem permanecer e contribuir para a inflamação[53]. A dose diária recomendada é de 30 a 200 mg de trans-resveratrol, o componente ativo do resveratrol. Leia os rótulos com cuidado para ver qual porcentagem da cápsula é de fato da variedade "trans", porque esse tipo é o único que importa.

Flavonoides do cacau. Produtos químicos encontrados no cacau conhecidos como *flavonoides* ajudam o corpo a sintetizar um composto chamado óxido nítrico, que é essencial para a circulação saudável e para a pressão sanguínea saudável. O óxido nítrico também beneficia a função das plaquetas, o que significa que ele torna seu sangue menos viscoso. Ele também torna o revestimento das artérias menos atraente para a permanência e adesão de glóbulos brancos. Pesquisadores na Alemanha acompanharam mais de 19 mil pessoas por um mínimo de 10 anos e concluíram que os que comiam o chocolate amargo mais rico em flavonoides apresentavam pressão sanguínea mais baixa e um risco 39% menor de ter um infarto ou um AVC, em comparação com os que quase não comiam chocolate[54].

Os flavonoides do cacau agora estão disponíveis como suplementos. Portanto, se você preferir não comer dois quadrados de chocolate amargo por dia, pense em fazer suplementação.

CONVENCENDO SEU MÉDICO

Se você mostrar este capítulo ao seu médico, e ele (ou ela) ainda demonstrar ceticismo, sugerimos que você lhe indique o excelente trabalho de resenha de tratamentos não farmacológicos para a dislipidemia, de autoria do Dr. Mark Houston, publicado em *Progress in Cardiovascular Diseases*[55]. Esse artigo tem 421 referências e deveria ser uma boa base para lhe garantir que há bastante pesquisa que dá sustentação ao uso dessas substâncias naturais, não tóxicas.

CAPÍTULO 8

ESTRESSE: O ASSASSINO SILENCIOSO

SE VOCÊ GOSTA DE HISTÓRIAS POLICIAIS, VAI ADORAR ESTA.
Nos idos de 2000, surgiu uma história de como a população de rãs arborícolas cinzentas em muitos lagos americanos estava sendo dizimada. O consenso era de que isso se devia ao uso de um inseticida comum, o carbaril (conhecido pelo nome comercial de Sevin®), que foi encontrado em grandes quantidades em todos os lagos onde as rãs estavam morrendo. Estava claro que o carbaril era o culpado, e os ambientalistas exigiam que a empresa fabricante do carbaril fosse responsabilizada.

Uma história comum, não é mesmo?

Mas havia um senão. Os fabricantes insistiam que o carbaril não fazia mal às rãs. Eles tinham diversos estudos que demonstravam que, se você tirasse as criaturinhas do seu ambiente nos lagos, as pusesse num laboratório e as expusesse ao inseticida, nada lhes aconteceria.

Mas as rãs arborícolas continuavam morrendo. E os ambientalistas afirmavam que aquilo tinha alguma relação com a exposição contínua ao inseticida.

Então, quem estava com a razão?

Acabou se revelando que os dois lados estavam. Os estudos estavam corretos. Por mais que seu próprio interesse estivesse em jogo, o grande fabricante industrial tinha dados científicos sólidos que demonstravam que as rãs não estavam sendo aniquiladas por seu produto químico. E os ambientalistas tinham dados científicos *igualmente* sólidos que indicavam que o carbaril era o provável suspeito nesse enorme extermínio de rãs arborícolas cinzentas, rãs que conseguiam sobreviver muito bem, obrigado, desde que não houvesse nenhum carbaril por perto.

Entra em cena o detetive Columbo, na forma de Rick Relyea, Ph.D., um bioquímico pesquisador na Universidade de Pittsburgh. Resumindo, eis o que ele descobriu: o inseticida carbaril era de fato bastante inofensivo para as rãs (querendo dizer que, pelo menos, ele não as matava) no ambiente extraordinariamente tranquilo de um laboratório. Só que a maioria das rãs arborícolas não mora num laboratório. Elas vivem na natureza, onde há perigos constantes de predadores. Quando as rãs captam um sinal de um predador, quando de fato "farejam o perigo", elas produzem poderosos hormônios de estresse, exatamente como nossos antepassados faziam quando fugiam correndo de um gnu, ou como nós mesmos quando ficamos presos no trânsito ou não conseguimos cumprir um prazo. Exponha uma rã *estressada* ao inseticida e você terá uma rã morta. Nem os hormônios do estresse nem os inseticidas sozinhos eram suficientes para matar a rã arborícola média, mas a *associação* dos dois – hormônios do estresse e inseticidas – era fatal[1].

Estudos subsequentes ao longo da década seguinte examinaram a interação entre esses dois estressores – produtos químicos e predadores – e analisaram como eles interagiam numa série de organismos diferentes, entre eles as salamandras[2]. Alguns dos estudos verificaram diferentes inseticidas químicos com e sem "sinais de predadores" (sinais que acionam a liberação de hormônios do estresse), e todos os estudos confirmaram que a associação de um inseticida a sinais de predadores era muito mais letal do que qualquer um dos produtos químicos por si só.

O ponto principal, o motivo para esse relato, é que os elementos ambientais *interagem* com elementos fisiológicos de modo que podem causar problemas graves. (No caso da rã arborícola cinzenta, a interação foi uma pena de morte.) Embora certos elementos ambientais e fisiológicos possam não ser prejudiciais *em si*, quando eles se associam, às vezes podem resultar num problema grave.

E o elemento da nossa fisiologia que tem maior probabilidade de causar problemas importantes para a saúde do coração, não por coincidência, é o tema deste capítulo: o estresse.

A RESPOSTA DO ESTRESSE EM AÇÃO

Imagine, por exemplo, que você é uma zebra pastando nas planícies africanas do Serengeti. A paz é total, o capim é delicioso, o sol brilha, e tudo corre perfeitamente bem. De repente, você ouve um leve farfalhar no bosque. Você levanta a cabeça e vê, por trás de um arbusto, a silhueta de um leão, um leão que está olhando direto para você. Quase dá para você ver a bolha com o pensamento acima da cabeça dele: "Comida!"

Seu corpo entra em alerta máximo, o equivalente a acionar o "vermelho" no sistema de aviso de ameaças no Departamento de Segurança Interna. No instante em que você vê o leão, seu hipotálamo, uma parte do cérebro que atua como uma espécie de "responsável pela primeira resposta" em situações de emergência, envia um sinal hormonal para sua glândula hipófise. De imediato, a hipófise transmite a mensagem para as glândulas suprarrenais, duas pequenas glândulas no formato de nozes que ficam acima dos rins. Sua função consiste em fabricar hormônios cujas ações são sua única esperança de viver o suficiente para almoçar amanhã, em vez de virar almoço hoje. Esses hormônios – especificamente o cortisol e a adrenalina – são conhecidos como os hormônios do estresse. E, quer você seja uma zebra fugindo de um leão, quer seja um homem das cavernas fugindo de um mamute peludo, é a eles que precisa agradecer sua sobrevivência.

No entanto, esses hormônios maravilhosamente adaptativos, salvadores de vidas, têm um lado negativo. Eles podem contribuir, e de fato contribuem muito, para as doenças cardíacas.

Vamos explicar.

Seus hormônios do estresse, também conhecidos como os hormônios da "luta ou fuga", servem como uma espécie de turbocompressor quando você está numa situação ameaçadora. Sem eles, você não seria capaz de reagir com a rapidez suficiente para se proteger de um predador ou de qualquer tipo de perigo. O cortisol e a adrenalina, trabalhando juntos, e muito mais rápido do que você consegue ler estas palavras, preparam o corpo para agir. A adrenalina, por exemplo, eleva de imediato seus batimentos cardíacos e sua pressão sanguínea à medida que seu coração começa a bombear sangue furiosamente, pelo sistema vascular, numa corrida enlouquecida para fazer com que ele chegue aos órgãos e músculos que mais precisam dele. O cortisol, o principal hormônio do estresse, faz com que a glicose seja liberada na corrente sanguínea para que ela possa chegar às células dos músculos e ser queimada para obtenção de energia, o que, por sinal, é bastante útil se você estiver correndo para salvar a própria vida.

Em resposta a esses sinais hormonais, o corpo desvia o sangue de qualquer lugar em que ele não seja necessário e o direciona para onde ele é necessário. (Afinal de contas, se você está fugindo de um javali, não faz muito sentido que seu corpo mande um monte de sangue para seus dedos, orelhas, órgãos reprodutores ou para o aparelho digestivo.) O sistema inteiro é projetado de modo primoroso para entregar a quantidade exata de nutrientes, oxigênio e sangue nos lugares onde seja mais provável que ela contribua para sua sobrevivência (os músculos que correm e o coração, por exemplo).

Essa é a resposta do estresse em ação. Ela deve ser rápida, instantânea e eficaz, com um objetivo único: mantê-lo vivo numa situação de vida ou morte. No caso da zebra, a resposta do estresse dura o tempo que for necessário para ela escapar do leão, tempo após o qual o metabolismo da zebra volta ao normal, seus batimentos cardíacos desaceleram, e ela volta a pastar alegremente, esquecendo-se de que ocorreu algum problema.

Estresse agudo *versus* crônico

Essa capacidade natural dos animais de viver o momento em vez de ficar sentado se perguntando se vai haver outro leão atrás do arbusto seguinte é aquilo a que o grande neurobiólogo Robert Sapolsky se referia quando criou o título para sua obra-prima sobre a fisiologia do estresse: *Why Zebras Don't Get Ulcers* [Por que as zebras não têm úlceras].

As zebras de Sapolsky passavam por um estresse *agudo*, que em sua essência é temporário (a menos, é claro, que a zebra seja lenta, e nesse caso já não há o que fazer). O estresse agudo passa depressa, permitindo que voltemos ao "normal" e que a vida siga em frente. O tipo de estresse muito mais perigoso, o tipo que afeta diretamente a saúde do coração, é o estresse *crônico*. E essa é uma história totalmente diferente.

Eis então a grande diferença entre o estresse *agudo* vivenciado pela zebra e o estresse *crônico* que prejudica seu coração. O estresse agudo é imediato e absorve toda a atenção. Seu cérebro registra a ameaça do leão agressor, e sua reação de estresse é ativada instantaneamente. Ela é cheia de energia, é explosiva, é maravilhosa. É o que salva sua vida numa emergência. Mas, se você a acionar com muita frequência, por muito tempo ou por motivos psicológicos – o que é basicamente a definição de estresse crônico –, você estará se programando para adoecer.

Quando o estresse persiste, como costuma acontecer com as pessoas atualmente, em especial as que têm certas características de personalidade e caráter, a abundância de cortisol proveniente do córtex das suprarrenais começa a promover o endurecimento das artérias. A hipervigilância, ou o fato de estar sempre com o pé atrás (aquela sensação de esperar que o pior aconteça), também pode gerar um excesso de cortisol, transformando, assim, um fator *psicológico* de risco coronariano em um fator *físico*. Com esse tipo de estresse crônico, podemos ter uma *overdose* dos nossos próprios hormônios das suprarrenais, tornando o coração vulnerável a eventos cardíacos inesperados, como infartos ou arritmias. Lembre-se de que esse dano nem sempre ocorre de imediato, mas ocorrerá quando as glândulas suprarrenais forem forçadas ao ponto da exaustão. O excesso de trabalho, o estresse prolongado e a exaustão – todos fatores que contribuem para a estafa – são arautos da morte por *overdose* hormonal. Falaremos mais sobre isso daqui a pouco.

Estresse, estresse, quem tem estresse?

Se nós lhe pedíssemos neste instante para sentar e fazer uma lista das 10 coisas na sua vida que você considera mais estressantes, apostamos que nenhum de vocês teria o menor problema para compor a lista. (Na verdade, o desafio seria limitá-la a apenas dez itens!) Ainda apostamos que sua lista estaria entulhada com estressores psicológicos – prazos, engarrafamentos, doenças dos filhos, dinheiro, relacionamentos –, todos eles representando uma carga constante, em termos físicos e psicológicos.

Mas a noção comum de que o estresse é apenas um estado psicológico – de que isso "está só na sua cabeça" – é tão ultrapassada quanto a ideia de que o colesterol provoca doenças cardíacas. O estresse tem correlatos físicos e fisiológicos. Quando você está sob estresse, seu corpo libera hormônios específicos que têm ações específicas e resultados mensuráveis.

A resposta ao estresse pode salvar sua vida. E também pode acabar com ela.

O efeito Roseto

Era uma vez um médico de interior que estava numa pequena taberna na Pensilvânia, quando ali entrou um médico da "cidade grande". Ele era o diretor de medicina na Universidade de Oklahoma. Os dois médicos começaram a conversar sobre a profissão enquanto tomavam umas cervejas; e o médico local por acaso mencionou uma observação curiosa: a população da sua cidadezinha morria de doenças cardíacas à metade da taxa do resto do país.

Embora isso possa parecer a cena de abertura de algum tipo de história de horror ao contrário – em vez de serem atingidas por alguma esquisita doença alienígena, as pessoas da cidadezinha pareciam ter uma proteção misteriosa contra as mesmas doenças que matavam seus vizinhos! –, na realidade, trata-se de uma história real. O encontro ocorreu na década de 1960; a cidade era Roseto, Pensilvânia; e esse encontro casual entre dois médicos num bar local acabou resultando numa enxurrada de pesquisadores médicos que procuravam entender o estranho fenômeno que se tornou conhecido como "Efeito Roseto". (Faça uma busca no Google. Ande. Nós ficamos esperando.)

Num desafio a toda e qualquer lógica, os moradores de Roseto pareciam ter uma estranha proteção contra a doença cardíaca. Em Roseto, a taxa de morte por doenças cardíacas era quase *zero* para homens entre os 55 e os 64 anos de idade, não exatamente uma faixa etária conhecida por ser imune a infartos. Entre homens com mais de 65 anos ocorria uma morte eventual por doença cardíaca, mas a uma taxa de cerca da metade da média nacional.

Certo, o que poderia estar acontecendo ali? Fale ao americano médio sobre o Efeito Roseto, e é provável que ele ou ela lhe diga que as pessoas de Roseto deviam levar uma vida saudável, frequentando academias, ingerindo dietas com baixo teor de gorduras, mantendo distância do colesterol, não exagerando no uso do sal, não consumindo carne vermelha e todos esses comportamentos benéficos, certo? Essa tem de ser a explicação.

Bem, não exatamente.

Roseto, na Pensilvânia, era uma cidadezinha onde a vida era dura, para não dizer coisa pior. A vida ali podia ser tudo, menos fácil. Os homens passavam os dias num trabalho perigoso e opressivo em minas

◀ O QUE VOCÊ PRECISA SABER

- O estresse contribui para todas as doenças conhecidas. E ele pode retardar ou impedir a recuperação.
- Quando você está sob estresse, suas glândulas suprarrenais produzem hormônios do estresse, conhecidos como hormônios de "luta ou fuga". Os principais hormônios do estresse são o cortisol e a adrenalina.
- Um excesso de hormônios do estresse pode gerar inflamação, causar uma devastação metabólica e contribuir para a doença cardíaca. Quando o estresse persiste, a abundância de cortisol começa a promover o endurecimento das artérias.
- O estresse causa a produção excessiva de plaquetas no sangue, que então podem se aglutinar e acabar criando um coágulo chamado de trombo. Quando um trombo bloqueia uma artéria coronária, ocorre um infarto.

subterrâneas de ardósia. Sua tradicional comida italiana tinha sido americanizada na pior forma possível. Eles fritavam tudo em banha. Os homens, em sua maioria, senão todos, fumavam. Se houvesse um concurso para determinar quem tinha mais probabilidade de morrer de uma doença cardíaca, os homens de Roseto teriam vencido com facilidade.

Então, por que eles não morriam como moscas?

Era exatamente isso o que os pesquisadores médicos queriam saber.

Eis o que eles descobriram: praticamente todas as casas em Roseto continham três gerações de parentes. Os moradores de Roseto não mandavam seus idosos para casas de repouso. Eles os incorporavam à vida comunitária. Eles os tratavam como sábios anciãos de aldeia. As pessoas passeavam a pé depois do jantar. Participavam de um monte de clubes sociais. Frequentavam a igreja e faziam festivais comunitários. E você se lembra daquelas mesas de jantar lotadas de comida frita na banha que mencionamos alguns parágrafos atrás? Aquelas mesas de jantar por acaso também proporcionavam enorme nutrição e alimento para o espírito humano. Eram momentos em família, em que as pessoas se relacionavam, compartilhavam suas experiências e participavam da vida familiar numa variedade de formas.

Ah, por sinal, a taxa de crimes em Roseto – assim como o número de pedidos de assistência social – era zero.

O que explica o Efeito Roseto? Pesquisadores agora acreditam que a explicação pode ser resumida em duas palavras: *comunidade* e *contato*. Esses dois aspectos eram (e são) protetores tão poderosos da saúde que aparentemente conseguiram anular tanto o fumo quanto uma dieta medonha.

Escrevendo sobre o Efeito Roseto em seu clássico, *The Power of Clan* [O poder do clã], o Dr. Stewart Wolf e o sociólogo John Bruhn observaram corretamente que as características de comunidades unidas, como a de Roseto, são indicadores *muito* melhores da saúde cardíaca do que os níveis de colesterol ou mesmo do que o hábito de fumar. As estruturas sociais de comunidades como a de Roseto são caracterizadas pela previsibilidade e pela estabilidade, com cada pessoa na comunidade tendo um papel nitidamente definido no esquema social. Todos trabalhavam em Roseto, e trabalhavam muito, tudo por um objetivo comum compartilhado: o de criar uma vida melhor para os filhos. Estar ligado a outras pessoas numa comunidade unida faz com que seja muito menos provável que cada um se sinta sobrecarregado pelos problemas da vida diária. Essa menor probabilidade de se sentir sobrecarregado significa que *também* é menos provável que cada pessoa seja vítima de estresse crônico.

E o estresse crônico é um dos maiores fatores que contribuem para a doença cardíaca.

Os homens de Roseto enfrentavam um monte de estresse físico na vida. Não se pode dizer que trabalhar nas minas de ardósia seja moleza, e fumar pode sem dúvida ser considerado um grande estressante físico. Mas, como os homens eram em geral protegidos do estresse mental constante e interminável que muitos suportam um dia após o outro – protegidos, supostamente, por sua comunidade unida e pelos laços familiares seguros e aconchegantes –, parecia que esses fatores de estresse físico não produziam os danos colaterais que se poderia esperar que produzissem. A ausência do estresse mental crônico parecia proporcionar aos homens algum nível de proteção contra infartos.

Para entender o porquê, precisamos ter algum entendimento do que é a resposta do estresse em geral. E o melhor lugar para começar isso é com um homem chamado Hans Selye.

A "INVENÇÃO" DO ESTRESSE

Selye não inventou o estresse, mas ele sem dúvida o tornou conhecido. Nos idos de 1930, Selye era um jovem pesquisador e professor adjunto na Universidade McGill, em Montreal. Ele estava apenas começando seu trabalho no campo da endocrinologia – o estudo dos hormônios e do que eles fazem. Um bioquímico que trabalhava pouco adiante do gabinete de Selye tinha isolado uma substância específica dos ovários, e todo mundo estava se perguntando afinal para que *servia* aquele extrato do ovário. Foi assim que Selye fez o que qualquer pesquisador ambicioso e desconhecido faria: ele pegou um monte daquela estranha substância ovariana e decidiu testá-la nos seus ratos.

Todos os dias Selye injetava aquela substância misteriosa nos seus ratos. Mas a questão era que ele era muito desajeitado. Ele tentava aplicar a injeção, mas deixava cair os ratos, ou não acertava o lugar, ou eles corriam para se esconder atrás da geladeira. Selye acabava passando metade do dia correndo pelo laboratório com uma vassoura, na tentativa de forçar os ratos a sair dos esconderijos e pastorear os animais apavorados de volta para suas gaiolas.

Passados alguns meses, Selye começou a examinar os ratos para descobrir qual era o efeito daquela substância que ele vinha injetando neles. Ora vejam só: todos eles tinham úlceras. Não só isso. Eles também tinham as glândulas suprarrenais muito aumentadas e tecidos do sistema imune atrofiados. Selye ficou encantado. Estava claro que ele tinha descoberto algo de importante e novo acerca do extrato ovariano que seu colega tinha isolado: ele provocava úlceras!

No fundo, Selye era um bom cientista, mesmo que não tivesse absolutamente nenhum talento para lidar com animais. E um bom cientista sempre usa um grupo de controle, que foi exatamente o que Selye fez. O grupo de controle era, naturalmente, um grupo de ratos idêntico ao primeiro grupo sob todos os aspectos, com exceção do fato de *não* lhes terem sido aplicadas injeções do misterioso extrato ovariano.

Quando Selye examinou os ratos do grupo de controle, ele fez uma descoberta ainda mais estranha do que a anterior: todos os ratos do grupo de controle *também* tinham úlceras.

Hummmm...

Ali estava ele com dois grupos de ratos idênticos em termos genéticos. Uma substância tinha sido injetada num grupo, mas não no outro. No entanto, os dois grupos acabaram tendo úlceras. Foi assim que Selye rapidamente concluiu que o hormônio ovariano não poderia ter causado as úlceras. Que *outra coisa* os dois conjuntos de ratos tinham em comum?

Não foi difícil descobrir, especialmente para um cientista com formação de pesquisador, como Selye. A única coisa que os dois grupos de ratos tinham em comum era Selye.

Ele concluiu com acerto que não havia a menor possibilidade de que o hormônio ovariano fosse responsável pelas úlceras e pelas glândulas suprarrenais inchadas, porque os dois grupos de ratos tinham desenvolvido úlceras, e apenas um grupo tinha sido exposto ao hormônio. Mas talvez sua própria inépcia ao lidar com os ratos – sua incompetência com as injeções, as quedas, as perseguições, a correria –, talvez tudo isso tivesse alguma relação com aquele resultado. A conclusão de Selye foi a de que as úlceras – bem como a atrofia dos tecidos do sistema imune e o aumento das suprarrenais – eram algum tipo de resposta a um *desconforto geral*, ao qual ele veio a se referir pelo termo *estresse*.

Selye passou então a testar sua nova teoria. Ele criou um ambiente de alto estresse. Pôs alguns dos animais junto do telhado durante os meses de inverno. Pôs outros no porão, ao lado da caldeira. Outros foram submetidos a cirurgias estressantes, a música muito alta ou foram privados do sono.

Todos eles tiveram úlceras. Todos eles apresentaram suprarrenais aumentadas.

A partir de seu trabalho inicial, Selye veio a desenvolver o que é conhecido como General Adaptation Syndrome (GAS) [Síndrome Geral de Adaptação], a teoria do estresse. A teoria propõe que o efeito do estresse no corpo segue três fases: alarme, resistência e exaustão. Eis como funciona.

As três fases do estresse

Na fase do *alarme*, você reconhece que existe um perigo. Seu corpo libera uma quantidade de adrenalina e cortisol para prepará-lo para agir (ou seja, para lutar ou fugir). É claro que, se toda essa energia disponível *não* for usada em ação física, isso resultará em grandes problemas. Por exemplo, um excesso de adrenalina elevará sua pressão sanguínea e acabará por lesionar os vasos sanguíneos do coração e do cérebro.

Na fase da *resistência*, você lida com o fator estressante. Se (como se espera) a situação for resolvida rapidamente, você volta a alguma coisa que se assemelha a um estado de equilíbrio (o que os fisiologistas chamam de *homeostase*). Seus hormônios do estresse podem baixar, mas você também já esgotou parte das suas reservas. O que é mais comum, porém, é que a situação persista, e agora seu corpo precise descobrir um jeito de lidar com ela. Ele não para de tentar se adaptar e permanece num estado de "excitação constante". Mas você não tem como se manter assim para sempre, com o acelerador do estresse pressionado ao máximo e uma tonelada de hormônios sendo bombeada na corrente sanguínea. Se essa fase continuar por muito tempo, ou se você repetir esse processo com muita frequência com pouco intervalo para recuperação, acabará entrando na terceira fase.

Essa fase, adequadamente chamada de fase da *exaustão*, também é conhecida como *estafa*. É a isso que nos referimos neste livro quando falamos de "má adaptação". Os níveis do estresse sobem e permanecem altos. Esses níveis de estresse crônico causam uma depleção no seu sistema imune (um dos motivos pelos quais os maratonistas são muito mais suscetíveis a resfriados nos dias subsequentes a uma corrida). Níveis de estresse crônico também prejudicam células de tecidos, em especial numa área do cérebro conhecida como *hipocampo*, que é envolvida com a memória e a cognição. (Esse é um motivo pelo qual você não consegue se lembrar de coisas que você sabe, quando está fazendo alguma prova estressante.) Estudos com animais demonstraram que o hipocampo, de fato, se atrofia sob a ação da sobrecarga de cortisol. E tudo isso tem profundas implicações no que diz respeito à pressão sanguínea alta e às doenças cardíacas.

Como você dá conta do estresse é mais importante do que o estresse em si

Então, afinal, o que é um estressor? Pode ser qualquer coisa – e é diferente para pessoas diferentes. Em termos técnicos, um estressor é alguma coisa à qual estão associados uma importância e um peso especiais. Pode ser algo tão simples quanto a sensação de estar sobrecarregado. Pode ser a incapacidade de ceder a uma situação (resistência), um medo de perder o controle, ou uma sensação de grande esforço ou incerteza. Muitas vezes, não há como mudar ou até mesmo controlar um fator estressante – um furacão ou alguma catástrofe natural, por exemplo. O que *pode* ser controlado, porém, é seu comportamento em resposta ao fator estressante externo. Como Werner Erhard disse uma vez, "Ao descer numa balsa por uma forte corredeira, um mestre do esporte não tem mais controle sobre a água do que você tem. A diferença é que ele *tem controle* sobre o fato de *não estar no controle*". [grifo nosso]

Os fatores estressantes vêm em todos os tamanhos, sabores e apresentações. A fome e a privação são em geral estressantes mais significativos que um pneu furado – a menos que você seja uma jovem que precise lidar com um pneu furado numa estrada deserta no campo, tarde da noite, sem um macaco! A reprovação numa matéria parece que seria muito mais importante para um universitário do que, digamos, um péssimo corte de cabelo, a não ser que o corte de cabelo talvez prejudique uma autoestima já baixa. Nesses casos, o pneu furado e o péssimo corte de cabelo podem ser considerados fortes estressantes externos na vida da pessoa. Como a pessoa responde a esses estressantes (e a outros) irá determinar a reação fisiológica do seu corpo e, no final, sua saúde.

Quando a promoção não acontece, quando o pneu fica arriado, quando o corte de cabelo o deixa ridículo, você só tem duas escolhas – adaptar-se ou *não* se adaptar. Você pode se adaptar ao "dançar conforme a música", aceitar a situação ou trabalhar para fazer algum tipo de mudança. Ou você pode ter uma *má adaptação*, preparando seu corpo para o "combate", seja se retraindo, seja se esforçando além das expectativas normais na tentativa de fazer sumir o fator estressante. Quando seu modo de lidar com a situação é pouco saudável e inadequado – por exemplo, abusar de drogas ou de álcool, comer demais ou trabalhar demais –, isso é uma má adaptação. E essas atividades causam danos enormes ao corpo.

A grande diferença entre o estresse no tempo do homem das cavernas e o estresse nos tempos atuais é que o do homem das cavernas – e suas respostas adaptativas – eram principalmente de natureza física. Os nossos são mentais. Não estamos rechaçando tigres-dentes-

Dr. Jonny: É o estresse ou é a reação?

Fui criado num apartamento espaçoso, de sete aposentos, em Jackson Heights, Queens (cidade de Nova York). Há muitos anos, quando meus pais estavam com 60 e poucos anos, eles foram passar uma semana de férias nas Bermudas. Quando voltaram, o apartamento estava praticamente vazio.

Ladrões tinham estudado o local e feito um excelente trabalho. Ninguém viu nem ouviu nada, nem mesmo seus vizinhos muito amigos que teriam chamado a polícia num piscar de olhos se tivessem desconfiado que alguma coisa esquisita estivesse acontecendo. Ficou claro que os ladrões sabiam quando haveria movimento no prédio e que estavam bem preparados. Eles "limparam" a casa com a mesma rapidez e eficiência com que um cardume de piranhas teria limpado a carcaça de um boi morto.

Aquela casa continha praticamente todos os objetos de algum valor que meus pais tinham acumulado juntos em 35 anos de casamento.

Portanto, foi isso o que aconteceu. Um fator estressante de bom tamanho, não acha?

A reação da minha mãe foi um dos seus melhores momentos de que eu sempre vou me lembrar.

– Sabe? – disse ela. – O que é importante – nossa saúde, nossa família, nosso amor – eles não levaram. É claro que é triste que todas essas coisas estejam perdidas. Mas sabe de uma coisa? De certo modo, é até meio empolgante. Agora temos a oportunidade para criar algo totalmente novo. Podemos projetar novos ambientes, comprar mobília nova, que eu de qualquer maneira já venho querendo fazer, e basicamente começar de novo.

Ao direcionar desse modo sua reação ao acontecido, ela o transformou de tragédia em potencial e enorme fator estressante em alguma coisa, que, por estranho que seja, parecia ser uma aventura.

Não havia como mudar o que tinha acontecido. Mas ela podia controlar como ia reagir. Sua reação foi o que determinou o peso que esse fator estressante teria sobre ela. Foi sua reação – não o fator estressante em si – que determinou o resultado.

E o resultado – graças à sua atitude e serenidade – foi que ela minimizou o dano à sua saúde.

> Não se pode controlar o "evento" (ou seja, o que de fato acontece), mas pode-se controlar a "história" (ou seja, o significado que você dá ao evento). Quando fez com que esse evento significasse oportunidade, em vez de tragédia, é provável que minha mãe tenha se protegido de um grande dano físico e, a longo prazo, é provável que isso tenha prolongado sua vida.

-de-sabre, nem subindo velozes em árvores para escapar de ursos, nem mesmo correndo o risco de ser atacados por uma tribo vizinha. Em vez disso, precisamos "rechaçar" o perigo mentalmente e, ao mesmo tempo, manter a "tranquilidade", deixando o sistema nervoso e o sistema cardiovascular num estado constante e contínuo de "prontidão excessiva". É esse estado permanente de prontidão vascular e visceral que deixa o coração tão vulnerável. A reação ao alarme crônico que se desenvolve é uma resposta prejudicial, na qual o corpo sofre *overdoses* contínuas dos seus próprios bioquímicos.

As alterações bioquímicas que ocorrem em resposta ao estresse são poderosas. Quando essas respostas são inadequadas ou ineficazes (ex.: gritos e murros no volante quando você está preso há duas horas num congestionamento de trânsito), você está apresentando uma *má* adaptação, em vez de uma adaptação. E mudanças patológicas podem (e vão) ocorrer no corpo. A desregulação das secreções hormonais pode ser duradoura e até mesmo permanente.

Grande parte da resposta ao lidar com o estresse não está no fator estressante em si, mas na nossa forma de *lidar* com o fator estressante (que, como os parentes por afinidade e os impostos, tem uma tendência irritante a não desaparecer). Um importante primeiro passo consiste em reconhecer as situações que geram estresse para você. Com frequência, elas incluem falta de comunicação, expectativas frustradas, aposentadoria, morte de um ente querido, pressões no emprego, relacionamentos ruins, e, de especial importância, o hábito de se prender a acontecimentos passados ou a acontecimentos imaginados no futuro.

O ESTRESSE E SEU CORAÇÃO

Quando você está sob estresse constante (crônico), você libera *mais* hormônios, como a adrenalina e os glicocorticoides, que preparam o corpo para a luta ou fuga. Ao mesmo tempo, você produz *menos* dos outros hormônios, como o hormônio do crescimento. Por quê? Porque nesse instante, pelo menos do ponto de vista do corpo, esses outros hormônios são um grande desperdício de tempo.

Quando sua vida está em jogo, ou seu corpo *acha* que sua vida está em jogo, ele faz uma rápida avaliação (como uma triagem feita por uma enfermeira) e decide o que é essencial e o que não é. Quando você está correndo para salvar sua vida, não faz muito sentido investir energia em funções reprodutivas ou digestivas. Também não faz sentido aumentar a circulação para o estômago ou para as orelhas. O que *de fato* faz sentido é manter você vivo. Por isso, o corpo desvia o sangue do aparelho digestivo e o manda para as pernas (para você poder correr mais). Ele não se importa com pequenos supérfluos, como o hormônio do crescimento ou os hormônios sexuais, porque, se você não vai estar por aqui para a hora do jantar, que diferença faz? O corpo prefere mobilizar todos os seus recursos para combater de cara o problema imediato de ameaça à vida.

Esse fenômeno de "triagem" foi observado pela primeira vez, por volta de 1833, por um grupo de médicos que estava tratando um homem com um ferimento causado por arma de fogo[3]. Quando os médicos estavam prestes a fazer as suturas, eles perceberam, o que não foi surpreendente, que um volume significativo de sangue vermelho e rosado surgia por baixo de onde seu intestino tinha sido exposto. Então, por algum motivo – quem sabe, vai ver que ele não gostou do cheiro da loção após barba dos médicos –, o ferido ficou irritado e com raiva. Seu corpo tratou a raiva e a irritação como uma emergência, e sua resposta ao estresse se manifestou de pronto. De repente, aquele sangue vermelho e rosado que eles estavam vendo no seu abdome tornou-se rosa-claro. Foi quase como se todo aquele sangue vermelho-escuro tivesse desaparecido!

E o que tinha acontecido?

O que os médicos estavam presenciando era um nítido exemplo visual do fenômeno de triagem que descrevemos há pouco. Os hormônios do estresse desviam a corrente sanguínea das áreas que não são imediatamente necessárias para sua sobrevivência e a encaminham para onde ela possa ser mais útil numa emergência – o coração, os pulmões, os músculos que correm. Foi por isso que o sangue no abdome do homem ferido a bala mudou de cor.

Quer dizer que o corpo percebe uma emergência que é uma ameaça à vida (e lembre-se, o corpo não faz distinção entre uma emergência "de outrora", como o ataque de um leão, e a versão moderna da mesma coisa, como ficar preso horas a fio em uma rodovia). Mas a liberação de hormônios do estresse que desviam o sangue de áreas não essenciais para áreas essenciais é só o começo. Você também precisa abastecer seu sistema com *mais* sangue, ou, no mínimo, se certificar de não perder nenhum sangue que você já tenha! (Lembre-se: de um ponto de vista evolutivo e histórico, a maioria das "emergências" com ameaça à vida trazia consigo a nítida possibilidade de perda de sangue!)

Nesse caso, o que seu corpo faz? Ele produz uma quantidade maior de certo tipo de glóbulo vermelho chamado de *plaqueta*. As plaquetas aderem umas às outras e formam coágulos, o que, pensando bem, é uma proteção bastante interessante contra a possibilidade de uma hemorragia.

Por isso, os hormônios do estresse acionam a produção de plaquetas, uma coisa positiva a curto prazo, quando seu corpo está prevendo a possibilidade de um ferimento com grande sangramento, mas não tão positivo a longo prazo. Quando os hormônios do estresse estão constantemente "ativados", você está produzindo plaquetas *em excesso*. Inevitavelmente, as plaquetas começam a se aglutinar, e seu sangue fica mais espesso. Elas se associam a outros glóbulos vermelhos e brancos, bem como a um composto chamado *fibrina*, para formar um "supercoágulo": um *trombo*. Quando um trombo bloqueia uma artéria que leva ao músculo cardíaco, você tem um infarto.

Certo, e o que mais seu corpo precisa fazer numa emergência com ameaça à vida para garantir que você continue vivo? Desviar o sangue de áreas não essenciais para áreas essenciais, sim. Certificar-se de que você não perca mais nenhum sangue além do absolutamente necessário, ao produzir mais plaquetas, de modo que seu sangue coagule com maior facilidade, sim. Mas espere aí! E o que dizer da *reposição* de qualquer sangue que você perca no combate? Você vai precisar repor esse sangue, e de onde é que você acha que ele vai vir?

Boa pergunta.

Infartos esperando para acontecer

Como não há transfusões à disposição no Serengeti, na África, você vai precisar produzir seu próprio sangue. A primeira coisa de que você vai precisar é de água, que é encontrada nos rins! Os rins ficam por ali, filtrando a água tranquilamente e se preparando para mandá-la para o universo sob a forma de urina; mas agora, com a nova procura por água, seu corpo abastecido pelos hormônios do estresse corre até os rins e diz: "Esperem! Parem as máquinas! Não deixem essa água sair para o universo, porque vamos precisar dela aqui mesmo para fazer mais sangue!" E, como os rins realmente não falam nossa língua, essa mensagem lhes é enviada por meio de um hormônio acertadamente chamado de *hormônio antidiurético*, ou ADH (na sigla em inglês), que manda o corpo reabsorver a água dos rins e fazê-la circular para aumentar o volume do sangue.

Decisão brilhante! E tudo faz perfeito sentido do ponto de vista da sobrevivência.

Mas o que acontece quando se faz isso em termos crônicos?

Vamos dar uma olhada.

Veja bem, se você aumentar sua pressão sanguínea por 30 segundos, enquanto foge correndo de um leão, você é um cara espertinho, pelo menos a partir de uma perspectiva evolutiva. Mas eleve essa pressão por semanas e você estará com hipertensão crônica. E é esse exatamente o estado em que muitos de nós nos encontramos hoje: infartos esperando para acontecer. Segundo a Organização Mundial de Saúde (OMS), a hipertensão é uma das causas mais importantes de morte prematura no mundo inteiro e, sem dúvida, um dos mais importantes fatores de risco de doenças cardíacas[4]. Vamos examinar os motivos.

O estresse e a pressão sanguínea: o elo perdido para a doença cardíaca

Quando a pressão sanguínea aumenta, o coração começa a bombear o sangue com mais força, levando os vasos sanguíneos a se dilatarem em consequência da simples força aplicada. (Imagine uma mangueira de jardim ligada a um hidrante totalmente aberto. A mangueira de jardim daria a impressão de estar prestes a estourar!)

Em resposta a essa dilatação, os vasos sanguíneos agregam mais músculos ao seu redor (mais camadas de borracha na mangueira de jardim), o que torna esses vasos mais rígidos. Isso, por sua vez, exige ainda *mais* pressão para fazer o sangue passar por eles, o que significa – de modo nada surpreendente – que sua pressão sanguínea aumenta ainda mais.

Se a pressão sanguínea aumenta, são os músculos do coração que saem perdendo. Como o sangue está sendo bombeado com mais força, ele também vem de volta com mais força. E a área que aguenta o tranco desse sangue que retorna com alta pressão é o ventrículo esquerdo. O músculo ali começa a crescer – um transtorno conhecido como *hipertrofia do ventrículo esquerdo* – e isso prepara o coração para irregularidades.

Agora vamos examinar como isso pode causar inflamação e acionar toda a cadeia de acontecimentos que leva às doenças cardíacas, uma cadeia de acontecimentos na qual o colesterol é o mais insignificante dos atores.

Sai do seu coração um enorme vaso sanguíneo chamado de *aorta ascendente*. Após uma certa distância, esse vaso se abre em dois, num processo chamado *bifurcação*. Cada um desses dois vasos acaba se dividindo em *mais* dois vasos, que não param de se bifurcar, até que chegam aos capilares. Ora, quando sua pressão sanguínea sobe, a bifurcação – o ponto em que o vaso se divide em dois – é exatamente o ponto que recebe o golpe dessa força aumentada, ou pressão sanguínea. Com o tempo, você começa a ter o que se conhece em física como *turbulência dos fluidos*. (Pense numa tubulação com fluido se movimentando por ela cada vez com mais força: o fluido começa a se assemelhar a uma versão em miniatura da água que bate para lá e para cá num túnel num parque aquático.) À medida que o fluido – nesse caso, o sangue – atinge os pontos fracos com força cada vez maior, vão ocorrendo pequenos arranhões e rasgos, que logo se tornam inflamados. Esses pontos de lesões nos vasos atraem mais células inflamatórias (como, por exemplo, as do colesterol LDL oxidado), que entram nas áreas inflamadas e aderem a elas. Antes que perceba, você já está com placa.

Você também já está com vasos sanguíneos prejudicados. Vasos coronarianos saudáveis se *dilatam* (se abrem) quando você precisa de mais sangue (por exemplo, quando está fugindo de um tigre-dente-de-sabre). Isso faz sentido – a água flui melhor por uma mangueira de incêndio do que por uma mangueira de jardim, e o sangue circula com maior facilidade por um vaso dilatado (aberto) do que por um vaso contraído (fechado). Mas, quando os vasos coronarianos são lesionados, eles já não se dilatam. Exatamente quando você precisa que eles estejam mais abertos, eles de fato *se fecham*, ou se contraem. Com isso, o coração não recebe sangue ou oxigênio suficiente, e você sofre algo chamado de *isquemia cardíaca* (falta de oxigênio no coração). O músculo cardíaco não está recebendo energia suficiente e dói. O nome infelizmente bem conhecido dessa dor é *angina*.

E no cerne de tudo isso está a inflamação.

"Há 20 anos, se você queria fazer uma medição para ver como o sistema cardiovascular estava se saindo, você mediria o colesterol", disse Sapolsky. "Mais recentemente, as pessoas chegaram à conclusão de que o colesterol é importante, mas que *outras* coisas são mais importantes. Se seus vasos sanguíneos estiverem intactos, não haverá lugar onde o colesterol possa se grudar", explicou ele. "Se você não tiver inflamação, não haverá problema."[5]

MORTE POR VODU

Um homem acorda de manhã sentindo-se não muito bem e se queixa de dor e desconforto no peito e na região abdominal. Ele está transpirando muito e arquejando. Sua mulher, assustada, chama a ambulância, mas o homem morre antes que os socorristas cheguem.

É frequente que o primeiro sintoma de doença cardíaca, pelo menos o primeiro sintoma que é *percebido*, é a morte súbita. (A morte súbita costuma atrair a atenção das pessoas.) Infelizmente, não há nenhuma punição, nenhum aviso para nos corrigirmos, nenhuma solução de compromisso, nem tempo para se chegar a uma negociação com o destino. O coração, por ser esse órgão onipotente que é, demonstra seu poder sobre nós, com uma única manobra de defesa implacável – ele nos ataca.

Estudos clínicos concluíram que de 40% a 50% das vezes o primeiro sintoma reconhecido de doença cardíaca é um infarto fatal, também conhecido como morte súbita cardíaca (a maior causa de morte de pessoas entre os 35 e os 60 anos). O grande problema com a doença cardíaca é que ela acontece com pouco aviso ou nenhum. Ela é literalmente ameaçadora em seu silêncio. Noventa por cento dos indivíduos com doenças cardíacas não apresentam sintomas.

Muitos de nós ouvimos histórias sobre a "morte por vodu" (morte súbita associada a um estresse psicogênico), um conceito pesquisado em detalhe pelo fisiologista americano Walter B. Cannon, que foi o primeiro a apresentar o termo *homeostase* e cunhou a expressão *luta ou fuga*. Cannon viajou pelo mundo estudando a morte por vodu em lugares como a África, as ilhas do Pacífico e a Austrália. Segundo Cannon, a morte por vodu desafia a imaginação do homem ocidental moderno. Ele citou um caso em que uma mulher maori morreu no prazo de um dia depois de descobrir que tinha comido um pedaço de fruta proveniente de um local considerado "tabu".

Bem, a menos que você acredite que a fruta estava amaldiçoada ou que tinha poderes mágicos, é claro que existe outra explicação, que é a seguinte: a *crença* daquela pessoa de que era impossível escapar da maldição. Uma característica comum de uma crença desse tipo, compartilhada por muitos que acreditam no sobrenatural, é uma resposta emocional exacerbada. Os hormônios do estresse enlouquecem. O coração bombeia o sangue como marinheiros tentando se salvar de um navio que afunda – com rapidez e violência. A pressão sanguínea vai às alturas, causando lesão vascular. A mulher possuída, bem como outros membros da sua família, acreditava que estava fadada a morrer. Ela precisava lidar com o puro terror, absoluto, da maldição em si, agravado pelo fato de estar isolada em termos físicos e emocionais. Ela estava totalmente só num esforço terrível que por fim levou à morte.

Mas como e por que ela morreu?

Será que a aflição ou o isolamento social causou uma perda de esperança e uma vontade de morrer? Ou terá sido a maldição em si? Muitas mortes por vodu costumam ser antecedidas por alienação, isolamento e falta de apoio social para a pessoa que está sofrendo a experiência. Nos casos que observou, Cannon concluiu que as vítimas da morte por vodu eram dominadas pelo pavor no exato momento em que se descobriam sem a rede de segurança de um ambiente protetor. Essa combinação era letal. As vítimas aceitavam a morte como uma forma de escapar de uma situação angustiante, intolerável.

Mesmo com tudo isso, porém, ainda não há uma explicação perfeita para o mecanismo físico da morte. O que deu errado? Será que os níveis de colesterol dessas pessoas de repente deram um salto?

Eis o que Cannon concluiu: a estimulação avassaladora do sistema nervoso simpático provoca no coração uma instabilidade elétrica letal. Em termos modernos, os médicos descreveriam toda essa "síndrome da morte súbita" como o resultado de uma *arritmia maligna que culminou em fibrilação ventricular* ou *espasmos coronarianos agudos e infarto do miocárdio* – em outras palavras, um ataque do coração.

O que é mais importante nesse caso não é o *modo* exato da falência do coração, mas o fato de que seu colapso – quaisquer que sejam os detalhes específicos – é *precipitado* por uma profunda perda de esperança. É interessante que Cannon tenha observado que essa profunda perda de esperança era tão intensa que todos os esforços para reanimar esses indivíduos foram em vão.

Mais uma vez, vemos que a crença psicológica pode determinar o destino físico, ou pelo menos ter uma profunda influência sobre ele.

Pesquisas experimentais demonstram o impacto do estresse psicológico agudo sobre a morte súbita cardíaca. Num estudo, 91% dos pacientes que passaram por morte súbita cardíaca, mas depois foram ressuscitados com sucesso, relataram que estavam sofrendo um estresse psicológico agudo na ocasião da experiência de "morte súbita". Uma situação típica: um gerente de nível médio está relaxando depois de uma semana movimentada. A economia está em recessão. O cara precisa cortar despesas. Suas despesas gerais são absurdamente altas. Existe uma real probabilidade de ele perder o emprego, e com a perda do emprego viria uma perda de autoestima. Ele não está envolvido num relacionamento amoroso e se sente isolado e deprimido. Ele está se exercitando na academia local quando ouve notícias inesperadas e perturbadoras. Morre ali de repente de uma trombose coronariana.

Não foi o fator estressante, em si, que o matou. Sob outras circunstâncias – ou em outra pessoa – notícias perturbadoras seriam, bem... *perturbadoras*. Não fatais. De modo bastante semelhante ao daquelas pessoas que pegam resfriados com facilidade porque seu sistema imune é fraco, ele é muito mais suscetível a ser atingido, como que por uma marreta, por notícias que apenas abalariam uma pessoa menos vulnerável. Nesse estado enfraquecido e vulnerável, a notícia perturbadora age como o inseticida carbaril sobre uma rã estressada – ela o mata.

Esperamos tê-lo convencido de que o estresse não é simplesmente alguma coisa "só na sua cabeça" e de que a mente e o corpo operam como uma unidade integrada. Um trauma ao corpo pode causar enormes quantidades de dor psíquica e acabar resultando em depressão ou fibromialgia. E um trauma à psique tem repercussões significativas no corpo. Eles não podem ser separados, nem deveriam ser. Ambos fazem parte da pessoa como um todo. É por isso que a medicina que enxerga a pessoa por inteiro e vê como tudo está vinculado é acertadamente chamada de medicina *holística*. (O Dr. Sinatra e o Dr. Jonny seguem essa orientação. O Dr. Sinatra vem praticando a medicina "integrativa" [holística] há décadas, e o doutorado do Dr. Jonny foi em *nutrição holística*.)

Na próxima seção, vamos falar especificamente sobre o estresse e o impacto que ele pode ter sobre seu coração e sua saúde. E faremos recomendações de como é possível reduzir o estresse com um exercício fácil que qualquer um pode fazer.

COMO PENSAMENTOS E SENTIMENTOS AFETAM SEU CORAÇÃO

Uma parte essencial da nossa prescrição para a saúde do coração consiste em monitorar e reduzir o estresse, e isso significa explorar (e expressar) seus pensamentos e seus sentimentos.

Se você quiser uma prova de que aquilo em que você pensa afeta seu coração, experimente o seguinte exercício. Sente-se tranquilo e em silêncio até sentir sua respiração calma e seus batimentos cardíacos regulares. Concentre-se em palavras e imagens de paz. Imagine-se num lugar seguro, com um calor agradável, envolvente – talvez uma praia preferida ou mesmo uma ilha tropical imaginária. Pare de ler e respire fundo por alguns minutos antes de passar para o próximo parágrafo.

Agora que você está nesse "estado", pense em alguma coisa que realmente o perturbe, talvez uma situação no trabalho ou em casa, com seus filhos ou com seu cônjuge. Talvez algum incidente que tenha causado enorme aflição em sua vida, como um assalto, o furto de seu carro ou a morte de um ente querido. Pode até mesmo ser alguma coisa que não o tenha afetado diretamente – uma catástrofe da vida real, como o furacão Katrina ou o vazamento de petróleo da BP. Pare de ler por um minuto e tente sentir realmente o que vem à tona quando você pensa nesses eventos perturbadores.

Pronto, o que aconteceu? É provável que seus batimentos cardíacos tenham se acelerado e que sua pressão sanguínea tenha subido. Talvez você tenha conseguido ouvir seu próprio coração batendo forte em seus ouvidos. Você pode ter sentido ansiedade e angústia se acumulando em seu corpo. No entanto, não aconteceu absolutamente nada em termos físicos. Tudo o que mudou foi seu estado mental, mas ele tem um efeito observável em uma variedade de medições físicas.

Há alguns anos, o grande neurocientista Antonio Damasio conduziu um experimento engenhoso que demonstrou o modo impressionante com que os pensamentos afetam as reações fisiológicas do corpo. Ele pediu a Herbert von Karajan, o lendário maestro da Sinfônica de Berlim, que ficasse sentado tranquilo numa poltrona, preso a uma quantidade de fios de dispositivos que monitoravam batimentos cardíacos, pressão sanguínea e ondas cerebrais. Depois de fazer as medições de referência, ele entregou a Von Karajan a partitura de uma sinfonia de Beethoven e pediu que o maestro a acompanhasse, imaginando estar regendo a orquestra ao longo de todos os trechos, mas sem fazer qualquer movimento físico significativo. Damasio mediu exatamente as mesmas mudanças nas ondas cerebrais, na pressão sanguínea e nos batimentos cardíacos que tinha observado quando Von Karajan realmente regia aquela sinfonia. Com o mero fato de pensar e imaginar a partitura, o corpo de Von Karajan tinha reagido de modo exatamente igual ao de quando ele de fato regia a orquestra.

Uma *overdose* de adrenalina

Seu sistema nervoso pode ser descrito em termos acessíveis como se fosse composto de duas partes, uma *voluntária* e uma *involuntária*, que basicamente cobrem as duas classes principais de funções que o sistema nervoso desempenha.

O sistema nervoso voluntário refere-se àquelas funções corporais que estão sob controle consciente (dançar o tango, fazer tricô, caminhar, lixar as unhas, declarar impostos, jogar golfe ou conversar, por exemplo). O sistema nervoso involuntário – cujo nome técnico é *sistema nervoso autônomo ou vegetativo* – não está sob o controle consciente e compreende a maior parte de nosso sistema nervoso e de suas funções (batimentos cardíacos, digestão, crescimento do cabelo, secreção de hormônios, liberação de produtos bioquímicos – tudo o que seu corpo faz automaticamente sem que você precise pensar). Muitas de nossas funções – a respiração, por exemplo – se desenvolvem de modo automático (como quando dormimos), exceto quando assumimos conscientemente o comando sobre elas (por exemplo, quando "respiramos fundo" ou "prendemos a respiração"). Se esse não fosse o caso, nós seríamos como a centopeia da história, tentando dizer a cada perna para onde ir.

Nossas funções involuntárias – aquelas que, na maior parte do tempo, são automáticas – são muito sensíveis a nossas emoções. Quando somos surpreendidos ou ficamos assustados, o diafragma, nosso principal músculo da respiração, se achata automaticamente (numa inspiração) e fica achatado até a emergência terminar, e então nós soltamos o ar com um "suspiro de alívio". Infelizmente, esse também é o caso com a ansiedade crônica. Pessoas que sofrem de ansiedade – bem como mulheres em trabalho de parto ou até mesmo pacientes de doenças respiratórias crônicas – aprendem a assumir o controle voluntário de seu diafragma, inspirando, suspirando ou cantarolando para promover a liberação do ar.

O coração é ainda mais vulnerável a nossas emoções.

Nossas emoções afetam o coração através do sistema nervoso autônomo, que se divide em duas ramificações opostas e oponentes. Essas ramificações são o *sistema nervoso simpático* e o *sistema nervoso parassimpático*. Em termos ideais, eles trabalham juntos para criar um belo estado de equilíbrio chamado homeostase.

O sistema simpático é o que nos prepara para a luta ou a fuga. Basicamente, ele é responsável por tudo o que acontece uma vez que a "luz de alarme" se acenda, como aviso de uma emergência. É o sistema nervoso simpático que é responsável por você dar uma guinada para evitar um carro que vem em sua direção ou por você subir depressa na árvore mais próxima, quando um javali começa a investir contra o lugar onde você está acampado. O sistema simpático é encarregado de aumentar seus batimentos cardíacos e sua pressão sanguínea, ao mesmo tempo que reprime funções "não emergenciais", como a digestão. O sistema parassimpático, por outro lado, é responsável pela desaceleração. Ele reduz sua pulsação, baixa a pressão sanguínea e estimula os movimentos gastrintestinais.

Do mesmo modo que nossos ancestrais remotos, nós contamos com o sistema nervoso simpático para ter energia a mais em situações de estresse físico e emocional, entre elas o combate e provas de atletismo, mas esse tipo de alta estimulação sem um escape para sua expressão pode ser danoso. A estimulação emocional e psicológica (como o medo, o pavor, a preocupação e a raiva) pode gerar arritmias cardíacas e espasmos das artérias coronárias. Elas podem elevar (e realmente elevam!) a pressão sanguínea e podem até mesmo provocar infartos e morte súbita cardíaca.

Como isso acontece? Que comunicações de importância vital são transmitidas entre o sistema nervoso e o coração? Como elas conseguem produzir esse tipo de resposta fisiológica e patológica a eventos tanto reais quanto imaginados? Bem, da mesma forma que dois parceiros normalmente satisfeitos podem ter alguns pegas violentos, num sentido muito verdadeiro, o cérebro e o coração também podem ter "conversas letais". É claro que não queremos dizer que os dois órgãos se sentam para um bom bate-papo, tomando um *latte* na Starbucks. A comunicação se dá por meio do sistema nervoso, por meio de mensageiros químicos (hormônios!), que praticamente funcionam como arautos da morte. Sim, nós podemos sofrer uma *overdose* de nossa própria adrenalina em situações que envolvam medo, horror, estimulação excessiva ou profundo desespero e depressão. O corpo pode cometer suicídio pelo excesso de estimulação do coração, que correndo desenfreado, em pânico, acaba sofrendo uma fibrilação ventricular.

Portanto, o cérebro e o coração mantêm-se em comunicação constante. Existe nitidamente um canal direto entre o coração e o cérebro. Identificar pessoas que corram risco de uma morte súbita depende de identificar não apenas os fatores de risco tradicionais para doenças cardíacas, mas também elementos psicológicos e emocionais.

Pensamentos inconscientes e conscientes parecem ser fatores cruciais que ligam nossa "personalidade" aos centros do cérebro que controlam as funções do coração. Esses são os fatores emocionais ocultos que representam risco de doença cardíaca. E eles são muito mais importantes do que o colesterol!

Negação não é brincadeira

Algumas pessoas realmente não sentem a dor de seus sintomas porque, para ser franco, elas vivem em negação, que, para nossos objetivos, vamos definir como um estado em que a pessoa está isolada da consciência do que está acontecendo com o próprio corpo. Viver em negação – sem contato com o próprio corpo e com o que ele sente – costuma resultar em desastre. Você deixa de admitir que existe um problema ou acredita que seus sintomas não são "nada", ou que são algo muito "insignificante". (Steve já viu essa situação repetidas vezes em muitos pacientes com tendência a problemas coronarianos que lhe diziam que estavam com uma indigestão, quando na verdade estavam tendo um infarto.)

Vejamos, por exemplo, o caso de Jim.

Jim trabalhava em um banco e estava abrindo uma conta corrente para um novo cliente, como tinha feito muitas vezes no passado. O cliente fez um monte de perguntas, todas respondidas por Jim com paciência, mas o cliente continuou com mais perguntas e dúvidas. Jim tinha outro cliente que o aguardava e começou a se sentir encurralado.

É provável que ele devesse ter dito ao cliente que já estava com outra pessoa esperando e que eles precisariam continuar o processo em outra hora. Em vez disso, porém, como é característico dos homens com personalidade do tipo A, ele reprimia suas emoções e frustrações. Ele estava sentindo tanto estresse que precisou enxugar a transpiração da testa.

Jim negou totalmente essa sensação corporal, bem como todas as outras mensagens óbvias que seu corpo lhe estava mandando. Suas mãos começaram a transpirar. Ele estava com dificuldade para respirar. Sentiu uma tontura e dores no peito.

Achando que a dor era só de má digestão, Jim não informou a ninguém ao seu redor como estava se sentindo. Depois de 15 minutos, Jim foi levado ao atendimento de emergência do hospital após ter sofrido um infarto.

Portanto, uma ocorrência aparentemente rotineira acabou em tragédia. Por quê? Por que um homem sobrecarrega tanto seu corpo a ponto de acabar tendo um colapso?

A resposta é simples: Jim estava vivendo em negação.

Viver com consciência de seu corpo é de fato o segredo para prevenir danos à saúde. Jim se recusou a ver todos os sinais que seu corpo estava lhe enviando. (Embora não possamos saber com certeza, seria tranquilo apostar que o hábito de Jim de reprimir seus sentimentos ao longo da vida inteira foi uma forte contribuição para seu infarto.) Em vez de admitir os sinais, ele se forçou a ir além das expectativas normais e quase morreu com isso. Jim realmente estava sem comunicação com seu corpo. Ele de fato não prestava atenção a nenhuma das "conversas" que ocorriam entre seu cérebro e seu coração. O fato de a mente dizer uma coisa enquanto o corpo está dizendo outra está na origem do que os cardiologistas chamam de *isquemia miocárdica silenciosa* (uma falta de fluxo sanguíneo para o coração, o que com frequência resulta em lesão ao músculo cardíaco). O ECG [eletrocardiograma] nos diz que o coração está com problemas, muito embora o paciente não tenha nenhuma sensação. Mas o corpo está dizendo a verdade, à medida que o coração revela sua aflição.

Ninguém questiona que haja fortes fatores comportamentais e psicológicos que quase sempre precipitam uma parada cardíaca. Não é coincidência que um súbito estresse psicológico ou emocional costume ocorrer pouco antes de um infarto. Está bem documentado que a manhã de segunda-feira, o dia em que a maioria das pessoas volta ao trabalho após um fim de semana de folga, é a hora mais comum para a morte súbita cardíaca. Aproximadamente 36% de todas as mortes súbitas ocorrem na segunda-feira! E o interessante é que o segundo dia mais comum é o sábado. Por quê? Poderia ser o resultado da aceleração psicológica e emocional (no caso das segundas) ou da desaceleração (no caso dos sábados)? Será que o escritório é um lugar seguro? Ou será que ele é um lugar de combate e estresse (especialmente para o coração)? Veja bem, algumas pessoas podem detestar ir trabalhar, mas outras podem detestar ir para casa. Qualquer que seja o estresse, o coração vai revelá-lo, e o coração dirá a verdade a seu respeito.

ESTRESSE E COLESTEROL

Seu médico pode lhe dizer para estar em jejum antes de certos exames de sangue, mas apostamos que nenhum médico jamais lhe disse para meditar antes de um exame de colesterol. Tudo bem, nós não achamos que resultados de exames de colesterol sejam importantes (*a menos que* seja feita a análise do tamanho das partículas que recomendamos anteriormente). Mas sem dúvida seu médico *acha*, e é provável que ele ou ela se surpreenda ao saber que o estresse, de fato, pode influenciar aqueles resultados do exame de colesterol. Afinal de contas, como poderia o estresse – que obviamente se origina no cérebro – influenciar algo como o colesterol na corrente sanguínea?

Que bom que você perguntou. Eis o que o Dr. Sinatra tem a dizer:

Há alguns anos, precisei me submeter a um exame de colesterol sérico, em jejum, para avaliação de um seguro. Como naquele dia eu ainda ia realizar três cateterismos cardíacos, pedi que colhessem o sangue antes das 7h30 da manhã.

Àquela hora, meu colesterol no sangue estava em 180 mg/dL, um valor com o qual meus médicos e eu estávamos perfeitamente satisfeitos. Depois de dois dos três cateterismos cardíacos, sendo que esses dois primeiros transcorreram sem problemas, passei para o terceiro, que foi totalmente fora da rotina. Tratava-se de um indivíduo com uma complexa doença cardíaca congênita. O cateterismo em si foi ainda mais complicado pelo fato de que, durante o

Dr. Sinatra:

Eu me lembro do triste caso de uma diabética de 52 anos que tinha sofrido uma hemorragia espontânea no olho e necessitou de cirurgia de emergência. Dois anos antes, a paciente tinha sofrido um infarto, mas desde então tinha tido uma boa qualidade de vida. Ela não estava tendo nenhum sintoma de dor no peito nem dificuldade para respirar, e não havia nenhum outro sinal óbvio de problemas cardíacos. Ela deu entrada no hospital e foi de imediato submetida a uma cirurgia que, infelizmente, não foi bem-sucedida.

Ao saber da perda da visão, ela ficou profundamente entristecida e deprimida. (Quem não ficaria?) Lembro-me de tê-la visto na enfermaria do hospital e de perceber a enormidade de sua dor. Sentada numa cadeira de rodas, ela estava abatida por não poder enxergar. Falava numa voz sem entonação e mantinha a cabeça baixa. Ela disse que tinha perdido toda a esperança e que não tinha mais nenhuma perspectiva na vida.

Morreu no dia seguinte.

procedimento, o paciente sofreu uma parada cardíaca. O paciente chegou a parar de respirar, se bem que, felizmente, tenha sido possível ressuscitá-lo. O procedimento demorou cinco horas estafantes e exigiu o uso de múltiplos cateteres e múltiplas intervenções farmacológicas.

Puxa, eu realmente dei tudo de mim durante esse caso, mas valeu a pena: tudo acabou bem.

Quando o procedimento terminou, eram mais ou menos três da tarde, e eu não tinha comido o dia inteiro. Enquanto seguia até a cantina, passei pelo laboratório onde tinham colhido meu sangue mais cedo, naquela manhã. Como eu tinha uma firme crença no efeito do estresse psicológico sobre o corpo, fiquei curioso para ver se as atividades do dia tinham produzido alguma alteração em meu próprio sangue. Por isso, pedi a meus colegas que fizessem um segundo exame de sangue.

Meu colesterol tinha subido para 240 mg/dL, um valor que faria praticamente qualquer médico convencional me prescrever uma estatina de imediato.

Eu estava em jejum havia quase 20 horas a essa altura, e não havia absolutamente nenhuma variável alimentar que pudesse ter causado esse salto de 33% em meu colesterol. Estava óbvio que meu corpo tinha reagido aos eventos estressantes do dia, com a produção de uma quantidade excessiva de colesterol.

A ligação entre o estresse e o colesterol elevado está bem documentada. Em 2005, pesquisadores fizeram um estudo com cerca de 200 funcionários públicos de meia-idade em Londres[6]. Inicialmente, os funcionários deram amostras de sangue e "avaliaram" seu nível de estresse. Em seguida, eles fizeram dois testes com papel e lápis, ambos projetados para causar algum estresse. No primeiro teste, foram-lhes mostradas palavras e cores descombinadas. Por exemplo, a palavra "vermelho" estaria escrita com letras azuis. Os participantes tinham de dizer a cor em que as palavras apareciam (nesse caso "azul"). É um teste confuso e irritante, que incomoda as pessoas. No segundo teste, os participantes deviam traçar o contorno de uma estrela num espelho, dentro de um prazo. (Tente fazer isso uma hora dessas – a tarefa vai deixá-lo maluco.) Depois, foi novamente colhido sangue dos participantes, seu colesterol foi verificado e seu nível de estresse avaliado.

Três anos mais tarde, todos tiveram seu nível de colesterol medido mais uma vez.

A primeira descoberta foi interessante por si só: o colesterol subiu em todos os participantes depois dos testes estressantes, de papel e lápis, mas, em algumas pessoas, ele se elevou muito mais do que em outras. Vamos chamá-las de participantes de "alta reação".

Agora, veja bem: três anos depois, os de "alta reação" apresentavam o nível de colesterol mais alto.

Os pesquisadores criaram três "patamares" para o colesterol: baixo, médio e alto. Depois dos três anos, aqueles que atingiram o patamar de colesterol "alto" incluíam 16% daqueles que de início tinham demonstrado pouca reação do colesterol aos testes de estresse e 22% dos que de início tinham demonstrado uma reação "moderada" do colesterol aos testes de estresse.

Mas uma proporção extraordinária de 56% dos que de início tinham apresentado a maior alteração no colesterol, após os testes de estresse, estava agora no grupo do "colesterol alto"! E isso depois de feitos os ajustes por conta do peso, do hábito de fumar, de terapia hormonal e do uso de álcool.

Os testes curtos de estresse foram indicadores excelentes de como as pessoas – e o nível de seu colesterol – respondiam ao estresse. "É provável que as respostas de colesterol que medimos no laboratório reflitam o modo como as pessoas reagem aos desafios na vida do dia a dia", disse o pesquisador-chefe Andrew Steptoe, S.D. "Os que apresentam maior resposta de colesterol a tarefas estressantes serão os que apresentam maiores respostas a situações emocionais na vida", acrescentou ele. "São essas respostas na vida diária que se acumulam para resultar num aumento do colesterol em jejum... três anos depois. A impressão é que a reação de uma pessoa ao estresse é um mecanismo através do qual podem se desenvolver níveis mais altos [de colesterol]."[7]

Estresse e depressão

O estresse é decerto um acionador da depressão, e a relação entre a depressão e a doença cardíaca já está bem estabelecida. Indivíduos que

> ### 📄 Dr. Sinatra:
>
> Por banal que possa parecer, o amor cura.
>
> Em minhas oficinas de "Cura do Coração", nós vemos uma acentuada redução do colesterol quando um paciente vivencia o contato e a sensação de estar conectado a um ambiente que lhe dá apoio. Nessas oficinas de quatro a sete dias de duração, o nível do colesterol baixou em cada um dos participantes, com alguns perdendo até 100 mg/dL de colesterol em apenas alguns dias!
>
> A impressionante redução no colesterol corrobora a noção de que o contato emocional pode influenciar nossa saúde de modo positivo.
>
> Uma vez, durante uma oficina, perguntaram a um médico da Grécia o que ele tinha a dizer sobre a relativa baixa incidência de doenças cardíacas em Creta, na Grécia. Ele respondeu de imediato, falando sobre os poderes de cura das relações de apoio, especialmente entre os homens. Descreveu como os homens em Creta passam tempo de qualidade uns com os outros, conversando durante o almoço sobre sentimentos de verdade. Os assuntos típicos das conversas quando homens americanos se reúnem – esporte, política e dinheiro – simplesmente não têm importância central nas conversas deles. Eles falam de sentimentos. Falam da família. Falam de seus sonhos e até mesmo das crenças espirituais. E raramente usam "máscaras sociais". Em vez disso, discutem, choram, dão apoio e até mesmo se abraçam. Para o médico grego, esse tipo de camaradagem – que muitas vezes ocorre durante uma partida de xadrez ou durante um almoço de duas horas – é um fator importante na redução da doença cardíaca coronariana.
>
> Talvez parte do "segredo" da dieta do Mediterrâneo não esteja na dieta de modo algum. Talvez ele esteja relacionado com o modo de viver das pessoas do Mediterrâneo.

sofrem de transtornos do humor têm uma probabilidade duas vezes maior de ter um infarto, quando comparados com pessoas que não têm depressão.

Um pesquisador que passou grande parte de sua carreira investigando a relação entre a depressão e a doença cardíaca é o Dr. Alexander Glassman, professor de Psiquiatria na Universidade de Columbia e chefe de Psicofarmacologia Clínica no New York State Psychiatric

Institute [Instituto Psiquiátrico do Estado de Nova York]. Numa série de estudos publicados, ele demonstrou que pacientes saudáveis em termos médicos, mas com depressão clínica, correm um risco maior tanto de doença cardiovascular como de morte cardíaca. A depressão que se segue a um infarto aumenta substancialmente o risco de morte[8]. "Agora está evidente que a depressão agrava o curso de múltiplos transtornos cardiovasculares", escreveu ele[9].

Estresse da tristeza

Se acompanharmos as pessoas que sofrem a perda de um ente querido, veremos que a morte súbita é de duas a dez vezes mais frequente do que na população em geral. É ainda pior quando o homem perde a mulher do que quando a mulher perde o marido. Normalmente, as mulheres se adaptam melhor do que os homens. Elas expressam sentimentos com maior frequência. Elas sentem prazer em compartilhar seus sentimentos, em especial com outras mulheres. Elas formam redes e dão sustentação umas às outras. Os homens, por outro lado, constroem muralhas. Eles prendem os sentimentos ali dentro. Guardam segredos e às vezes têm muita dificuldade para se comunicar.

Embora a atitude de mergulhar nas emoções e se permitir ser vulnerável possa ser difícil se você não estiver acostumado a esse tipo de reflexão profunda, nós convidamos cada um de vocês a pensar em olhar com mais atenção para seu eu emocional. Esse tipo de introspecção pode, de início, causar dor, mas ela bem vale o esforço a longo prazo. Quando você apoia e fortalece a si mesmo, essa autoestima positiva se reflete na cura de seu corpo. Essas influências protetoras e fortalecedoras foram comprovadas em estudos inúmeras vezes.

Os animais e o estresse do desgosto

Se você gosta de animais, como nós gostamos, talvez não queira ler os próximos parágrafos. Vamos relatar um estudo horrível e triste que,

📄 Dr. Jonny:

Warren Buffett é um herói especial para mim, mas não por ser o cara mais rico dos Estados Unidos. Na realidade, eu o admiro porque, segundo o que todos dizem, ele é extraordinariamente prático, despretensioso, humano e sem medo de expressar seus sentimentos – não exatamente uma constelação de traços que a maioria de nós associa a uma incrível fortuna e poder.

É provável que grande parte disso esteja relacionado a Susie.

Susie conheceu Buffett em 1950, e eles se casaram dois anos depois. "Foi ela que me centrou", disse ele[11]. Susie dava muita importância aos direitos civis e à justiça. Ela se envolveu com a ajuda à causa da integração em Omaha já na década de 1960 e influenciou Buffett a tal ponto que ele participou ativamente da derrubada das regras antissemitas de admissão ao elegante Omaha Club.

Ela o humanizou.

Antes de conhecer Susie, havia pouco tempo na vida de Buffett para qualquer coisa que não fosse ganhar dinheiro. Embora eles acabassem se separando, tinham um amor enorme um pelo outro, e é provável que essa tenha sido a relação mais transformadora na vida de Buffett. Susie chegou a apresentá-lo à amiga Astrid, que, com o consentimento de Susie, veio a se tornar sua amante e, depois da morte de Susie, sua segunda mulher.

Sete anos depois do falecimento de Susie, Buffett foi o tema de uma reportagem de capa da *Time*, de autoria de Rana Foroohar[12]. Ao falarem de Susie, ele começou a chorar. Foroohar relatou que ele levou alguns instantes para conseguir se recuperar. Ela tocou de leve em seu braço e, "por fim", disse: "passamos para um assunto mais fácil: seus investimentos".

Poucos homens com a posição de Buffett se permitiriam vulnerabilidade suficiente para perder o controle e cair a chorar diante de uma repórter, ao falar do amor de sua vida. Na realidade, poucos homens de qualquer posição na vida se sentiriam à vontade – e estariam em sintonia com seus sentimentos o suficiente – para fazer isso.

Buffett segue uma dieta medonha de *fast food*, supostamente bebe 1,7 litro de Coca-Cola por dia e nunca foi visto numa academia. Contudo, aos 81, ele está atento, ativo, envolvido e ocupado.

Também está saudável.

Será que seu otimismo ferrenho, associado à sua capacidade de expressar seus sentimentos com facilidade e de ter relações intensas com as pessoas, poderia representar uma profunda proteção para seu coração?

Dá o que pensar.

mesmo assim, ilustra de modo impressionante o papel do estresse psicológico na doença cardíaca e na morte. (Não diga que não avisamos.)

Os babuínos estão entre as criaturas mais adoráveis da Terra. Eles dormem e se locomovem em grupos de cerca de 50 indivíduos. São altamente sociais e muito ligados. Os adultos sentam em pequenos grupos e fazem a catação uns dos outros enquanto os pequenos correm e brincam. Eles procuram alimentos por cerca de três horas de manhã, descansam durante a tarde e voltam a procurar alimento mais tarde, antes de voltar para o lugar onde dormem. Antes de dormir, eles passam mais tempo catando uns aos outros, o que não só os mantém limpos e livres de parasitas externos, como também serve para fortalecer os laços. E eles são defensores dos "valores da família": seu casamento é para a vida inteira.

No início do século XX, pesquisadores soviéticos realizaram o seguinte experimento. Eles criaram 18 casais de babuínos juntos e então, depois que os laços estavam firmemente estabelecidos, eles removeram o macho da jaula e o substituíram por um novo macho. O antigo macho foi colocado a pouca distância dali em outra jaula, com total capacidade de observar sua antiga parceira com seu novo "companheiro".

No prazo de seis meses, todos os 18 "ex-maridos" morreram.

Em termos médicos, eles morreram de AVCs, hipertensão e infartos. Em termos menos científicos, poderíamos dizer que o que os matou foi o desgosto. De uma forma ou de outra, o estresse psicológico agudo de estarem presos, de coração partido e, o que é mais importante, incapazes de fazer qualquer coisa para corrigir a situação, resultou inapelavelmente na morte[10].

CAPÍTULO 9

JUNTANDO TUDO – UM PROGRAMA SIMPLES E FÁCIL PARA UM CORAÇÃO E UMA VIDA SAUDÁVEIS!

NESTE CAPÍTULO, vamos apresentar sugestões específicas sobre o que você pode fazer agora mesmo para evitar um primeiro (ou um segundo) infarto e manter seu coração saudável por muitas décadas.

Vamos aconselhá-lo sobre quais exames você deveria pedir a seu médico e por quê. Vamos recomendar quais alimentos você deveria incorporar à sua dieta, se ainda não o fez.

E vamos também examinar os fatores de risco emocionais e psicológicos para a doença cardíaca, que precisam ser levados tão a sério quanto os fatores físicos. Vamos lhe oferecer ferramentas específicas para ajudar a reduzir esses fatores de risco.

OS EXAMES QUE VOCÊ DEVE PEDIR A SEU MÉDICO

Esperamos que, a esta altura, você já tenha se convencido de que o colesterol total é um valor sem significado, que não deveria servir de base para absolutamente nada no seu plano de tratamento. A velha divisão entre colesterol "bom" (HDL) e colesterol "ruim" (LDL) está ultrapassada e proporciona uma informação apenas ligeiramente melhor do que a leitura do colesterol "total". Como dissemos, tanto o colesterol bom como o ruim possuem uma série de componentes (ou subtipos) diferentes, que se comportam de modo diferente, e a versão de um exame de colesterol do século XXI sempre deveria informar exatamente quais subtipos você tem. Qualquer dado menos detalhado não é muito útil e nunca deveria servir de base para a recomendação de um plano de tratamento ou de uma estatina. É por isso que o exame do tamanho das partículas de LDL é o primeiro que recomendamos.

1. Exame do tamanho das partículas

Embora o colesterol LDL seja conhecido como o colesterol "ruim", o fato é que ele se apresenta em vários tamanhos e formas, como ocorre também com o colesterol HDL, o chamado "bom". Esses subtipos diferentes de colesterol comportam-se de modo muito diferente. Vistas através de um microscópio, algumas partículas de LDL são grandes, fofas e inofensivas. Outras são pequenas, densas, "irritadas" e muito mais propensas a sofrer oxidação, infiltrando-se entre as células que revestem a parede das artérias (o endotélio) e dando início à cascata inflamatória que leva à doença cardíaca.

Estão agora disponíveis exames que medem o tamanho das partículas de LDL, e é essa a informação que você de fato quer ter. Se seu perfil de colesterol for do padrão A, a maior parte de seu colesterol LDL é do tipo grande e fofo, o que é ótimo. Mas, se você tiver um perfil do padrão B, a maior parte de seu colesterol LDL é composta das partículas pequenas, densas, aterogênicas que causam inflamação e por fim a placa. (Felizmente, você pode mudar a distribuição de partículas pequenas para flutuantes, seguindo as recomendações dietéticas e de suplementos deste livro.)

Um teste de uso disseminado chama-se **NMR LipoProfile**, que analisa o tamanho das partículas de LDL, medindo suas propriedades magnéticas. Outros exames – entre os quais o **Lipoprint** e o **Berkeley** (do Berkeley HeartLab) – usam campos elétricos para distinguir o tamanho das partículas. Também o exame conhecido como **VAP** (Vertical Auto Profile) separa as partículas de lipoproteínas, usando uma centrífuga de alta velocidade[1]. Há ainda o **LPP** (ou Lipoprotein Particle Profile). Qualquer um desses novos exames de colesterol pode ser oferecido pelo seu médico.

Tomar uma estatina, ou qualquer outro medicamento, com base exclusivamente no exame padrão de colesterol é de fato uma péssima ideia. Peça a seu médico um dos novos exames de partículas. Se ele fizer objeção, certifique-se de que ele realmente tenha uma boa razão. Esses são os únicos exames de colesterol que importam.

2. Proteína C-reativa (PCR)

A PCR é um marcador para inflamação que está diretamente associado à saúde cardiovascular e do coração como um todo. Em muitos estudos, a PCR foi identificada como um poderoso preditor da saúde cardiovascular futura – e, na nossa opinião, muito mais confiável do que os níveis elevados de colesterol. Entre as características biológicas associadas a altos níveis de PCR estão infecções, alto índice de glicose no sangue, excesso de peso e hipercoagulabilidade do sangue (sangue viscoso).

Felizmente, há um exame simples que seu médico pode realizar para descobrir a quantidade de PCR no sangue. Apenas certifique-se de que seja usado o exame de alta sensibilidade (**PCR-as**). Esse exame não consome muito tempo. Em geral, o sangue é colhido de uma veia localizada no antebraço ou na parte interna do cotovelo. O sangue é então analisado em vários testes para determinar o nível de PCR encontrado. (A recomendação do Dr. Sinatra para um nível de PCR ideal é de menos de 0,8 mg/dL.)

3. Fibrinogênio

O fibrinogênio é uma proteína que determina a viscosidade do sangue, ao dar condições às plaquetas para se manterem unidas. Você precisa de níveis suficientes de fibrinogênio para parar de sangrar quando tiver se ferido, mas também quer equilibrar seus níveis de fibrinogênio para sustentar uma circulação sanguínea ideal e impedir a coagulação desnecessária. (Em mulheres com menos de 45 anos, o Dr. Sinatra viu muito mais infartos causados pela coagulação indevida do sangue do que por qualquer outro motivo.) Os níveis normais são entre 200 e 400 mg/dL, e eles podem se elevar durante qualquer tipo de inflamação. O fibrinogênio foi identificado como um fator de risco independente para doenças cardiovasculares e também está associado aos fatores de risco tradicionais. Em um estudo, os níveis de fibrinogênio eram significativamente mais altos entre portadores de doenças cardiovasculares do que entre não portadores[2].

Há dois modos de avaliar o fibrinogênio. O primeiro é o **método de Clauss** e o segundo é um exame mais recente, chamado de **FiF** (immunoprecipitation functional intact fibrinogen) [teste do fibrinogênio intacto funcional por imunoprecipitação], desenvolvido pela American Biogenetic Sciences[3]. O exame FiF é o melhor dos dois porque revela uma associação mais forte com a doença cardiovascular do que o método de Clauss[4]. Se o exame FiF não estiver disponível, use o método de Clauss – ele ainda mostra uma forte associação com a doença cardiovascular, mesmo que não seja tão preciso quanto o exame mais moderno.

Se você tiver uma história familiar de questões cardíacas, deve verificar seu nível sérico de fibrinogênio. Mulheres que fumam, tomam anticoncepcionais por via oral ou já passaram da menopausa costumam ter níveis mais altos de fibrinogênio.

Vale ressaltar: esse exame não é adotado por muitos médicos porque não existem tratamentos diretos para os níveis elevados. No entanto, suplementos, como a natoquinase, examinada no capítulo 7 na seção sobre suplementos, pode funcionar bem para "afinar" o sangue e impedir a coagulação indesejada. Acrescentar ácidos graxos ômega-3 à sua dieta também pode ser útil.

4. Ferritina sérica

Você já se perguntou por que tantos fabricantes de vitaminas oferecem complexos vitamínicos "sem ferro"? Eis o motivo: o ferro é uma daquelas substâncias esquisitas que, se você não a tiver em quantidade suficiente, poderá ter alguns problemas de verdade (ex.: a anemia ferropriva); mas, se você a tiver em excesso, tenha cuidado! O ferro é altamente suscetível à oxidação. (Imagine se alguém deixar um haltere da academia pegando chuva lá fora por uns dois dias. Ele vai enferrujar adoidado. Isso é oxidação.)

Os níveis de ferro no organismo são cumulativos (armazenados nos músculos e em outros tecidos); e, a menos que o ferro seja perdido através da menstruação ou por doações de sangue, níveis tóxicos podem se acumular no sistema ao longo dos anos. Embora sempre exista esse perigo para os homens, ele se torna um verdadeiro risco para as mulheres após a menopausa. Nós dois somos irredutíveis na recomendação de que ninguém, à exceção de mulheres que ainda não chegaram à menopausa, deveria tomar vitaminas com ferro, ou suplementação de ferro de qualquer tipo, a menos que seja prescrita por um médico.

A sobrecarga de ferro – em termos técnicos, a *hemocromatose* – pode de fato contribuir para a doença cardíaca. Os pesquisadores avaliam o ferro no sangue por meio da medição de uma forma chamada *ferritina*. Um estudo de 1992 realizado por pesquisadores finlandeses examinou o papel do ferro na doença arterial coronariana. Depois de acompanharem 1.900 homens finlandeses entre os 42 e os 60 anos de idade por cinco anos, os pesquisadores concluíram que homens com níveis excessivos de ferritina apresentavam um risco elevado para infartos, e que cada 1% de aumento na ferritina se traduzia num aumento de 4% no risco de infarto[5].

Aqueles com níveis mais altos de ferritina tinham mais que o dobro da probabilidade de sofrer um infarto do que os com níveis mais baixos. Os autores desse estudo concluíram que os níveis de ferritina podem ser um fator de risco ainda mais forte para doenças cardíacas do que a pressão alta ou o diabetes[6]. Sem dúvida, são um fator de risco mais importante do que o colesterol alto.

Se seus níveis de ferritina são altos, cogite doar sangue de vez em quando, ou peça a seu médico que pense na possibilidade de uma flebotomia terapêutica. (A recomendação do Dr. Sinatra para um nível ideal de ferritina sérica é de menos do que 80 mg/L para mulheres e menos do que 90 mg/L para homens.)

Vale ressaltar que uma consideração referente a suplementos de vitamina C é que essa vitamina ajuda o corpo a absorver melhor o ferro.

Se você tem algum problema com seus níveis de ferro, limite sua suplementação de vitamina C a menos de 100 mg por dia.

5. Lp(a)

A Lp(a) é uma espécie de molécula transportadora de colesterol que contém uma molécula de LDL (lipoproteína de baixa densidade) unida quimicamente a uma proteína de ligação chamada *apolipoproteína(a)*. Num corpo saudável, a Lp(a) não causa muito problema. Ela circula e realiza trabalhos de restauração e reparo em vasos sanguíneos lesionados. Sua parte que é proteína facilita a coagulação do sangue. Até aqui, tudo bem.

O problema é que, quanto mais reparos você precisar em suas artérias, mais Lp(a) será utilizada, e é aí que as coisas ficam feias. A Lp(a) se concentra no local da lesão, se liga a um par de aminoácidos no interior da parede de um vaso sanguíneo lesionado, libera ali sua carga de LDL e começa a promover o depósito de LDL oxidado no interior da parede, provocando mais inflamação e por fim formando a placa.

Além disso, a Lp(a) estimula a formação de coágulos de sangue em cima da placa recém-formada, o que estreita ainda mais os vasos sanguíneos. Se os coágulos tiverem tamanho suficiente, eles podem bloquear uma artéria. (A maioria dos infartos é decorrente de um coágulo grande que se desenvolve em vasos com estreitamento de moderado a severo, ou de uma ruptura de placa que bloqueia a artéria.)

A Lp(a) elevada é um fator de risco muito sério. Uma porcentagem muito alta de infartos atinge pessoas com níveis altos de Lp(a). Para o Dr. Sinatra, a Lp(a) é um dos mais devastadores fatores de risco para as doenças cardíacas e um dos mais difíceis de tratar.

Um motivo para os médicos não saírem correndo a testar os níveis de Lp(a) o tempo todo é que, na verdade, não há intervenções farmacêuticas que funcionem para baixá-los. Além disso, os níveis de Lp(a) são em grande parte determinados pela genética, não sendo muito modificáveis por mudanças de estilo de vida. Contudo, seu nível de Lp(a) pode lhe dar uma boa ideia do seu verdadeiro risco de ter uma doença cardíaca, e um nível alto pode servir como um alarme para inspirá-lo a se esforçar mais para melhorar a saúde do seu coração, empregando as estratégias, alimentos, suplementos e mudanças de estilo de vida sugeridos neste livro. Levando-se em conta o exposto, o Dr. Sinatra acredita que é possível baixar a Lp(a) com uma associação de 1 a 2 g de óleo de peixe, de 500 a 2.500 mg de niacina (não do tipo de liberação prolongada) e 200 mg de lumbroquinase.

Vale ressaltar que as estatinas às vezes podem elevar os níveis de Lp(a)! Isso é mencionado nas advertências dos anúncios de estatinas na edição canadense do *New England Journal of Medicine*, mas esse tipo de advertência não é exigido pela Agência Reguladora de Alimentos e Medicamentos, de modo que você não a verá em anúncios publicados nos Estados Unidos[7].

6. Homocisteína

A homocisteína é um subproduto de um aminoácido que faz com que o corpo deposite plaquetas viscosas nos vasos sanguíneos. É normal que se tenha alguma homocisteína, mas em excesso ela pode afetar sua saúde cardiovascular. Há indicadores de que a homocisteína contribui para a aterosclerose, reduz a flexibilidade dos vasos sanguíneos e ajuda a tornar as plaquetas mais aderentes, prejudicando, assim, a circulação sanguínea. Resultado: existe uma correlação direta entre altos níveis de homocisteína e um aumento do risco de doenças cardíacas e AVCs.

A homocisteína elevada é uma forte indicação que prevê tanto um primeiro incidente cardiovascular como um recorrente (o que inclui a morte)[8]. Um excesso de homocisteína afeta de modo adverso a função do endotélio, o importantíssimo revestimento das paredes das artérias. Ele também aumenta o dano oxidativo e promove a inflamação e a trombose – um perfeito trio maligno para as doenças cardíacas[9]. Um estudo acompanhou mais de 3 mil pacientes com doença cardíaca crônica e descobriu que um evento coronariano subsequente era 2,5 vezes mais provável em pacientes com níveis elevados de homocisteína. E mais, cada 5 µmol/L de homocisteína previa um aumento de 25% no risco![10]

Felizmente, há um jeito fácil de baixar os níveis de homocisteína. Você só precisa dar ao corpo os três nutrientes principais de que ele precisa para metabolizar a homocisteína de volta a compostos inofensivos. Os três nutrientes são o ácido fólico, a vitamina B_{12} e a vitamina B_6. Bastam cerca de 400 a 800 mcg de ácido fólico, de 400 a 1.000 mcg de B_{12} e de 5 a 20 mg de B_6. Se você tiver tido um infarto ou outro evento cardiovascular; se você tem uma história familiar de doença cardíaca precoce; ou se você tem hipotireoidismo, lúpus ou doença renal, pense em pedir a seu médico que teste seus níveis de homocisteína. Finalmente, se você toma medicamentos que têm a propensão a elevar a homocisteína – a teofilina (para a asma), o metotrexato (para o câncer ou a artrite) ou a L-dopa (para o mal de Parkinson) –, você deveria fazer esse exame. (A recomendação do Dr. Sinatra para um nível ideal de homocisteína se situa entre 7 e 9 µmol/L.)

7. Interleucina-6

A interleucina-6 é importante porque estimula o fígado a produzir a PCR. E estamos aprendendo que essa citocina tem uma forte associação não apenas com a doença cardíaca, mas também com a asma. (Como a asma resulta do edema e constrição das vias aéreas, faz sentido que um agente inflamatório esteja atuando, por baixo do pano, nela também.) O Iowa 65+ Rural Health Study [Estudo da Saúde Rural dos Maiores de 65 Anos no Iowa] demonstrou que níveis elevados de interleucina-6 e de PCR estavam associados a um maior risco tanto de doenças cardiovasculares como de mortalidade geral em idosos saudáveis.

A interleucina-6 pode até ser um marcador melhor para a inflamação do que a PCR, porque os níveis desse "precursor" se elevam mais cedo. Se você estiver preocupado com a inflamação e seu efeito sobre o coração, peça a seu médico que faça um exame de interleucina-6. (A recomendação do Dr. Sinatra para um nível ideal de interleucina-6 é de 0,0 a 12,0 pg/mL.)

8. Tomografia do cálcio coronariano

O cálcio é fantástico – desde que ele permaneça nos ossos e nos dentes. Um lugar onde não se quer sua presença é nas artérias coronárias.

A calcificação das coronárias é um dos importantes fatores de risco que preveem a doença cardíaca coronariana e futuros infartos[11]. Quanto mais cálcio estiver presente, maior o risco de o paciente sofrer um infarto. Os homens desenvolvem calcificações cerca de 10 a 15 anos antes que as mulheres. A calcificação pode ser detectada na maioria de homens assintomáticos com mais de 55 anos de idade e em mulheres com mais de 65 anos.

Já em 1991, o Dr. Stephen Seely, cardiologista, publicou um artigo no *International Journal of Cardiology* intitulado "Is Calcium Excess in the Western Diet a Major Cause of Arterial Disease?" ["É o excesso de cálcio na dieta ocidental uma causa importante da doença arterial?"]. Ele salientou que o colesterol só constitui 3% da placa nas artérias enquanto o cálcio constitui 50% dela![12]

O Dr. Arthur Agatston, cardiologista na Flórida, é mais conhecido por ser o criador da dieta de South Beach, incrivelmente popular, mas o que muitas pessoas não sabem é que ele também desenvolveu um exame de ampla aceitação para a calcificação coronariana, conhecido como o **escore de Agatston**. Indivíduos com pontuação inferior a 10 no escore de Agatston têm uma calcificação mínima; aqueles com a pontuação entre 11 e 99 têm uma calcificação moderada; a pontuação de 100 a 400 indica uma calcificação aumentada; e a pontuação acima de 400 indica uma calcificação extensa.

Está bem estabelecido que indivíduos com escores de Agatston acima de 400 apresentam uma ocorrência aumentada de procedimentos coronarianos (pontes, colocação de *stents* e angioplastia) e de eventos (infarto do miocárdio e morte cardíaca) no prazo de dois a cinco anos após o exame. Indivíduos com escores de Agatston muito altos (acima de 1.000) têm uma probabilidade de 20% de sofrer um infarto ou morte cardíaca no prazo de um ano. Mesmo entre os pacientes com mais de 70 anos, que costumam ter calcificação, um escore de Agatston superior a 400 foi associado a um risco maior de morte[13].

A Associação Norte-Americana do Coração e o American College of Cardiology [Colégio Americano de Cardiologia] fornecem diretrizes para testes de calcificação coronariana, disponíveis *on-line*, www.ahajournals.org/misc/sci-stmts_topindex.shtml. Essas diretrizes suge-

◀ O QUE VOCÊ PRECISA SABER

Peça a seu médico os seguintes exames, que são mais importantes do que o exame padrão para o colesterol:

- Tamanho de partículas de LDL
- PCR-as
- Fibrinogênio
- Ferritina sérica (ferro)
- Lp(a)
- Homocisteína
- Interleucina-6
- Tomografia do cálcio coronariano

Elimine os seguintes alimentos:

- Açúcar
- Refrigerantes
- Carboidratos industrializados
- Gorduras trans
- Carnes industrializadas
- Excesso de óleos vegetais

Consuma maior quantidade dos seguintes alimentos:

- Salmão selvagem
- Frutas silvestres e cerejas
- Carne de gado criado no pasto
- Legumes e verduras
- Nozes e castanhas
- Leguminosas
- Chocolate amargo
- Alho e cúrcuma
- Suco de romã, chá verde e vinho tinto
- Azeite de oliva extravirgem

Faça as seguintes mudanças no seu estilo de vida para reduzir o estresse:

- Medite ou pratique respiração profunda.
- Expresse suas emoções.
- Brinque.
- Cultive o prazer e a sensação de intimidade.
- E acima de tudo... aproveite a vida!

rem atualmente – e nós concordamos – que o exame para detectar a calcificação tem valor para um indivíduo cujo risco de 10 anos seja considerado intermediário, o que significa que ele, ou ela, tem uma probabilidade de 10% a 20% de sofrer um evento cardíaco dentro dos próximos 10 anos[14].

CONSUMA ISTO, DESCARTE AQUILO

Esta seção é dividida em duas partes – o que consumir e o que *não* consumir para a saúde cardíaca ideal. Felizmente, a lista do que não consumir é bem curta. Por isso, vamos tratar dela de uma vez. Nós a chamamos de "lista do descarte" e fornecemos planos específicos "de ação rápida" para ajudá-lo a eliminar da dieta esses alimentos inimigos do coração, vazios em termos nutricionais. A segunda seção é chamada de "Consuma isto!" e revela alguns dos alimentos mais saudáveis do planeta.

Descarte o açúcar

Como dissemos no livro inteiro (ver capítulo 4), o açúcar é uma ameaça muito pior para seu coração do que a gordura chegou a ser um dia.

As Orientações Dietéticas para os Americanos de 2010 sugerem que não mais do que 25% das calorias ingeridas deveriam ser provenientes da adição de açúcar, mas nós consideramos essa quantidade absurdamente alta. (A Associação Norte-Americana do Coração recomenda que não seja ultrapassado o limite de 5%.) Pesquisas realizadas por Kimber Stanhope, Ph.D., na Universidade da Califórnia, em Davis, demonstraram que, quando as pessoas consomem 25% de suas calorias a partir da frutose ou do xarope de milho de alta frutose, ocorre um aumento progressivo de alguns fatores associados a uma elevação do risco de doenças cardíacas – entre eles os triglicérides e uma substanciazinha nociva chamada *apolipoproteína B*[15]. (Lembre-se: é a frutose no açúcar que é o problema. O xarope de milho de alta frutose tem 55% de frutose, e o açúcar comum tem 50% de frutose. Logo, para todos os fins, eles exercem o mesmo efeito nocivo sobre seu coração e sua saúde.)

Plano de ação rápida: Elimine os refrigerantes. É provável que os refrigerantes sejam o maior vilão nessa categoria, mas os segundos colocados não ficam longe. Os sucos de frutas são saturados de açúcar e só são melhores que os refrigerantes em termos insignificantes. Os "energéticos" não são nem um pouco melhores. Em sua maioria, são lotados de açúcar, e as versões sem açúcar são lotadas de produtos químicos. Muitos carboidratos industrializados (ver mais adiante) também são cheios de açúcar, e praticamente todos os bolos, balas, doces de confeitaria, rosquinhas e outras fontes de calorias vazias também exageram no açúcar.

Descarte os carboidratos industrializados

Os carboidratos industrializados incluem quase todos aqueles vendidos em embalagens: cereais matinais, macarrão, pão, arroz instantâneo e por aí vai. Esses alimentos são quase sempre de alto índice glicêmico, o que significa que eles elevam sua glicose no sangue de modo rápido e impressionante, exatamente o que você não quer. Um estudo de 2010 publicado no *Archives of Internal Medicine* demonstrou que as mulheres que consumiam maiores quantidades de carboidratos apresentavam um risco significativamente maior de doença cardíaca coronariana do que as que comiam menores quantidades; e que os carboidratos de alimentos de alto índice glicêmico estavam particularmente associados a um risco significativamente maior de doença cardíaca[16]. (Essa associação não foi confirmada para homens nesse estudo em particular, mas nós suspeitamos que estudos futuros descobrirão que ela vale para ambos os sexos.)

Não há escapatória: os carboidratos de alto índice glicêmico são inflamatórios. Como salientaram pesquisadores da Escola Médica de Harvard e da Escola de Saúde Pública de Harvard, carboidratos rapidamente digeridos e absorvidos (ou seja, aqueles com alta carga glicêmica) estão associados a um aumento do risco de doenças cardíacas[17].

Esses mesmos pesquisadores analisaram a dieta de 244 mulheres aparentemente saudáveis para avaliar a associação entre a carga glicê-

FLOCOS DE MILHO, UM EXCELENTE CAFÉ DA MANHÃ? PENSE BEM!

Se algum de vocês ainda acha que os flocos de milho são um alimento saudável, excelente para o café da manhã, continue a ler.

Um pioneiro estudo de pesquisa conduzido pelo Dr. Michael Shechter, da Faculdade Sackler de Medicina da Universidade de Tel-Aviv e do Instituto do Coração do Centro Médico Sheba, com a colaboração do Instituto de Endocrinologia, mostra exatamente como os alimentos ricos em carboidratos aumentam o risco de problemas do coração[18].

Pesquisadores examinaram quatro grupos de voluntários aos quais eram dados alimentos diferentes no café da manhã. O primeiro grupo recebeu uma papa de flocos de milho com leite, não muito diferente do típico desjejum americano. Ao segundo grupo foi dada uma mistura de açúcar puro. Ao terceiro grupo, flocos de farelo de trigo. E o quarto grupo recebeu um placebo (água).

Ao longo de quatro semanas, Shechter aplicou um exame que permite aos pesquisadores visualizar como as artérias estão funcionando. Ele se chama *teste de reatividade braquial* e emprega um manguito no braço (semelhante ao usado para medir a pressão sanguínea) que permite visualizar a função arterial em tempo real.

Os resultados foram impressionantes. Antes que qualquer um dos pacientes comesse, a função arterial de todos eles era praticamente a mesma. Depois da refeição, todos apresentavam a função reduzida, com exceção dos pacientes no grupo do placebo, que só bebia água. Picos enormes indicando estresse arterial foram encontrados nos grupos de alto índice glicêmico: o dos flocos de milho e o do açúcar.

"Nós sabíamos que os alimentos com alto índice glicêmico faziam mal ao coração. Agora, temos um mecanismo que mostra como isso acontece", escreveu Shechter. "Alimentos como flocos de milho, pão branco, batatas fritas e refrigerantes com açúcar, todos eles provocam um estresse indevido nas artérias. Explicamos, pela primeira vez, como carboidratos de alto índice glicêmico podem afetar o avanço da doença cardíaca."

Durante o consumo de alimentos com alto teor de açúcar, parece ocorrer uma disfunção súbita e temporária nas paredes endoteliais das artérias. A saúde do endotélio pode ser detectada na origem de quase todos os transtornos e enfermidades do corpo humano. Segundo Shechter, "esse é o mais arriscado dos fatores de risco".

Shechter recomendou que as pessoas se atenham a alimentos, como, por exemplo, o mingau de aveia, frutas, legumes e verduras, bem como leguminosas e nozes e castanhas, todos alimentos com baixo índice glicêmico. Fazer exercícios todos os dias por no mínimo 30 minutos, acrescentou ele, é mais uma medida benéfica para o coração a ser tomada.

mica e os níveis sanguíneos de PCR (proteína C-reativa, o indicador sistêmico de inflamação já examinado neste capítulo). Eles encontraram "uma associação positiva, forte e estatisticamente significativa entre a carga glicêmica dietética e [níveis sanguíneos da] PCR"[19]. E seus termos até que foram moderados. Mulheres cuja dieta tinha uma carga glicêmica mais alta apresentaram quase o dobro do valor de PCR no sangue em comparação com mulheres cuja dieta era mais baixa em carga glicêmica (3,7 para as senhoras de alta carga glicêmica e 1,9 para as de baixa carga glicêmica). A diferença nos níveis de inflamação era ainda mais pronunciada nas mulheres com sobrepeso. Entre as mulheres com o índice de massa corporal (IMC) acima de 25, aquelas cuja dieta era mais baixa em carga glicêmica tiveram uma leitura média de PCR de 1,6, mas aquelas cuja dieta era mais alta em carga glicêmica tiveram uma leitura de PCR mais de três vezes esse valor (medição média: 5,0 mg/L)[20].

No interesse da transparência total, não engolimos muito a alegação de que os "grãos integrais" eliminam todos os problemas associados aos carboidratos industrializados. E explicamos por quê. Em primeiro lugar, a maioria dos produtos comerciais feitos com grãos integrais não contém assim tanta quantidade deles. Em segundo, os grãos integrais elevam a glicose no sangue quase tanto quanto os grãos refinados. Em terceiro, grãos integrais ainda contêm glúten, que pode ser muito inflamatório para quem tiver sensibilidade a ele. Com essa ressalva, verdadeiros produtos de grãos integrais (pães da marca Ezekiel 4:9, por exemplo) são muito melhores do que seus correspondentes industrializados. Mas seja um consumidor cuidadoso. Só porque um rótulo diz "farinha de trigo integral", em vez de "farinha de trigo", não suponha que o produto vá lhe fazer bem.

Plano de ação rápida: Reduza (ou elimine) o consumo de carboidratos industrializados. Ao mesmo tempo, aumente o de carboidratos não industrializados, como legumes e frutas com baixo teor de açúcar. Substitua seu *bagel* com suco de laranja por uns ovos, legumes e uma fatia de abacate. Coma frutinhas silvestres como sobremesa. Quando for comer fora, diga "não" à cestinha de pães.

Descarte as gorduras trans

De acordo com descobertas apresentadas na reunião anual da Associação Norte-Americana do Coração em 2006, mulheres que comiam a maior quantidade de gorduras trans tinham uma probabilidade três vezes maior de desenvolver doenças cardíacas do que mulheres que comiam a menor quantidade[21]. O pesquisador de Harvard Charlene Hu analisou dados do prolongado Estudo da Saúde das Enfermeiras, que acompanhou 120 mil enfermeiras por mais de 30 anos. Sua pesquisa revelou que para cada aumento de 2% em calorias de gorduras trans

A FRAUDE DO "SEM GORDURAS TRANS!"

Quando o governo determinou que as gorduras trans fossem incluídas nas informações nutricionais no rótulo dos alimentos, lobistas do grande setor de alimentos entraram em ação de imediato. Eles de algum modo conseguiram criar uma saída que permite aos fabricantes usar gorduras trans, ao mesmo tempo que nas embalagens afirmam, dentro da legalidade, que o produto "não contém gorduras trans"! É assim que funciona.

Os fabricantes podem informar que o alimento "não contém gorduras trans" desde que haja menos de meio grama delas por porção. Parece razoável, até você se lembrar de como os gigantes do setor de alimentos são espertos e impiedosos. Ao atribuir às "porções" tamanhos ridiculamente pequenos e ao manter as gorduras trans logo abaixo do meio grama por "porção", eles podem em termos técnicos estar em conformidade com as normas do governo. Mas o resultado é que, se cada "porção" artificialmente pequena contiver, digamos, 0,4 g de gorduras trans, você poderá facilmente consumir um grama ou dois dessas gorduras ao comer não mais do que o que a maioria das pessoas consideraria uma porção "normal". Faça isso algumas vezes por dia e, antes que você perceba, já terá aumentado seu risco de doença cardíaca por uma boa quantidade de pontos percentuais.

O que fazer? Simples. Ignore o aviso de "sem gorduras trans!" na frente da embalagem e leia, sim, a lista de ingredientes. Não importa o que o rótulo diga, se a lista de ingredientes contiver óleo hidrogenado ou óleo parcialmente hidrogenado, o produto tem gorduras trans. Ponto-final. (Em geral, você encontrará "óleo de soja parcialmente hidrogenado" na lista de ingredientes, mas poderia ser absolutamente qualquer tipo de óleo. O que você está procurando são as palavras-chave *hidrogenado* e *parcialmente hidrogenado*.)

consumidas o risco de doença cardíaca coronariana é mais ou menos duplicado[22]! As gorduras trans elevam os níveis do colesterol LDL, o que não é muito significativo por si só, mas com altas ingestões elas também reduzem os níveis de HDL, o que decididamente não é bom[23].

Entre os maiores vilões estão os "cremes artificiais", não derivados do leite, a maioria das margarinas, misturas para bolos, macarrão instantâneo, sopas instantâneas, praticamente todos os produtos industrializados de padaria/confeitaria (ex.: bolinhos recheados, batatas fritas e bolachas), rosquinhas, muitos cereais matinais, barras "energéticas", biscoitos doces e decididamente toda *fast food*. (Só para dar um exemplo, uma porção média de batatas fritas contém a incrível quantidade de 14,5 g de gorduras trans; e uma refeição pronta da receita original da Kentucky Fried Chicken contém 7 g. A ingestão ideal para o ser humano é de 0 g.)

Vale a pena saber que há uma exceção para a proibição de consumo de gorduras trans, que é algo chamado de *ácido linoleico conjugado*, ou CLA. O CLA é uma gordura trans que não foi feita pelo homem. Em vez disso, ela é produzida de modo natural no corpo de ruminantes (bois). A carne de gado de criação intensiva não possui essa gordura, mas a carne de animais criados no pasto – bem como os produtos provenientes de animais criados dessa forma – a possui. O CLA tem propriedades anticancerígenas e antiobesidade. O CLA faz bem, ao contrário dos óleos hidrogenados ou parcialmente hidrogenados – a exata definição das gorduras trans fabricadas pelo homem – que decididamente *não* fazem bem.

Plano de ação rápida: Pare de comer *fast food*. Em todos os alimentos embalados à venda no supermercado, verifique a lista de ingredientes em busca de óleos "hidrogenados" ou "parcialmente hidrogenados". Se qualquer um desses dois estiver na lista, não coma o alimento. Em especial, examine margarinas, biscoitos, bolos, doces de confeitaria, rosquinhas e, como já mencionado, *fast food*.

Descarte as carnes processadas

As carnes processadas contribuem tanto para a inflamação em geral como para as doenças cardíacas especificamente.

Pesquisadores de Harvard investigaram o efeito do consumo de carne processada em comparação com o de carne não processada. A processada foi definida como qualquer carne conservada por meio de cura, salga, defumação ou com o acréscimo de conservantes químicos, como as encontradas no salame, nas linguiças, nas salsichas, nos frios e no *bacon*. (Estudos anteriores raramente separavam a carne processada da não processada, quando investigavam a relação entre doenças e consumo de carnes.) Os pesquisadores analisaram 20 estudos que incluíram um total de 1.218.380 pessoas de 10 países em quatro continentes (América do Norte, Europa, Ásia e Oceania). Eles concluíram que cada porção diária de 50 g de carne processada (mais ou menos uma salsicha ou duas fatias de frios) estava associada a um risco 42% maior de desenvolvimento de doença cardíaca. (Em comparação, não foi encontrada nenhuma relação entre a doença cardíaca e o consumo de carne vermelha não processada[24].)

Embora o estudo não identifique a quais ingredientes específicos na carne processada poderia ser atribuída essa associação, muitos profissionais de saúde acreditam que os altos níveis de sódio e de nitratos sejam os responsáveis. "Quando examinamos a média dos nutrientes contidos em carnes processadas e em carnes vermelhas não processadas consumidas nos Estados Unidos, descobrimos que elas continham em média quantidades semelhantes de gordura saturada e colesterol. Por outro lado, as carnes processadas continham, em média, quatro vezes mais sódio e 50% mais nitratos utilizados como conservantes", disse Renata Micha, pesquisadora bolsista no Departamento de Epidemiologia da Escola de Saúde Pública de Harvard e principal autora do estudo. "Isso sugere que diferenças no sal e nos conservantes, em vez de nas gorduras, talvez possam explicar o maior risco de doença cardíaca e diabetes encontrado com o uso de carnes processadas, mas não com o uso de carnes não processadas."[25]

Plano de ação rápida: Elimine as carnes processadas (ex.: frios) da dieta.

Descarte o uso excessivo de gorduras ômega-6

Os óleos vegetais (de milho, canola e soja) são compostos principalmente de gorduras ômega-6, pró-inflamatórias, e você deveria reduzir (não necessariamente eliminar) o consumo dessas gorduras, ao mesmo tempo que deveria aumentar seu consumo de gorduras ômega-3, anti-inflamatórias.

Essa é a única recomendação que vem com uma ressalva. As gorduras ômega-6, as que predominam nos óleos vegetais, não são em si "nocivas", mas são, sim, pró-inflamatórias e precisam ser contrabalançadas por uma ingestão igual (ou quase igual) de gorduras ômega-3 anti-inflamatórias. (Você pode repassar essas informações contidas no capítulo 5, "A verdade sobre a gordura".) A proporção ideal do ômega-6 para ômega-3 na dieta humana não é superior a 4:1. E muitos são da opinião de que a proporção ideal é de 1:1. Na dieta ocidentalizada média, a proporção se situa entre 15:1 e 25:1, o que cria um estado altamente inflamatório no corpo. Como a doença cardíaca é, em sua essência, uma doença da inflamação, um estado desses deveria ser evitado tanto quanto humanamente possível.

Por sinal, não são apenas os óleos que você usa para cozinhar que promovem o desequilíbrio e o empurram para a terra da inflamação. As gorduras ômega-6 estão por toda a parte na oferta de alimentos. Não se consegue dar um passo sem topar com algum produto alimentício sobrecarregado com gorduras ômega-6. Quase todos os alimentos industrializados as contêm. Nos restaurantes, elas são usadas de modo quase exclusivo, para fritar, refogar e assar; tanto assim que qualquer prato que você escolha no cardápio terá um monte de gorduras ômega-6.

Portanto, escolha com cuidado suas gorduras ômega-6 e use-as com parcimônia. (As melhores opções são os óleos não refinados, extraídos a frio – o de gergelim em especial é uma boa escolha.) Os óleos de supermercado, altamente processados (como o óleo de milho), use com pouca frequência ou nunca. Quando for refogar, procure substituir óleos ricos em ômega-6, como o de canola ou o de soja, por gorduras monoinsaturadas, como o azeite de oliva e o óleo de macadâmia. E, acima de tudo, aumente sua ingestão de gorduras ômega-3 para ajudar a contrabalançar sua ingestão das gorduras ômega-6 (ver a seção "Consuma isto!", mais adiante).

Plano de ação rápida: Nunca use misturas de óleos refinados, como por exemplo os das marcas Wesson ou Crisco. Reduza o consumo do óleo de milho, de cártamo, de soja e de canola (ver o relato pessoal do Dr. Sinatra sobre o óleo de canola no capítulo 5). Sempre que possível use azeite de oliva, óleo de gergelim ou de macadâmia e leia com atenção a seção "Consuma isto!", neste capítulo, acerca das gorduras ômega-3.

A LISTA DO "CONSUMA ISTO!"

Nós dois costumamos ser entrevistados sobre o tema dos melhores alimentos para a saúde. Praticamente todos os repórteres com quem cada um de nós dois falou acabam fazendo a pergunta: "Quanto desse alimento é preciso comer para obter seus benefícios?" É uma pergunta razoável, mas quase nunca se tem uma resposta perfeita. Não temos conhecimento de nenhum estudo, por exemplo, que tenha avaliado de modo sistemático os efeitos de ingerir cinco porções de mirtilos por semana em comparação com três; ou que tenha comparado o consumo de duas porções de salmão por semana com seu consumo diário. Nossa recomendação é que você inclua esses alimentos na dieta, fazendo uma forte rotação deles, apreciando-os com a frequência que desejar.

Seguem-se os alimentos que você vai querer incluir em sua dieta com regularidade.

Consuma isto: salmão selvagem do Alasca

O salmão é uma das melhores fontes de ômega-3 anti-inflamatório. Mas nem todo salmão é igual. O salmão selvagem do Alasca é muito superior à variedade produzida por aquicultura. (De acordo com análises laboratoriais independentes realizadas pelo Environmental Working Group [Grupo de Trabalho Ambiental], 7 de cada 10 salmões de cativeiro, adquiridos em mercados, estavam contaminados com bifenilas policloradas [PCBs], em níveis altos o suficiente para gerar preocupação com a saúde.) O salmão selvagem é muito mais limpo e possui a vantagem adicional de conter um dos mais poderosos antioxidantes do planeta, a *astaxantina*. Uma porção de 115 g também contém 462 mg de potássio, que é benéfico para o coração, a mesma quantidade de uma banana média[26].

Nós dois compramos nosso salmão, já há muitos anos, de uma empresa maravilhosa chamada Vital Choice. A Vital Choice é administrada por pescadores do Alasca de terceira geração, que são escrupulosos quanto à pesca sustentável e igualmente escrupulosos quanto a testar seu pescado meticulosamente para detectar contaminantes e metais. Eles despacham o produto em gelo seco e fornecem o melhor peixe que já experimentamos.

Plano de ação rápida: Coma salmão selvagem duas vezes por semana.

Consuma isto: frutas silvestres

Todas as frutinhas silvestres têm inúmeras propriedades anti-inflamatórias naturais, assim como antioxidantes naturais. Elas também têm baixa quantidade de açúcar. Os mirtilos contêm um composto benéfico chamado *pterostilbeno*, que ajuda a prevenir o depósito de placa nas artérias e também ajuda a prevenir parte do dano causado pelo colesterol oxidado[27]. Framboesas e morangos contêm outra substância, o *ácido elágico*, que oferece uma proteção semelhante contra o LDL oxidado[28]. E todos esses frutos – mirtilos, framboesas, morangos e outros – contêm *antocianinas*, compostos vegetais que ajudam a reduzir a inflamação (ver "Cerejas" adiante).

Plano de ação rápida: Coma frutas silvestres três (ou mais) vezes por semana.

Consuma isto: cerejas

Há muito que se sabe que as cerejas e o suco de cereja são eficazes contra a dor da gota, e os cientistas são da opinião de que os compostos existentes nas cerejas, responsáveis por essa atuação, são as *antocianinas*. As antocianinas agem como inibidores naturais da COX-2. "COX" significa *cicloxigenase*, que é produzida no corpo em duas formas chamadas de COX-1 e COX-2. A COX-2 é usada para sinalizar a dor e a inflamação.

A popularidade de medicamentos para a artrite, como o Vioxx® e o Celebra®, teve por base sua capacidade singular de bloquear as mensagens de dor e inflamação da COX-2, enquanto deixavam em paz a COX-1, não inflamatória. Infelizmente, houve alguns efeitos colaterais realmente desagradáveis associados ao Vioxx, e ele foi retirado do mercado. Mas as antocianinas produzem um efeito semelhante, sem nenhum dos problemas desse tipo de medicamento. As cerejas (junto com as framboesas) têm a maior oferta de antocianinas puras. Num estudo, a atividade inibidora da COX por parte das antocianinas das cerejas foi comparável à obtida com ibuprofeno e naproxeno. Para os pesquisadores, além de ajudar com a dor e a inflamação, o consumo de antocianinas com regularidade pode servir para reduzir o risco de infarto e de AVC.

Plano de ação rápida: Coma cerejas, duas (ou mais) vezes por semana.

Consuma isto: carne de boi criado no pasto

Não somos contra o consumo de carne, mas nos opomos com vigor à carne proveniente de criação intensiva. A maior parte da carne que consumimos é, infelizmente, de animais criados em confinamento. É uma carne sobrecarregada de antibióticos, esteroides e hormônios. Ela tem um teor muito alto de gorduras ômega-6 inflamatórias e praticamente não contém nenhuma gordura ômega-3 anti-inflamatória.

Já a carne de animais que se alimentam de capim é muito superior. Por ser de animais criados no pasto, ela contém menos ômega-6, além de uma quantidade razoável de ômega-3, o que resulta numa relação muito melhor de ômega-6 para ômega-3. A carne de animais de pasto é quase sempre orgânica; e, de qualquer modo, ela nunca tem hormônios, esteroides nem antibióticos. Se você come carne, a de animais de pasto é a única que recomendamos.

Plano de ação rápida: Quando consumir carne, coma somente a de animais criados no pasto.

Consuma isto: legumes e verduras (e algumas frutas)

Não importa que tipo de dieta você siga – desde a vegana até a Atkins – é provável que possa lhe ser benéfico consumir mais legumes e verduras do que você já consome. Todo o reino vegetal está carregado de antioxidantes e anti-inflamatórios naturais, bem como de outros compostos vegetais, como os flavonoides, que são bons para o coração.

Em dois projetos de pesquisa de longa duração, baseados em Harvard, o Estudo da Saúde das Enfermeiras e o Health Professionals Follow-up Study [Estudo de Acompanhamento dos Profissionais de Saúde], quanto maior a média diária de consumo de legumes e frutas, menores as chances do desenvolvimento de doenças cardiovasculares. Em comparação com os participantes na categoria mais baixa de ingestão de frutas e legumes (menos que uma porção e meia por dia), foi 30% menos provável que os participantes com média de oito ou mais porções por dia tivessem sofrido um infarto ou um AVC[29].

Embora seja provável que todos os legumes e frutas tenham contribuído para esse efeito espantoso, na opinião dos pesquisadores os que mais se destacaram foram as verduras folhosas (como o espinafre e a acelga) e as crucíferas (brócolis, couve-de-bruxelas, couve-crespa, repolho e couve-flor). (No setor de frutas, as cítricas, como laranjas, limões-sicilianos, limões-taiti e *grapefruits*, demonstraram uma proteção especial[30].)

Quando pesquisadores pegaram os estudos de Harvard que acabamos de mencionar e os combinaram com alguns outros estudos de longa duração, tanto na Europa quanto nos Estados Unidos, eles descobriram um efeito protetor semelhante. Indivíduos que comiam mais do que cinco porções diárias de legumes e frutas tinham um risco aproximadamente 20% menor de doença cardíaca coronariana[31] e uma redução semelhante no risco de AVC[32].

A razão para não exagerarmos em nosso entusiasmo pelas frutas é que, apesar de seus benefícios incríveis, elas ainda contêm açúcar, que pode ser um problema para muita gente. Para a grande quantidade de pessoas cuja glicose no sangue se eleva só de elas olharem para uma barra de chocolate, consumir frutas de modo irrestrito não é uma boa ideia. Tudo bem com um consumo moderado de frutas com baixo teor de açúcar (como as maçãs, o *grapefruit*, as cerejas, os frutinhos silvestres e as laranjas). Já o consumo de legumes e verduras pode ser praticamente sem limites.

Plano de ação rápida: Coma de 5 a 9 porções de ½ xícara de legumes, verduras e frutas por dia.

Consuma isto: nozes e castanhas

Embora uma maçã por dia possa de fato mantê-lo longe do médico, o mesmo pode se dizer de um punhado de nozes. Pessoas que consomem nozes e castanhas com regularidade têm menor probabilidade de sofrer infartos ou de morrer de doenças cardíacas do que as que não as consomem. Em cinco grandes estudos – o Adventist Health Study [Estudo da Saúde dos Adventistas], o Iowa Women's Health Study [Estudo da Saúde das Mulheres de Iowa], o Estudo da Saúde das Enfermeiras, o Physicians' Health Study [Estudo da Saúde dos Médicos] e o CARE Study [Estudo CARE] –, todos eles revelaram uma redução constante de 30% a 50% no risco de infartos ou doenças cardíacas, associada ao consumo de nozes e castanhas algumas vezes por semana[33].

Uma das muitas razões para o efeito protetor das nozes pode ser um aminoácido chamado *arginina*. Você se lembra do que falamos anteriormente sobre o endotélio (o revestimento interno das paredes das artérias)? A arginina tem um papel na proteção desse revestimento interno, tornando as paredes arteriais mais maleáveis e menos suscetíveis à aterogênese. A arginina é necessária para a produção de uma molécula importante chamada de *óxido nítrico*, que ajuda a relaxar vasos sanguíneos contraídos e a facilitar a circulação sanguínea[34].

Além disso, as nozes são uma ótima fonte de numerosos *fitonutrientes* – produtos químicos bioativos encontrados nas plantas. Esses compostos geram poderosos benefícios à saúde, sendo que um dos mais

> ## COMBATA A DOENÇA CARDÍACA COM ALIMENTOS
>
> Num artigo fascinante e muito debatido, publicado na edição de 16 de dezembro de 2004 do *British Medical Journal*, pesquisadores apresentaram uma ideia chamada *polirrefeição*[35]. Eles examinaram toda a pesquisa sobre alimentos e saúde para ver se conseguiam montar a refeição ideal (a polirrefeição), que, se consumida todos os dias, reduziria em termos significativos o risco de doença cardiovascular da pessoa. Eles criaram uma refeição que em tese, se consumida diariamente, reduziria o risco cardiovascular na espantosa proporção de 75% (não existe comprimido no mundo que consiga um resultado desses!).
> Os ingredientes da polirrefeição?
> Vinho, peixe, amêndoas, alho, frutas, legumes, verduras e chocolate amargo.

importantes é sua atividade antioxidante, que está ligada à prevenção da doença cardíaca coronariana. E se você se preocupa com as calorias pense no seguinte: no Estudo da Saúde das Enfermeiras, conduzido em Harvard, o consumo de nozes apresentou uma relação inversa com o ganho de peso[36]. Alguns estudos de grande porte, entre eles o Estudo da Saúde dos Médicos (22 mil homens) e o Estudo da Saúde dos Adventistas (mais de 40 mil pessoas), demonstraram uma ligação entre o consumo de nozes e uma redução nas doenças cardíacas[37]. Basta manter as porções razoáveis – o limite de mais ou menos 30 g por dia é ótimo.

Plano de ação rápida: Coma 30 g de nozes, cinco vezes por semana.

Consuma isto: leguminosas

Fato número 1: as fibras fazem bem. (Dietas ricas em fibras já foram associadas a taxas mais baixas de uma série de doenças, incluindo as doenças cardíacas.) Fato número 2: nós não consumimos fibras em quantidade suficiente. (A maioria das organizações de saúde recomenda uma ingestão diária de 25 a 38 g; o americano médio ingere 11 g.) Fato número 3: as leguminosas são um peso-pesado no que diz respeito às fibras.

Caso encerrado.

No que diz respeito às doenças cardíacas, o grande ponto de venda das leguminosas costumava ser o fato de que elas baixavam o colesterol[38]. Realmente, isso é verdadeiro, mas, como você já sabe, não chega a ser tão importante quanto o fato de elas reduzirem a incidência de *doenças cardíacas*. E isso elas fazem. Um estudo concluiu que uma porção diária de feijão baixava o risco de infarto por uma espantosa diferença de 38%[39]! Outro estudo concluiu que indivíduos que comiam feijão e leguminosas no mínimo quatro vezes por semana tinham um risco 22% menor de doenças cardíacas do que indivíduos que consumiam feijões/leguminosas menos que uma vez por semana[40].

Seu alto teor de fibras em si já tornaria o feijão um excelente alimento para o coração, mas ele oferece muito mais do que a fibra. A classificação do Departamento de Agricultura dos Estados Unidos dos alimentos segundo sua capacidade antioxidante inclui o feijão-roxinho como o de maior capacidade antioxidante por porção entre todos os alimentos testados. Na realidade, dos quatro alimentos no topo da lista, três eram feijões (o roxinho, o roxo e o carioca). Muitas variedades de feijões têm grande quantidade de ácido fólico (em especial, o *azuki*, as lentilhas, o fradinho e o carioca). O ácido fólico é um dos principais agentes na redução do composto inflamatório *homocisteína*, ele mesmo um fator de risco para doenças cardíacas.

Plano de ação rápida: Coma uma porção de feijão ou de lentilha pelo menos quatro vezes por semana. (Uma porção é de ½ a 1 xícara de feijão cozido.)

Consuma isto: chocolate amargo

Um estudo após o outro está confirmando que produtos químicos vegetais encontrados no chocolate amargo, rico em cacau, chamados *flavonoides*, podem baixar a pressão sanguínea e reduzir a inflamação. Um estudo de 2011 publicado no *British Medical Journal* revelou que altos níveis de consumo de chocolate estão associados a uma redução de um terço no risco de desenvolvimento de doença cardíaca. Os níveis mais altos de consumo de chocolate foram associados a uma redução de 37% em doenças cardiovasculares e de 29% em AVCs em comparação com os níveis mais baixos[41].

O cacau rico em flavonoides baixa a pressão sanguínea[42]. E o Estudo dos Idosos de Zutphen, com 470 homens idosos, concluiu que aqueles que comiam mais cacau entre eles tinham exatamente a metade do risco de morrer de doença cardíaca em comparação com os que comiam menos que todos[43].

Agora, a questão do chocolate é que tudo o que ele tem de benéfico está no cacau do qual ele é feito. Por isso, você vai querer um chocolate com alto teor de cacau. Aqui, não estamos falando das barras de chocolate que você compra em qualquer loja de conveniência. Estamos nos referindo ao chocolate rico em cacau que contém todos os flavonoides que provaram ser tão salutares. O chocolate branco e o chocolate ao leite praticamente não têm flavonoides de que se possa falar. Logo, tem de ser chocolate amargo. Muitas barras de chocolate amargo agora lhe dirão seu teor de cacau na forma de porcentagem – procure no mínimo 60% de cacau. (Quanto mais alto o teor de cacau, menos doce será a barra de chocolate.)

Você também descobrirá que é fácil comer esse tipo de chocolate em pequenas quantidades. Ele não é tão doce a ponto de provocar uma vontade de comer cada vez mais. E é fácil ficar satisfeito com apenas um quadrado ou dois, que é tudo de que você precisa para os benefícios à saúde.

Plano de ação rápida: Coma um quadrado ou dois de chocolate amargo de quatro a seis dias por semana.

Consuma isto: cúrcuma

A cúrcuma é a especiaria que deixa o *curry* amarelo. Ela ocupa um lugar de distinção tanto na medicina aiurvédica como na chinesa, principalmente por causa de suas propriedades anti-inflamatórias fenomenais. (Ela também exerce atividade anticancerígena e é muito útil para o fígado.) Os ingredientes ativos na cúrcuma são um grupo de compostos vegetais chamados de *curcuminoides* (conhecidos coletivamente como *curcumina*). Além de ser anti-inflamatória, a curcumina é um poderoso antioxidante. Como o LDL oxidado tem um papel importante na cadeia que leva à inflamação e à doença cardíaca, as propriedades antioxidantes da cúrcuma representam um grande benefício.

Plano de ação rápida: Ponha a cúrcuma na frente de seu armário de temperos e use-a com frequência. Ela combina bem com legumes, ovos, refogados, carnes, peixes e aves.

Consuma isto: suco de romã

O suco de romã é um dos poucos alimentos saudáveis "da moda" que realmente está à altura dos elogios que recebe. Pesquisadores do Instituto de Tecnologia Technion-Israel em Haifa sugerem que o consumo a longo prazo do suco de romã pode ajudar a retardar o envelhecimento e a proteger contra doenças cardíacas.

Num estudo publicado no *American Journal of Cardiology*, 45 pacientes cardíacos beberam 225 mL de suco de romã ou 225 mL de uma bebida placebo durante três meses. Os que beberam suco de romã apresentaram deficiência de oxigênio significativamente menor no coração durante exercícios, o que sugere que eles tinham um aumento da circulação de sangue para o coração.

O suco de romã tem a capacidade de inibir a oxidação do colesterol LDL[44]. (Lembre-se de que o colesterol LDL só é um problema quando está oxidado!) E uma quantidade impressionante de estudos demonstrou um efeito benéfico do suco de romã sobre a saúde cardiovascular, entre os quais estava incluído um que demonstrou uma redução da placa arterial da ordem de 30%[45]. O suco de romã também estimula a atividade do óxido nítrico, uma molécula essencial para a saúde cardiovascular[46].

Uma advertência: evite "misturas de sucos" e "coquetéis de sucos" porque eles têm muito menos suco de romã e muito mais açúcar. Nós gostamos de sucos puros de romã.

Plano de ação rápida: Ponha o suco de romã em "alta rotatividade" em seu cardápio: de 115 mL a 230 mL por dia, ou com a frequência que você preferir.

Consuma isto: vinho tinto

Ao longo de anos, acreditava-se que o motivo pelo qual os franceses "não se davam mal" comendo alimentos de alto teor de gordura – enquanto mantinham taxas extraordinariamente mais baixas de doenças cardíacas em comparação com os americanos – era por causa do seu consumo regular de vinho tinto, que contém inúmeros compostos que protegem o coração. O principal entre eles é o *resveratrol*, um polifenol (um composto vegetal) encontrado nas cascas de uvas escuras e em alta concentração no vinho tinto. O resveratrol é um poderoso antioxidante que pode impedir que elementos nocivos no corpo ataquem células saudáveis. Já foi demonstrado numa grande quantidade de estudos que o vinho tinto é cardioprotetor[47]. E o resveratrol não é a única razão. Outros compostos no vinho tinto como os flavonoides, por exemplo, inibem a oxidação do colesterol LDL, o que é importante de verdade, porque o colesterol LDL oxidado inicia e intensifica o processo inflamatório[48]. O vinho tinto também limita a tendência de compostos no sangue se aglutinarem e, ainda por cima, aumenta o colesterol HDL[49]. É interessante que, num estudo, o consumo moderado de vinho tinto tenha sido associado a níveis mais baixos de três marcadores sobre os quais já falamos: a PCR, o fibrinogênio e a interleucina-6[50]. É difícil pensar numa bebida mais favorável à saúde do coração.

Vale ressaltar: o lado negativo do álcool é bem conhecido, e não precisamos recontá-lo aqui. Se você não bebe, por favor não comece por causa dos benefícios do vinho tinto. Nem todo mundo consegue lidar com o álcool; e, se você desconfia que é alguém que não se dá bem com ele, pelo amor de Deus, não beba! (Com toda a conversa sobre como os franceses bebedores de vinho têm as taxas mais baixas de doenças cardíacas da Europa ocidental, costuma ser esquecido o fato de que eles também têm as taxas mais altas de cirrose do fígado!) O segredo para aproveitar os efeitos benéficos do vinho está no consumo moderado, definido como cerca de dois copos por dia para homens e cerca de um copo por dia para mulheres, de três a quatro vezes por semana. Vale também mencionar que o álcool aumenta o risco de câncer de mama em mulheres que não estejam consumindo ácido fólico suficiente. Portanto, certifique-se de tomar no mínimo 400 mg de ácido fólico por dia, através dos alimentos ou de suplementação.

Plano de ação rápida: Se você bebe, tome um copo de vinho tinto com o jantar. (Se você não bebe, não comece!)

Consuma isto: chá verde

Afora a água, é provável que o chá seja a bebida mais consumida no mundo e também uma das mais saudáveis. Isso porque o chá é riquíssimo em compostos químicos vegetais, com atividade protetora, conhecidos como *polifenóis*. O chá verde em particular vem recebendo muita atenção na mídia, principalmente pela ação anticancerígena de um de seus compostos, o *galato de epigalocatequina* (EGCG, na sigla em inglês).

Mas o chá verde também contribui para a saúde cardiovascular. Embora tenha se escrito muito sobre seu efeito redutor do colesterol, nós consideramos muito mais interessante o fato de o chá verde reduzir o fibrinogênio, uma substância no corpo que pode causar coágulos e AVCs. Num artigo na publicação especializada *Circulation*, intitulado "Efeitos da ingestão de chá verde no desenvolvimento da doença arterial coronariana", pesquisadores do Departamento de Medicina do Hospital Chiba Hokusoh, da Escola Médica Nippon, em Chiba, no Japão, concluíram que, "quanto mais chá verde os pacientes consomem, menor a probabilidade que eles apresentam de vir a ter doença arterial coronariana"[51].

Vale a pena saber: não é só porque o chá verde recebe quase toda a atenção dos que escrevem sobre saúde que isso signifique que não existam componentes maravilhosos em outros chás como, por exemplo, no chá preto, no *oolong*, no branco e na erva-mate. Na Escola de Medicina da Universidade de Boston, o Dr. Joseph Vita realizou um estudo em que 66 homens tomavam quatro xícaras de chá preto por dia ou tomavam um placebo. Os pesquisadores demonstraram que beber chá preto pode ajudar a reverter um funcionamento anormal dos vasos sanguíneos que pode contribuir para um AVC ou para um infarto. E o principal, a melhora no funcionamento dos vasos sanguíneos era visível no prazo de duas horas após o consumo de apenas uma xícara de chá preto[52]!

"O que descobrimos foi que, se você pegasse um grupo de pacientes cardíacos com função anormal dos vasos sanguíneos, já para começar, e lhes pedisse que bebessem chá, seus vasos sanguíneos melhoravam", disse Vita[53].

Plano de ação rápida: Lembre-se, qualquer forma de chá contém cafeína. Portanto, beba com moderação. Faça uma boa jarra de chá verde e a guarde na geladeira. Beba até dois copos desse chá nas primeiras horas do dia.

Consuma isto: azeite de oliva

O azeite de oliva é a principal gordura usada na região do Mediterrâneo e a que está mais associada ao que vem sendo chamado de dieta do Mediterrâneo. (Não existe uma única "dieta do Mediterrâneo", mas todas as suas variantes contêm grandes quantidades de peixes, frutas, legumes e verduras, nozes, vinho e azeite de oliva.) Há inúmeros estudos sobre a dieta do Mediterrâneo e a saúde do coração; e praticamente todos eles revelam enormes benefícios para o coração e o cérebro. Esses estudos deixaram o azeite de oliva com uma reputação irrepreensível como uma das gorduras mais salutares para o coração.

Uma pesquisa nos *Archives of Internal Medicine* concluiu que uma maior adesão à tradicional dieta do Mediterrâneo (incluindo boa quantidade de azeite de oliva e outras gorduras monoinsaturadas, como as de nozes e abacates) foi associada a uma redução significativa na mortalidade entre pessoas que tinham sido diagnosticadas com doenças cardíacas[54]. Outro estudo na mesma publicação comparou dois grupos de pessoas com pressão sanguínea alta[55]. A um grupo foi dado óleo de girassol, um óleo rico em ômega-6, usado em geral em dietas ocidentais; e ao outro foi dado o produto certo: azeite de oliva extravirgem. O azeite de oliva fez baixar a pressão sanguínea do segundo grupo em termos significativos. Ele também reduziu a necessidade desse grupo de tomar medicamentos para controle da pressão por uma proporção espantosa de 48%. Como os ingleses diriam, "Não tão ruim assim".

Como o vinho tinto e o chá verde, o azeite de oliva contém polifenóis, que são anti-inflamatórios e agem como poderosos antioxidantes. (Pesquisadores isolaram um em particular, o *oleocantal*, que atua de modo semelhante ao ibuprofeno[56].) Como tantos desses polifenóis trazem benefícios significativos para a saúde, algumas pessoas consideram que a gordura no azeite de oliva pode não ser a única razão para ele ser tão salutar. Para essas pessoas, os principais benefícios do azeite de oliva para a saúde provêm do fato de ele ser um sistema de entrega desses polifenóis poderosos. Seja como for, ele é fantástico, e você deveria torná-lo parte de sua dieta pela saúde do coração.

Vale a pena saber: nem todos os azeites de oliva são iguais. Infelizmente, fabricantes de olho no lucro, tentando tirar proveito da onda de saúde atribuída ao azeite de oliva, puseram à venda todos os tipos de produtos inferiores e de imitação rotulados como "azeite de oliva", mas que são altamente processados e refinados. Com isso, seus benefícios são questionáveis. É por esse motivo que você vai querer azeite de oliva "extravirgem", que é o menos processado, o mais parecido com o que você obteria se pisasse descalço em barris de azeitonas. Ele é feito sem o uso de calor, água quente ou solventes; e não passa por filtragem. (A primeira prensagem gera o melhor produto, conhecido como "extravirgem".)

Uma vez que se comecem a colheita mecanizada e o processamento a altas temperaturas, têm início os danos aos compostos delicados presentes no azeite de oliva, que são responsáveis por todos aqueles incríveis benefícios à saúde. Os polifenóis antioxidantes e anti-inflamatórios são solúveis na água e podem ser lavados pelo processamento industrial. Esse é um motivo pelo qual o azeite de oliva industrializado tem uma validade mais curta: ele não tem antioxidantes que o protejam. O verdadeiro azeite de oliva – o tipo extravirgem, feito com cuidado e carinho, sem o uso de altas temperaturas e produtos químicos agressivos – dura anos.

Plano de ação rápida: Mude para o azeite de oliva extravirgem. Use-o para molhos de saladas, para refogados e salteados em fogo baixo.

Consuma isto: alho

O alho é um remédio global. Já foram realizados mais de 1.200 estudos farmacológicos sobre o alho (e a contagem não para); sendo que as descobertas são bem impressionantes. Além de reduzir os lipídios e prevenir a coagulação do sangue, ele tem propriedades anti-hipertensivas, antioxidantes, antimicrobianas e antivirais. Já foi demonstrado que o alho reduz os níveis de triglicérides. Ele também pode reduzir a placa, o que o torna um poderoso agente promotor da saúde cardiovascular.

Num estudo randomizado, duplo-cego, controlado por placebo, um grupo de participantes aos quais foram dados 900 mg de pó de alho durante quatro anos apresentou uma regressão no volume de sua placa da ordem de 2,6%. Enquanto isso, um grupo de participantes pareados aos quais foi dado um placebo (uma substância inerte) viu sua placa aumentar em 15,6% ao longo do mesmo período![57]

Um dos ingredientes ativos no alho – a *alicina* – também exerce uma atividade antiplaquetária significativa. Isso quer dizer que ela ajuda a impedir que as plaquetas no sangue se grudem umas às outras. Para entender exatamente até que ponto isso é importante, pense que muitos infartos e AVCs são causados por coágulos espontâneos nos vasos sanguíneos. O efeito anticoagulante do alho representa um importante benefício para a saúde.

Vale a pena saber que a preparação do alho é essencial para que ele libere suas propriedades salutares. Se, por algum motivo, você tivesse o impulso de engolir um dente de alho inteiro, não muita coisa aconteceria. O dente de alho precisa ser esmagado ou picado – quanto menor o tamanho, melhor – para que os compostos nele presentes se misturem, a fim de criar a *alicina*, o ingrediente ativo responsável pelos benefícios à saúde. A alicina começa a se degradar imediatamente depois de ser produzida. Logo, quanto mais fresca ela estiver no momento em que você a usar, melhor. (O micro-ondas a destrói por completo.) Especialistas em alho recomendam esmagar um pouco de alho cru e incorporá-lo ao alimento cozido. Se você for acrescentá-lo a algum alimento que esteja refogando, faça isso mais para o fim do processo para que a alicina esteja o mais fresca possível.

Plano de ação rápida: Comece a cozinhar com alho.

OS "FATORES OCULTOS DE RISCO" PARA AS DOENÇAS CARDÍACAS

Todos os que leem este livro precisam saber o seguinte: é possível prevenir e até mesmo curar doenças cardíacas por meio de dieta, exercício e/ou suplementos nutricionais.

No entanto, se isso for de seu interesse – e temos bastante certeza de que é, ou você não estaria lendo estas palavras –, a dieta, o exercício e os suplementos são apenas parte do quadro. Os muitos fatores de risco de natureza emocional e psicológica que praticamente nunca recebem a atenção da medicina convencional são de igual importância – e, às vezes, até mesmo de maior importância. Eles incluem sentimentos reprimidos de raiva, de cólera, a perda do amor (o que o Dr. Sinatra chama de "coração partido") e o isolamento emocional resultante da falta de intimidade com outras pessoas. Já tocamos em parte desse assunto no capítulo anterior sobre o estresse.

Abrir o coração para seus sentimentos e aprender a expressá-los de um modo saudável fará muito mais por seu coração e por sua saúde em geral do que você poderia imaginar. Eis algumas formas específicas pelas quais você pode conseguir isso.

Respire fundo

Quando as pessoas estão sujeitas a um estresse crônico, muitas vezes elas se tornam tensas e rígidas. E sua respiração é rasa. Uma respiração incorreta pode, com o tempo, resultar em mudanças físicas no corpo, como, por exemplo, em maior rigidez da parte superior do corpo, incluindo o tórax e os ombros. A respiração alta, no tórax, costuma ser rápida e rasa, sendo frequentemente associada à perturbação emocional, à tensão física ou ao estresse mental comum. Uma respiração abdominal, lenta, ritmada e profunda é, porém, mais adequada ao corpo em termos fisiológicos, além de ter a vantagem de permitir maior entrada de oxigênio.

A respiração correta é assunto de muitos programas para controle do estresse. Ela é o ponto por onde você começa quando aprende a meditar; e é um foco de princípio da ioga. Na psicoterapia *Gestalt*, a respiração profunda é utilizada como um veículo para soltar a energia do peito e liberar emoções.

Uma forma mais prolongada de respiração profunda é a meditação, que apresenta uma quantidade impressionante de pesquisas demonstrando sua eficácia na redução da pressão sanguínea. Há décadas, o dr. Herbert Benson, cardiologista, vem fazendo pesquisas pioneiras sobre a meditação e a respiração profunda. Professor adjunto de medicina na Escola Médica de Harvard e fundador do Instituto Benson-Henry para Medicina do Corpo/Mente do Hospital Geral de Massachusetts, ele cunhou a expressão "a resposta do relaxamento" para se referir a um estado físico de repouso profundo que muda as respostas físicas e emocionais ao estresse. E ela se baseia totalmente na respiração profunda e em acalmar a mente.

Benson conseguiu demonstrar repetidas vezes que a resposta do relaxamento diminui a frequência dos batimentos cardíacos, baixa a pressão sanguínea e relaxa os músculos. Ela também aumenta os níveis de óxido nítrico – uma molécula importante para a circulação e para facilitar o fluxo sanguíneo. O *tai chi*, a meditação, a ioga e a prática da mente alerta são, todos eles, capazes de provocar a resposta do relaxamento. Segundo o Instituto Benson-Henry, de 60% a 90% de todas as consultas a médicos são para queixas relacionadas ao estresse ou afetadas por ele. "Dezenas de doenças e perturbações da saúde são causadas ou agravadas pelo estresse", disse Benson. "Elas incluem a ansiedade, a depressão branda ou moderada, a raiva, a hostilidade, os calores da menopausa, a infertilidade, a TPM, a hipertensão e o infarto. Cada um desses distúrbios pode ser provocado pelo estresse ou exacerbado por ele. E, na medida em que seja esse o caso, a resposta do relaxamento ajuda."[58]

Veja na página seguinte como chegar à "resposta do relaxamento".

Como chorar e rir podem ajudar

Depois de amar, chorar talvez seja a atividade mais benéfica para a cura do coração. Chorar livra o coração da rigidez e tensão muscular. Soluçar estimula o fornecimento de oxigênio. O homem é o único primata capaz de chorar por motivos emocionais. Chorar é a forma de a Natureza liberar a dor do desgosto e prevenir a morte. Qualquer expressão de sentimento ajudará a curar seu coração. Apesar do que nos ensinaram, não é uma fraqueza demonstrar os sentimentos. Na realidade, é muito mais saudável do que "engolir" os sentimentos e fumegar em silêncio.

O riso é um modo de vivenciar sentimentos fortes, da mesma forma que o choro. (Na verdade, o riso vigoroso muitas vezes se transforma em lágrimas.) Quando você ri plenamente, a respiração aumenta, liberando a rigidez no tórax, no diafragma e até mesmo lá embaixo nos músculos da região lombar. Como uma liberação espontânea de energia, o riso tem o potencial de ser extremamente terapêutico.

O riso como caminho para a saúde

Ao longo da vida, Norman Cousins, o célebre jornalista e editor do *Saturday Evening Post*, sofreu de uma série de graves problemas de

COMO FAZER "A RESPOSTA DO RELAXAMENTO"

Reserve de 10 a 20 minutos para tentar esta técnica simples:
- Sente-se em silêncio numa posição confortável.
- Feche os olhos.
- Faça um relaxamento profundo de todos os seus músculos, começando pelos pés e subindo até o rosto. Mantenha-os relaxados.
- Respire pelo nariz. Conscientize-se de sua respiração. Quando expirar, diga para si mesmo em silêncio a palavra *um*. Por exemplo, inspirar... expirar (um), inspirar... expirar (um) e assim por diante. Respire naturalmente, sem esforço.
- Continue por 10 a 20 minutos.
- Você pode abrir os olhos para ver a hora, mas não use despertador. Quando terminar, fique sentado em silêncio por alguns minutos, de início com os olhos fechados e mais tarde com os olhos abertos. Só se levante depois de alguns minutos.

"Não se preocupe em conseguir um nível profundo de relaxamento. Mantenha uma atitude passiva e permita que o relaxamento ocorra no seu próprio ritmo. Quando surgirem pensamentos perturbadores, tente ignorá-los não se apegando a eles; e volte a repetir *um*."

Excerto de *The Relaxation Response*,
do Dr. Herbert Benson, reprodução autorizada

OBSERVAÇÃO: Procure não fazer isso no prazo de duas horas após uma refeição. Segundo Benson, o processo digestivo parece interferir com a produção da resposta do relaxamento.

saúde, entre eles a doença cardíaca e a espondilite anquilosante, um distúrbio caracterizado por inflamação crônica ao longo do esqueleto axial. A certa altura, os médicos lhe deram pouca esperança de sobreviver. Ele não fez caso dessas previsões fatídicas e desenvolveu seu próprio programa de recuperação, que incluía o amor, a esperança, a fé e, graças aos filmes dos irmãos Marx que ele adorava ver, uma enorme quantidade de risos.

Embora acabasse morrendo de falência cardíaca aos 75 anos, Cousins viveu muito mais do que seus médicos previam, um total de 36 anos depois de seu primeiro diagnóstico de doença cardíaca. (Cousins também fez pesquisas sobre a bioquímica das emoções humanas na Escola de Medicina da Universidade da Califórnia, em Los Angeles, e escreveu dois livros importantes sobre a emoção, a cura e a doença – *Anatomy of an Illness* [Anatomia de uma doença] e *The Healing Heart* [O coração curador].)

O sexo: as vantagens da intimidade

Você alguma vez já se perguntou por que alguns idosos parecem muito mais jovens do que sua idade declarada enquanto outros parecem tão mais velhos? Essa observação foi estudada por um gerontologista russo que examinou 15 mil indivíduos com mais de 80 anos em províncias da antiga União Soviética. Ele encontrou vários denominadores comuns ou marcadores para a longevidade. As pessoas que viviam mais declaravam trabalhar ao ar livre, manter altos níveis de atividade física e uma dieta rica em legumes, verduras, frutas e grãos integrais não processados. Mas alguns dos denominadores comuns envolviam os relacionamentos, a intimidade e a sexualidade.

Muitos desses indivíduos continuavam a ter uma vida sexual ativa depois dos 80 e dos 90 anos. E por que não? Casais de idosos que se dedicam um ao prazer do outro podem se adaptar sexualmente ao processo do envelhecimento. No campo emocional, a sexualidade proporciona uma sensação de segurança, de ligação e de intimidade. Quando a sexualidade é uma expressão do amor, as energias dos parceiros podem se fundir em harmonia, como dois diapasões vibrando na mesma frequência. Sentimentos de calor humano, de ligação e de intimidade emocional podem ajudar a abrir nosso coração.

O poder do toque e da massagem

A terapia do toque ou massagem parece estar associada a uma redução dos batimentos cardíacos, redução da pressão sanguínea e aumento da

> ## COMO EXPRESSAR EMOÇÕES (ESPECIALMENTE PARA HOMENS!)
>
> Demonstrar e expressar sentimentos pode ser um enorme desafio para algumas pessoas, em particular para os homens. Mas entrar em contato com seus sentimentos não precisa ser embaraçoso de modo algum. Você não precisa se levantar diante de algum grupo de encontros e abrir o peito para desconhecidos. Pode ser que você só precise de papel e lápis.
>
> Um exercício de escrita desenvolvido pelo psicólogo social James Pennebaker foi testado em dezenas de estudos nos quais era dada aos participantes a tarefa de escrever sobre atividades corriqueiras, como sair para resolver vários assuntos, ou sobre traumas pessoais. A técnica é pura simplicidade. Você descreve seus pensamentos e emoções mais profundos sobre qualquer acontecimento, situação, pessoa ou até mesmo sobre um trauma, por cerca de 15 minutos em quatro noites consecutivas. Pennebaker descobriu que as pessoas que fazem esse exercício simples, em privacidade, revelam melhoras no funcionamento do sistema imune, têm menor probabilidade de consultar médicos, obtêm melhores notas na escola e faltam menos ao trabalho[59].

liberação de endorfinas, resultando numa maior sensação de relaxamento e na elevação do bem-estar. Nos seres humanos, a massagem pode ser considerada um tranquilizante sem absolutamente nenhum efeito colateral!

Você se lembra dos sistemas nervosos parassimpático (da desaceleração) e simpático (da aceleração)? A massagem ativa o sistema parassimpático e proporciona um bom equilíbrio de cura para a típica estimulação simpática excessiva experimentada por indivíduos do tipo A, propensos a problemas coronarianos.

Brincar

Brincar é uma das coisas mais salutares que você pode fazer por seu coração e seu bem-estar emocional. E a maioria dos adultos não faz a menor ideia de como conseguir isso. É claro que as pessoas podem alegar que praticam tênis ou golfe, mas os esportes são diferentes. Embora sejam prazerosos, eles não têm o poder de cura porque envolvem desempenho, competição e a necessidade de vencer! (É só perguntar ao Dr. Jonny como ele se sente depois de perder uma partida de tênis!)

Brincar é outra história. A brincadeira de verdade é espontânea e não tem interesses, regras ou regulamentação, nem mesmo um resultado desejado. Quando brincamos, somos totalmente livres. Quer dizer, fazemos coisas exclusivamente pela alegria e prazer. Quando brincamos, nós ficamos absortos naquilo que estamos fazendo. Saímos de nossa cabeça (e mergulhamos em nosso corpo). Para nós, o tempo para.

Pense em como crianças de 5 ou 6 anos ficam totalmente absortas quando estão pintando. Numa questão de minutos, mais nada importa para elas além das cores, do toque do pincel no papel, do jeito como a tinta goteja, mancha e escorre, do jeito como as cores se misturam e de até que ponto elas conseguem fazer com que a pintura reflita o que está em sua cabeça. Deixar-se levar pela imaginação e pôr no papel o que as inspira é, por um curto período de tempo, a coisa mais importante do mundo para elas. Tudo o mais desaparece – preocupações, medos, desejos, necessidades, fome – e é substituído por uma sensação de envolvimento total, de empolgação, satisfação e gratificação.

Se você conseguir brincar desse jeito, mesmo que apenas parcialmente, vai poder se libertar do estresse e da preocupação, o que ajudará a curar sua mente e seu coração. Por causa desse benefício quase milagroso da brincadeira, nós o incentivamos a brincar como uma criança. Se, como a maioria dos adultos, você esqueceu como se faz, observe crianças e veja como elas agem.

Lembre-se, brincar não tem desfecho nem objetivo. Você precisa brincar só por brincar. E, quando o fizer, procure expressar a criancinha dentro de você. Uma vez que você se conecte a essa sua criança interior – acredite em nós, todos temos uma –, ela o levará a outro nível de cura.

Para encerrar

Os alimentos podem fornecer combustível para seu coração; os suplementos podem lhe dar sustentação; e o exercício pode fortalecê-lo.

Mas nunca deixe de lado os fatores de risco ocultos, os emocionais e os psicológicos, que contribuem para o desenvolvimento das doenças cardíacas tanto quanto o cigarro, uma dieta com alto teor de açúcar, o estresse, a pressão alta e a falta de exercício.

Criar e manter fortes laços emocionais com outras pessoas é uma das melhores estratégias para controle do estresse neste planeta. É também um dos melhores modos de manter o coração saudável e a alma nutrida. Depois do exercício, essa é a atividade mais próxima que temos do que seria uma panaceia. Ela também torna a vida muito mais rica, muito mais divertida e muito mais gratificante.

Aproveite a jornada!

GLOSSÁRIO

Ácido alfa-linolênico (ALA) – ácido graxo ômega-3, de origem vegetal, que ajuda a diminuir a inflamação e é encontrado nas sementes de linhaça, da chia (sálvia-hispânica) e nas nozes.

Ácido docosahexaenoico (DHA) – ácido graxo ômega-3 encontrado sobretudo nos peixes. É particularmente importante para o cérebro.

Ácido eicosapentanoico (EPA) – importante ácido graxo ômega-3 encontrado principalmente nos peixes, especialmente importante para o coração.

Ácido elágico – antioxidante natural encontrado em muitos legumes e frutas, particularmente nas framboesas, nos morangos, uvas e romãs. Tem sido pesquisado por suas propriedades anticancerígenas.

Ácido fólico – uma vitamina B hidrossolúvel, necessária ao desenvolvimento adequado do corpo humano e à criação de novas células saudáveis. O ácido fólico é a forma sintética (manufaturada) do folato, encontrado naturalmente em certos alimentos.

Ácido linoleico conjugado (CLA) – a gordura trans "boa", encontrada na carne e no leite de animais alimentados em regime de pastoreio. Um grande número de pesquisas mostrou que tem propriedades anticancerígenas e também contribui positivamente para a constituição corporal (diminuição das gorduras do corpo).

Ácidos biliares – fluido complexo encontrado na bile dos mamíferos. Atuam como detergentes e ajudam na absorção de gorduras. Os ácidos biliares são produzidos a partir do colesterol do fígado e armazenados na vesícula biliar.

Ácidos graxos – os componentes fundamentais da gordura.

Ácidos graxos monoinsaturados – gorduras essenciais presentes na dieta mediterrânea, associadas a índices mais baixos de doenças cardíacas. São encontrados nas frutas secas e no azeite de oliva. Também são chamados de ômega-9.

Ácidos graxos ômega-3 – uma classe de ácidos graxos poli-insaturados que têm grandes propriedades anti-inflamatórias e são importantes para o cérebro e o coração.

Ácidos graxos ômega-6 – uma classe de ácidos poli-insaturados encontrados nos óleos vegetais. São pró-inflamatórios, sobretudo quando não suficientemente equilibrados com os ômega-3.

Ácidos graxos poli-insaturados – grande classe de ácidos graxos com muitos membros, incluindo tanto os ômega-3 quanto os ômega-6; encontrados em óleos vegetais, nozes, castanhas, amêndoas e peixes.

Ácidos graxos saturados – um ácido graxo em que não há ligações duplas. As gorduras saturadas são encontradas principalmente em alimentos de origem animal e são sólidas em temperatura ambiente.

Ácidos graxos trans – classe especial de gorduras que se formam quando as gorduras líquidas se solidificam mediante o acréscimo de átomos de hidrogênio; óleos vegetais hidrogenados ou parcialmente hidrogenados.

Açúcar – substância doce, cristalina, obtida de diversas plantas (sobretudo da beterraba e da cana-de-açúcar).

Adrenalina (também conhecida como epinefrina) – hormônio secretado pelas glândulas suprarrenais que aumenta a frequência cardíaca, estreita os vasos sanguíneos e participa da reação de "luta ou fuga".

Alicina – principal componente biologicamente ativo do alho, responsável por sua atividade antibacteriana de amplo espectro.

Aminoácidos – moléculas que se ligam para formar proteínas.

Angina – dor ou desconforto no peito que ocorre quando o coração não recebe sangue suficiente.

Antocianinas – compostos encontrados em plantas, principalmente em bagas (morango, amora, framboesa etc.), que têm propriedades antioxidantes poderosas. As antocianinas fornecem os pigmentos responsáveis pelas cores vivas da maioria das bagas.

Artéria – cada um dos vasos sanguíneos que transportam o sangue oxigenado do coração para todas as partes do corpo.

Astaxantina – poderoso antioxidante encontrado basicamente no salmão selvagem (não criado em cativeiro) e no camarão. É responsável pela cor avermelhada do salmão.

Aterogênico – capaz de produzir ateromas (placas compostas principalmente por depósitos de gordura) nas artérias.

Aterosclerose – doença em que as artérias se adensam, as paredes inflamam e ocorrem acúmulo de materiais e formação de placas. Geralmente conhecida como "endurecimento das artérias".

Átomo – o menor componente de um elemento que tem as propriedades químicas desse elemento.

Balsas lipídicas – regiões das membranas celulares que desempenham um papel nas vias de sinalização intracelular. São particularmente ricas em colesterol.

Betabloqueador – classe de medicamentos usados para as arritmias cardíacas, hipertensão e enxaqueca. Reduzem os efeitos dos hormônios do estresse, como a adrenalina.

Bifurcação – separação em duas partes ou ramos, como acontece quando o duto principal de um vaso sanguíneo se divide para formar dois vasos menores.

Calcificação (como nas artérias) – processo que resulta no acúmulo de cálcio nos tecidos macios, como artérias e válvulas cardíacas, fazendo-as enrijecer.

Carboidratos – um dos três "macronutrientes" ou classes de alimentos (os outros são as proteínas e as gorduras). Os carboidratos incluem os açúcares e os amidos.

Citocina – termo genérico para substâncias químicas inflamatórias produzidas por uma variedade de células no corpo, incluindo aquelas do tecido adiposo (que armazenam gordura).

Coágulo sanguíneo (também conhecido como trombo) – os coágulos sanguíneos se formam quando ocorre lesão no revestimento de um vaso sanguíneo. A coagulação normal é um importante mecanismo que auxilia o organismo a reparar os vasos sanguíneos lesionados. Quando sua formação é desnecessária, entretanto, pode haver consequências potencialmente graves.

Coenzima Q_{10} (CoQ_{10}) – substância semelhante a uma vitamina, encontrada em todas as células do corpo; essencial para a produção da molécula de energia do corpo, o ATP; poderoso antioxidante aprovado desde 1974 no Japão, onde é usado no tratamento de insuficiência cardíaca. É significativamente reduzida por medicamentos com estatina.

Colesterol (inclui o colesterol sérico) – esterol ceroso que é um componente essencial das membranas celulares. (Um esterol é um tipo particular de gordura.) É o principal esterol sintetizado pelos animais e é importante para a produção de hormônios sexuais, da vitamina D e dos ácidos biliares.

Colesterol total – soma total de todos os "tipos" de colesterol quantificados no sangue. Inclui o colesterol LDL e o HDL, bem como os menos conhecidos VLDL e IDL. As taxas de colesterol apontadas em exames se referem à soma total das frações LDL, HDL e VLDL.

Cortisol – hormônio esteroide produzido pela glândula suprarrenal. É o principal "hormônio do estresse" do corpo.

Diabetes tipo 1 – doença autoimune que resulta na destruição das células que produzem insulina no pâncreas. Os diabéticos de tipo 1 não produzem insulina suficiente, e a doença costuma ser fatal, a menos que seja tratada com insulina (por meio de injeções, inalações ou bombas de insulina).

Diabetes tipo 2 – doença crônica em que as células "ignoram" a insulina (ver *Resistência à insulina*), resultando geralmente em níveis perigosamente altos de açúcar no sangue e de insulina. De 90% a 95% dos diabéticos têm esse tipo de diabetes, doença associada ao estilo de vida.

Dieta mediterrânea – designação geral das dietas de regiões do mar Mediterrâneo nas quais predominam frutas, legumes e verduras, cereais integrais, azeite de oliva, leguminosas, nozes, amêndoas, castanhas, peixes e pequenas quantidades de carne vermelha.

Disfunção endotelial (ED) – disfunção das células que revestem a superfície interna de todos os vasos sanguíneos. Uma das características principais da disfunção endotelial é a incapacidade de as artérias se dilatarem (se abrirem) totalmente. A disfunção endotelial contribui para o surgimento de diversas doenças, inclusive o diabetes, e está sempre associada às doenças cardíacas.

DL-alfa tocoferol – forma sintética da vitamina E.

Dolicóis – importantes para a síntese das glicoproteínas, as quais, por sua vez, são importantes para as emoções, a identificação das células, as mensagens enviadas às células e a defesa imunológica. Os medicamentos com estatina reduzem os dolicóis, pois sua produção segue os mesmos processos utilizados na criação do colesterol, e os medicamentos com estatina entravam esses processos. Uma menor disponibilidade biológica de dolicóis pode afetar todos os processos celulares do corpo.

D-ribose – molécula produzida nas células do corpo e usada para a função celular.

Eicosanoides – míni-hormônios que controlam processos metabólicos do corpo; também chamados de prostaglandinas.

Elétrons – partículas subatômicas com carga elétrica negativa que circundam o núcleo do átomo.

Endocrinologia – estudo dos hormônios e da função por eles exercida no corpo.

Endotélio – a fina camada de células que reveste a superfície interna dos vasos sanguíneos.

Enzima – proteína complexa que aumenta o ritmo em que ocorrem certos processos químicos sem, no entanto, sofrerem alterações em sua composição química.

Epinefrina (também conhecida como adrenalina) – importante hormônio do estresse secretado pelas glândulas suprarrenais.

Esqualeno – precursor metabólico dos esteroides.

Estatinas – uma classe de medicamentos usados para diminuir o colesterol. Também conhecidas como inibidores da HMG-redutase.

Estresse agudo – um tipo de estresse que, geralmente, é de curta duração; pode ser emocionante e excitante, como descer por uma pista de esqui perigosa, mas também desagradável, como a raiva ou uma dor de cabeça.

Estresse crônico – o estresse opressivo que vai consumindo as pessoas dia após dia, ano após ano. É tido como um dos fatores responsáveis pelas doenças cardíacas.

Estresse oxidativo – dano causado às células pelos radicais livres das moléculas de oxigênio; é outro termo usado para designar a oxidação ou o dano oxidativo.

Estrógeno – família de hormônios que desempenha cerca de quatrocentas funções no corpo humano; produzido sobretudo nos ovários e nas glândulas adrenais; é conhecido como o "hormônio feminino", mas está presente tanto nas mulheres como nos homens.

Estudo controlado por placebo – modo de testar em um experimento científico no qual um grupo (ou mais) recebe o tratamento ou o medicamento e outro grupo (o de controle) recebe uma substância inerte (o placebo).

Estudo dos Sete Países – estudo realizado por Ancel Keys para demonstrar que o colesterol e a gordura consumidos na alimentação são as principais causas das doenças cardíacas. Esse estudo foi posteriormente criticado por sua parcialidade e insuficiência metodológica.

Estudo duplo-cego – estudo em que nem os participantes nem os pesquisadores sabem quais sujeitos do experimento recebem um medicamento ativo e quais recebem um placebo. Acredita-se que o estudo duplo-cego minimiza o efeito das expectativas do pesquisador e do sujeito no experimento.

Estudo randomizado – estudo em que os indivíduos são aleatoriamente designados para tratamento ou grupos de controle.

Farnesil-PP (farnesil pirofosfato) – intermediário na via da HMG-CoA redutase.

Fator nuclear kappa B (NF-kB) – um "sensor do tabaco" que detecta as ameaças perigosas, como os radicais livres e os agentes infecciosos, e que responde desencadeando respostas inflamatórias nas doenças crônicas. É produzido pela via do mevalonato e inibido pelos fármacos que contêm estatinas.

Fibra – componente indigerível dos alimentos, geralmente proveniente de alimentos vegetais e associado a um menor risco de doenças cardíacas, diabetes, obesidade e câncer.

Fibratos – classe de fármacos usados para diminuir o colesterol e os triglicérides.

Fibrina – proteína essencial à coagulação do sangue.

Fibrinogênio – proteína que é convertida em fibrina durante o processo de coagulação do sangue.

Flavanos – grupo de pigmentos vegetais que inclui as antocianinas e são benéficos à saúde.

Flavonoides – compostos vegetais que têm atividade antioxidante e anti-inflamatória. Não podem ser sintetizados em nosso organismo, podendo ser obtidos por frutas, legumes, verduras e chás de ervas.

Frutose – açúcar comum nas frutas, encontrado naturalmente no mel, nas bagas, nas frutas e na maioria dos tubérculos. O açúcar comum é metade glicose, metade frutose. O mais prejudicial dos açúcares é aquele ingerido em forma concentrada, como no xarope de milho com alta concentração de frutose ou o "néctar" de agave. Causa resistência à insulina, esteatose hepática (acúmulo de gordura no fígado) e altas taxas de triglicérides.

Geranil-PP (geranil pirofosfato) – produto da condensação de dimetalil-PP e isopentil-PP.

Glândulas suprarrenais – glândulas endócrinas situadas na parte superior dos rins. Secretam os hormônios do estresse, como o cortisol e a adrenalina.

Glicação – resultado da ligação de uma molécula de proteína com uma molécula de açúcar. Também conhecida como glicosilação não enzimática.

Glicocorticoides – classe de hormônios esteroides produzidos pelas glândulas suprarrenais. O cortisol é o glicocorticoide mais importante.

Glicose – um açúcar simples, componente da maioria dos carboidratos. O açúcar comum contém 50% de glicose. Glicemia é o nome dado à quantidade de glicose existente no sangue.

Glucagon – hormônio "irmão" da insulina, produzido no pâncreas. Aumenta quando os níveis de açúcar no sangue estão baixos. Ajuda a neutralizar os efeitos da insulina.

Gordura – uma das três classes principais dos nutrientes conhecidos como "macronutrientes" (os outros são as proteínas e os carboidratos). É formada por unidades minúsculas, chamadas de ácidos graxos.

Grupo de controle – em um experimento científico, grupo tratado de modo absolutamente idêntico ao grupo experimental, a não ser pelo fato de não receber o medicamento ou o tratamento que está sendo testado. Nos testes com medicamentos, o grupo de controle só é tratado com placebo. Os efeitos do medicamento ou do tratamento são avaliados no grupo experimental e, em seguida, são comparados com o grupo de controle.

Hemocromatose – distúrbio que resulta em excesso de ferro no organismo e que deve ser absorvido a partir do trato gastrintestinal.

Hipertensão – elevação anormal da pressão arterial.

Hipertrofia do ventrículo esquerdo – aumento (hipertrofia) do tecido muscular que forma a parede da principal câmara de bombeamento do coração (o ventrículo esquerdo).

Hiperviscosidade – aumento da viscosidade sanguínea.

Hipótese dieta-coração – ideia de que gorduras saturadas e colesterol causam as doenças cardíacas ou contribuem para seu surgimento.

HMG-CoA redutase – enzima que desempenha um papel fundamental na produção de colesterol no fígado.

Homeostase – palavra derivada do grego [*homeo*, "similar" ou "igual", e *stasis*, "estático"] que significa "permanecer estável" ou "permanecer igual". Um estado de equilíbrio relativamente estável.

Homocisteína – aminoácido encontrado no sangue. Em alto nível de concentração, aumenta a probabilidade de doenças cardíacas, AVCs, osteoporose e doença de Alzheimer. A homocisteína pode ter seus níveis reduzidos pelo ácido fólico e pelas vitaminas B_6 e B_{12}.

Hormônios – mensageiros químicos que viajam pela corrente sanguínea e afetam a função sexual, o crescimento, o desenvolvimento, o humor e muitos outros processos metabólicos.

Inadaptação – adaptação falha ou inadequada; uma característica que se tornou mais prejudicial do que benéfica.

Infarto do miocárdio – ataque do coração.

Inflamação aguda – resposta dos tecidos a uma lesão, de ocorrência geralmente repentina. Os exemplos incluem as lesões nos joelhos ou nas costas, abscessos e erupções cutâneas.

Inflamação crônica – inflamação prolongada e persistente que, muitas vezes, não é percebida devido à ausência de dor. É um componente crítico de quase todas as doenças degenerativas. A inflamação crônica e persistente das paredes vasculares é uma das causas principais das doenças cardíacas.

Inibidores seletivos da COX-2 – classe de compostos anti-inflamatórios (em geral medicamentos) que inibem as enzimas do corpo chamadas COX (ciclo-oxigenase). A COX-1 mantém o revestimento normal do estômago, enquanto a COX-2 aumenta a resposta à inflamação. Inibidores COX-2 reduzem a inflamação, deixando o COX-1 sozinho.

Insulina – hormônio responsável pela redução da taxa de glicose no sangue ao promover o ingresso de glicose nas células. Essencial no consumo de carboidratos, na síntese de proteínas e no armazenamento de lipídios. Quando demasiado alto, de longa duração e ocorrência frequente, favorece o surgimento do diabetes, doenças cardíacas e envelhecimento.

Isquemia cardíaca (também conhecida como isquemia do miocárdio) – diminuição do fluxo sanguíneo que reduz o suprimento de oxigênio no coração. Pode lesionar o músculo cardíaco.

Keys, Ancel (1904-2004) – pesquisador e cientista norte-americano cujo Estudo sobre Sete Países parecia demonstrar que o colesterol sérico estava estreitamente associado às doenças das artérias coronárias. Convenceu muitos de seus conterrâneos, bem como as principais organizações de saúde do país, a aprovar e adotar uma dieta pobre em gorduras.

L-carnitina – composto semelhante a uma vitamina, que transporta os ácidos graxos para a mitocôndria das células, onde podem ser "queimados" de modo a produzir energia.

Lipoproteína de alta densidade (HDL) – complexo de lipídios e proteínas que transporta o colesterol no sangue; é comumente considerado como o colesterol "bom".

Lipoproteína de baixa densidade (LDL) – um dos cinco grupos principais de lipoproteínas que transportam diferentes tipos de moléculas, incluindo o colesterol, ao longo da corrente sanguínea. Popularmente conhecida como "mau" colesterol.

Lipoproteína de densidade intermediária (IDL) – um dos cinco grupos mais importantes de lipoproteínas que transportam diferentes tipos de moléculas, inclusive o colesterol, pela corrente sanguínea.

Lipoproteínas – estruturas que transportam gorduras, principalmente o colesterol e os triglicérides, de um lugar para outro na corrente sanguínea.

Lipoproteínas de muito baixa densidade (VLDL) – um dos cinco tipos de lipoproteínas, pacotes que transportam substâncias como o colesterol e os triglicérides pela corrente sanguínea.

Lumbroquinase (também conhecida como *boluoke*) – extrato [farinha] de minhocas que reduz a viscosidade (espessura) do sangue. Ao desintegrar o fibrinogênio, ajuda a "afinar" o sangue e a impedir a formação de coágulos.

Macrófagos – glóbulos brancos que atacam organismos invasores, tais como as bactérias e os fungos.

Magnésio – mineral que ajuda a baixar a pressão alta.

Metanálise – um "estudo dos estudos" que combina os dados de diversos estudos que remetem a um conjunto de hipóteses de pesquisas relacionadas; um procedimento estatístico para a combinação dos dados obtidos por uma multiplicidade de estudos.

Mitocôndrias – as centrais elétricas de cada célula nas quais se produz energia.

Monócitos – um tipo de glóbulos brancos que atacam bactérias ou vírus.

Mortalidade por qualquer causa – morte sem uma causa específica.

Morte por vodu – termo cunhado pelo fisiologista Walter Cannon, que se refere ao fenômeno da morte súbita provocada por um forte impacto emocional, por estresse ou medo.

Natoquinase – enzima extraída do alimento japonês chamado *natto* (preparado com soja fermentada). Afina naturalmente o sangue e elimina coágulos (tem efeito semelhante ao da lumbroquinase).

Neurotransmissores – substâncias químicas produzidas principalmente no cérebro, que transmitem informações. Alguns exemplos são a serotonina, a dopamina e a epinefrina.

Niacina (ácido nicotínico, vitamina B_3) – frequentemente usada para baixar o colesterol LDL e/ou aumentar o HDL.

Núcleo lipídico – um componente importante da "placa vulnerável" (placa propensa ao rompimento). Cerca de 40% da placa vulnerável é formada pelo núcleo lipídico.

Nutracêutico – combinação das palavras "nutrição" e "farmacêuticos"; um suplemento que traz benefícios para a saúde.

Óleo hidrogenado ou parcialmente hidrogenado – processo de incorporação de hidrogênio em óleo vegetal chamado de hidrogenação. O óleo se mantém por mais tempo em bom estado de conservação, mas também produz a gordura trans, o mais perigoso de todos os ácidos graxos.

Oxidação (também conhecida como *dano oxidativo*) – dano na pele, nos órgãos e nas artérias causado por radicais livres; acompanhado de inflamação, um dos causadores de doenças cardíacas, associado também a muitas outras doenças.

Oxitocina – uma substância química frequentemente chamada de "hormônio do amor". É liberada durante a amamentação e o sexo. Pode provocar uma grande necessidade de conectar-se com os demais.

Padrão A – distribuição desejável das partículas de LDL em que predominam as partículas grandes, esponjosas e inócuas.

Padrão B – distribuição indesejável das partículas de LDL em que predominam as partículas pequenas e aterogênicas.

Pantetina – forma biologicamente ativa da vitamina B_5, comumente usada para baixar o colesterol.

Pirofosfato de isopentenilo (IPP) – um intermediário na via da HMG-CoA redutase.

Placa (placa aterosclerótica) – depósito de gordura e de outras substâncias que se acumulam no revestimento das paredes arteriais.

Plaquetas – partícula do sangue, semelhante a uma célula, que é uma parte importante da coagulação sanguínea.

Polifenóis – classe de substâncias químicas das plantas, muitas das quais têm benefícios significativos para a saúde.

Pressão arterial – pressão exercida contra as paredes dos vasos sanguíneos pelo sangue em circulação.

Prevenção primária – tratamento para prevenir um eventual primeiro ataque ao coração.

Prevenção secundária – tratamento para prevenir novo ataque ao coração em pacientes que já tenham sofrido um ou mais desses ataques.

Produtos finais da glicação avançada (PGAs) – produtos resultantes de uma reação em que uma molécula de açúcar se liga a uma molécula de proteína. Os PGAs estão relacionados a muitas doenças crônicas, como diabetes e disfunções cardíacas.

Progesterona – importante hormônio secretado pelo sistema reprodutivo feminino.

Proteína – um dos três "macronutrientes" ou classes de alimentos (os outros são os carboidratos e as gorduras).

Proteína C-Reativa – proteína presente no sangue, usada como medida sistêmica da inflamação.

Proteínas preniladas – proteínas ligadas às membranas.

Pterostilbeno – substância química associada ao resveratrol e encontrada nos mirtilos e nas uvas; pode ter importantes benefícios para a saúde.

Radicais livres – moléculas destrutivas existentes no corpo; podem ser lesivas às células e ao DNA, ao provocar "estresse oxidativo".

Redução absoluta de risco – quantidade total de redução de risco decorrente da ingestão de determinado medicamento ou da adoção de determinada dieta. Por exemplo, se a expectativa for de que 3% dos sujeitos do experimento morram ao longo de uma década, mas nesse mesmo período só morreram, *de fato*, 2% dos que tomaram o medicamento, a redução absoluta de risco será de 1%.

Redução relativa de risco – redução de risco expressa como a diferença percentual entre o que é esperado e o que é observado. No exemplo anterior, a diferença entre os 3% de mortes esperadas e os 2% de mortes observadas seria expressa como uma redução de 33% no *risco relativo*, um número muito mais impressionante, porém muito ilusório.

Resistência à insulina – doença em que as células param de "escutar" a insulina, resultando em altos níveis de açúcar e insulina no sangue. A resistência à insulina é associada à síndrome metabólica e ao diabetes tipo 2.

Selenoproteínas – uma classe de proteínas que contêm um mineral essencial, o selênio.

Síndrome metabólica – termo designativo de um grupo de fatores de risco que aparecem simultaneamente e aumentam a probabilidade da ocorrência de doenças coronárias, AVCs e diabetes tipo 2. Também conhecida como pré-diabetes, caracteriza-se pela resistência à insulina, por altas taxas de triglicérides, por gordura abdominal, pressão arterial alta, baixo nível de colesterol HDL e excesso de glicose no sangue (hiperglicemia).

Taxa glicêmica – medida de quanto uma porção (especificamente 50 g) de determinado alimento aumenta a glicemia.

Testosterona – principal hormônio sexual masculino, pertencente à família dos esteroides; nos homens, é produzida nos testículos, e nas mulheres (ainda que em menor quantidade), nos ovários.

Tocoferóis – classe de quatro compostos químicos estreitamente relacionados que pertencem à família da vitamina E.

Tocotrienóis – uma classe de antioxidantes potentes e nutrientes saudáveis para o coração, pertencentes à família da vitamina E.

Trifosfato de adenosina (ATP) – a molécula responsável pelo armazenamento da energia no corpo.

Triglicérides – principal forma de gordura encontrada no corpo e na alimentação, quase sempre quantificada em um exame de sangue padrão; em altos níveis, aumentam o risco de doenças cardíacas e são uma característica da síndrome metabólica.
Trombo – coágulo de sangue que se forma no sistema vascular e obstrui o fluxo sanguíneo.
Vasodilatação – dilatação (alargamento) dos vasos sanguíneos a partir do relaxamento muscular da parede dos vasos, resultando em baixa da pressão arterial.
Via do mevalonato (via da HMG-CoA redutase) – via bioquímica que produz colesterol e coenzima Q_{10}, além de outros compostos importantes, como os dolicóis.
Vitamina D ou alfa tocoferol – uma das oito formas da vitamina E.
Xarope de milho com alta concentração de glicose – adoçante feito pelo processamento do xarope de milho para aumentar o nível de frutose.
Yudkin, John (1910-1995) – fisiologista e cientista inglês. Pesquisador pioneiro no estudo das relações entre o açúcar e as doenças degenerativas, tornou-se mundialmente conhecido por seu livro sobre o açúcar, *Pure, White and Deadly*.

NOTAS

CAPÍTULO 1

1. M. de Lorgeril et al., "Mediterranean Diet, Traditional Risk Factors, and the Rate of Cardiovascular Complications after Myocardial Infarction: Final Report of the Lyon Diet Heart Study", *Circulation* 99, nº 6 (1999): 779-85.
2. Channing Laboratory, "History", *The Nurses' Health Study*, www.channing.harvard.edu/nhs/?page_id=70.
3. Ibid.
4. M. de Lorgeril et al., "Mediterranean Alpha-Linolenic Acid-Rich Diet in Secondary Prevention of Coronary Heart Disease", *The Lancet*, nº 143 (1994): 1454-9.
5. J. Kastelein et al., "Simvastatin with or without Ezetimibe in Familial Hypercholesterolemia", *New England Journal of Medicine* 358, nº 14 (2008): 1431-3.
6. F. B. Hu et al., "Primary Prevention of Coronary Heart Disease in Women through Diet and Lifestyle", *New England Journal of Medicine* 343, nº 1 (2000): 16-12.
7. Ibid.

CAPÍTULO 2

1. H. Herper, "America's Most Popular Drugs", *Forbes*, 19 abr. 2011, www.forbes.com/sites/matthewherper/2011/04/19/americas-most-popular-drugs.
2. D. J. DeNoon, "The 10 Most Prescribed Drugs", *WebMD Health News*, 20 abr. 2011, www.webmd.com/news/20110420/the-10-most-prescribed-drugs.

3. Universidade de Minnesota, School of Public Health, *Health Revolutionary: The Life and Work of Ancel Keys*, transcrição em PDF de um documentário em vídeo, 2002, www.asph.org/movies/keys.pdf.
4. A. Keys, org., *Seven Countries: A Multivariate Analysis of Death and Coronary Heart Disease* (Cambridge, MA: Harvard University Press, 1980); A. Keys, "Coronary Heart Disease in Seven Countries", *Circulation* 41, nº 1 (1970): 1-211.
5. M. Kendrick, *About Cavement's Diet*, comentários sobre o foro de discussões publicado no *site da* International Network of Cholesterol Skeptics, 12 fev. 2002, www.thincs.org/discuss.cavemen.htm.
6. M. Kendrick, *The Great Cholesterol Con* (Londres: John Blake, 2007), 53.
7. U. Ravnskov, *Ignore the Awkward* (Seattle: CreateSpace, 2010).
8. I. H. Page et al., "Dietary Fat and Its Relation to Heart Attacks and Strokes", *Circulation* 23 (1961): 133-6.
9. G. Taubes, "The Soft Science of Dietary Fat", *Science* 291, nº 5513 (2001): 2536-45.
10. Ibid.
11. Universidade de Maryland, "Trans Fats 101", University of Maryland Medical Center, última modificação 3 nov. 2010, www.umm.edu/features/transfats.htm.
12. Multiple Risk Factor Intervention Trial Research Group, "Multiple Risk Factor Intervention Trial", *Journal of the American Medical Association* 248, nº 12 (1982): 1465-77.
13. Ibid.
14. "The Lipid Research Clinics Coronary Primary Prevention Trial Results", *Journal of the American Medical Association* 251, nº 3 (1984): 351-74.
15. M. Madjid et al., "Thermal Detection of Vulnerable Plaque", *American Journal of Cardiology* 90, nº 10 (2002): L36-L39.
16. W. Castelli, "Concerning the Possibility of a Nut...", *Archives of Internal Medicine* 152, nº 7 (1992): 1371-2.
17. G. V. Mann, "Coronary Heart Disease – 'Doing the Wrong Things'", *Nutrition Today* 20, nº 4 (1985): 12-4.
18. Ibid.
19. M. F. Oliver, "Consensus or Nonsensus Conferences on Coronary Heart Disease", *The Lancet* 325, nº 8437 (1985): 1087-9.
20. National Institutes of Health Consensus Development Conference Statement, 10-12 dez. 1984.
21. National Institutes of Health, "News from the Women's Health Initiative: Reducing Total Fat Intake May Have Small Effect on Risk of Breast Cancer,

No Effect on Risk of Colorectal Cancer, Heart Disease, or Stroke", *NIH News*, última modificação 7 fev. 2006, www.nih.gov/news/pr/feb2006/nhlbi-07.htm.
22. A. Ottoboni e F. Ottoboni, "Low-Fat Diet and Chronic Disease Prevention: The Women's Health Initiative and Its Reception", *Journal of American Physicians and Surgeons* 12, nº 1 (2007): 10-3.
23. G. Kolata, "Low-Fat Diet Does Not Cut Health Risks, Study Finds", *New York Times*, 8 fev. 2006.
24. D. Lundell, *The Cure for Heart Disease* (Scottsdale: Publishing Intellect, 2012).
25. M. de Lorgeril, *A Near-Perfect Sexual Crime: Statins Against Cholesterol* (França: A4 set. 2011).

CAPÍTULO 3

1. J. M. Gaziano et al., "Fasting Triglycerides, High-Density Lipoprotein, and Risk of Myocardial Infarction", *Circulation* 96, nº 8 (1997): 2520-5.
2. D. Harman, "Aging: A Theory Based on Free Radical and Radiation Chemistry", *Journal of Gerontology* 11, nº 3 (1956): 298-300; D. Harman, "Free Radical Theory of Aging", in *Free Radicals and Aging*, orgs. I. Emerit e B. Chance (Basileia, Suíça: Birkhäuser, 1992).
3. "Some Good Cholesterol Is Actually Bad, Study Shows", *Science Daily*, acessado em 12 set. 2011, www.sciencedaily.com/releases/2008/12/08120108173.htm.
4. Ibid.
5. D. Lundell, *The Cure for Heart Disease* (Scottsdale: Publishing Intellect, 2012).

CAPÍTULO 4

1. M. Houston, M.D., M.S., diretor do Hipertension Institute of Tennessee, 2 maio 2012, comunicação telefônica.
2. D. C. Goff et al., "Insulin Sensitivity and the Rise of Incident Hypertension", *Diabetes Care* 26, nº 3 (2003): 805-9, doi.
3. "Too Much Insulin a Bad Thing for the Heart?" *Science Daily*, última modificação 19 abr. 2010, www.sciencedaily.com/releases/2010/04/100419233109.htm.
4. V. Marigliano et al., "Normal Values in Extreme Old Age", *Annals of the New York Academy of Sciences* 673 (1992): 23-8.
5. J. O'Connell, *Sugar Nation: The Hidden Truth Behind America's Deadliest Habit and the Simple Way to Beat It* (Nova York: Hyperion Books, 2011), 78.
6. Ibid.
7. G. Taubes, "Is Sugar Toxic?" *New York Times Magazine*, 13 abr. 2011.

8. "Findings and Recommendations on the Insulin Resistance Syndrome", American Association of Clinical Endocrinologists, Washington, D.C., 25-26 ago. 2002.
9. Ibid.
10. M. Miller, "What Is the Association Between the Triglyceride to High-density Lipoprotein Cholesterol Ratio and Insulin Resistance?" *Medscape Education*, www.medscape.org/viewarticle/588474; T. McLaughlin et al., "Use of Metabolic Markers to Identify Overweight Individuals Who Are Insulin Resistant", *Annals of Internal Medicine* 138, nº 10 (2003): 802-9.
11. Johns Hopkins Medicine, "The New Blood Lipid Tests-Sizing Up LDL Cholesterol", *Johns Hopkins Health Alerts*, última modificação 13 jun. 2008, www.johnshopkinshealthalerts.com/reports/heart_health/1886-1.html.
12. Taubes, "Is Sugar Toxic?"
13. G. V. Mann, *Coronary Heart Disease: The Dietary Sense and Nonsense* (Londres: Janus, 1993).
14. G. V. Mann et al., "Atherosclerosis in the Masai", *American Journal of Epidemiology* 95, nº 1 (1972): 26-37.
15. J. Yudkin, *Sweet and Dangerous* (Nova York: Wyden, 1972).
16. A. Keys, "Letter: Normal Plasma Cholesterol in a Man Who Eats 25 Eggs a Day", *New England Journal of Medicine* 325, nº 8 (1991): 584.
17. National Institutes of Health, "National Cholesterol Education Program", *National Heart, Lung, and Blood Institute*, última modificação out. 2011, www.nhIbi.nih.gov/about/incep.
18. www.who.int/dietphysicalactivity/publications.
19. J. Eilperin, "U.S. Sugar Industry Targets New Study", *Washington Post*, 23 abr. 2003, www.washingtonpost.com/ac2/wp-dyn/A17583-2003Apr22?language=printer.
20. J. Casey, "The Hidden Ingredient That Can Sabotage Your Diet", *MedicineNet*, última modificação 3 jan. 2005, www.medicinenet.com/script/main/art.asp?articlekey=56589.
21. Taubes, "Is Sugar Toxic?"
22. L. Tappy et al., "Metabolic Effects of Fructose and the Worldwide Increase in Obesity", *Physiological Reviews* 90, nº 1 (2010): 23-46; M. Dirlewanger et al., "Effects of Fructose on Hepatic Glucose Metabolism in Humans", *American Journal of Physiology, Endocrinology, and Metabolism* 279, nº 4 (2000): E907-11.
23. S. S. Elliott et al., "Fructose, Weight Gain, and the Insulin Resistance Syndrome", *American Journal of Clinical Nutrition* 76, nº 5 (2002): 911-22; K. A. Lê e L. Tappy, "Metabolic Effects of Fructose", *Current Opinion in*

Clinical Nutrition and Metabolic Care 9, nº 4 (2006): 469-75; Y. Rayssiguier et al., "High Fructose Consumption Combined with Low Dietary Magnesium Intake May Increase the Incidence of the Metabolic Syndrome by Inducing Inflammation", *Magnesium Research Journal* 19, nº 4 (2006): 237-43.
24. K. Adeli e A. C. Rutledge, "Fructose and the Metabolic Syndrome: Pathophysiology and Molecular Mechanisms", *Nutrition Reviews* 65, nº 6 (2007): S13-S23; K. A. Lê e L. Tappy, "Metabolic Effects of Fructose".
25. "Fructose Metabolism by the Brain Increases Food Intake and Obesity, Study Suggests", *Science Daily*, www.sciencedaily.com/releases/2009/03/090325091811.htm.

CAPÍTULO 5

1. F. B. Hu et al., "Meta-analysis of Prospective Cohort Studies Evaluating the Association of Saturated Fat with Cardiovascular Disease", *American Journal of Clinical Nutrition* 91, nº 3 (2010): 502-9.
2. R. S. Kuipers et al., "Saturated Fat, Carbohydrates, and Cardiovascular Disease", *Netherlands Journal of Medicine* 69, nº 9 (2011): 372-8.
3. F. de Meester e A. P. Simopoulos, orgs., "A Balanced Omega-6/Omega-3 Fatty Acid Ratio, Cholesterol and Coronary Heart Disease", *World Review of Nutrition and Dietetics* 100 (2009): 1-21; T. Hamazaki, Y. Kirihara e Y. Ogushi, "Blood Cholesterol as a Good Marker of Health in Japan", *World Review of Nutrition and Dietetics* 100 (2009): 63-70.
4. Japan Atherosclerosis Society, "Japan Atherosclerosis Society (JAS) Guidelines for Prevention of Atherosclerotic Cardiovascular Diseases", *Journal of Atherosclerosis and Thrombosis* 14, nº 2 (2007): 5-57; de Meester e Simopoulos, "A Balanced Omega-6/Omega-3 Fatty Acid Ratio, Cholesterol and Coronary Heart Disease".
5. T. Hamazaki et al., "Blood Cholesterol as a Good Marker of Health in Japan", *World Review of Nutrition and Dietetics* 100 (2009): 63-70; de Meester e Simopoulos, "A Balanced Omega-6/Omega-3 Fatty Acid Ratio".
6. D. M. Dreon et al., "Change in Dietary Saturated Fat Intake Is Correlated with Change in Mass of Large Low-density Lipoprotein Particles in Men", *American Journal of Clinical Nutrition* 67, nº 5 (1998): 828-36.
7. D. M. Herrington et al., "Dietary Fats, Carbohydrate, and Progression of Coronary Atherosclerosis in Postmenopausal Women", *American Journal of Clinical Nutrition* 80, nº 5 (2004): 1175-84.
8. Ibid.

9. R. H. Knopp e Barbara M. Retzlaff, "Saturated Fat Prevents Coronary Artery Disease? An American Paradox", *American Journal of Clinical Nutrition* 80, nº 5 (2004): 1102-3.
10. M. B. Katan et al., "Dietary Oils, Serum Lipoproteins, and Coronary Heart Disease", *American Journal of Clinical Nutrition* 61, nº 6 (1995): 13685-735.
11. S. Liu et al., "A Prospective Study of Dietary Glycemic Load, Carbohydrate Intake, and Risk of Coronary Heart Disease in U.S. Women", *American Journal of Clinical Nutrition* 71, nº 6 (2000): 1455-61.
12. M. U. Jakobsen et al., "Intake of Carbohydrates Compared with Intake of Saturated Fatty Acids and Risk of Myocardial Infarction: Importance of the Glycemic Index", *American Journal of Clinical Nutrition* 91, nº 6 (2010): 1764-8.
13. Ibid.
14. Ibid.
15. www.ncbi.nim.nih.gov/pubmed/16904539.
16. R. S. Kuipers et al., "Saturated Fat, Carbohydrates, and Cardiovascular Disease", *Netherlands Journal of Medicine* 69, nº 9 (2011): 372-8.
17. A. P. Simopoulos, "Evolutionary Aspects of the Dietary Omega-6:Omega-3 Fatty Acid Ratio: Medical Implications", *World Review of Nutrition and Dietetics* 100 (2009): 1-21.
18. Ibid; A. P. Simopoulos, "Overview of Evolutionary Aspects of w3 Fatty Acids in the Diet", *World Review of Nutrition and Dietetics* 83 (1998): 1-11.
19. R. O. Adolf et al., "Dietary Linoleic Acid Influences Desaturation and Acylation of Deuterium-labeled Linoleic and Linoleic Acids in Young Adult Males", *Biochimica et Biophysica Acta* 1213, nº 3 (1994): 277-88; Ghafoorunissa e M. Indu, "N-3 Fatty Acids in Indian Diets – Comparison of the Effects of Precursor (Alpha-linoleic Acid) vs. Product (Long Chain N-3 Polyunsaturated Fatty Acids)", *Nutrition Research* 12, nºs 4-5 (1992): 569-82.
20. A. P. Simopoulos, "Evolutionary Aspects of the Dietary Omega-6:Omega3 Fatty Acid Ratio: Medical Implications", *World Review of Nutrition and Dietetics* 100 (2009): 1-21.
21. A. P. Simopoulos, "Overview of Evolutionary Aspects of w3 Fatty Acids in the Diet".
22. P. Reaven et al., "Effects of Oleate-rich and Linoleate-rich Diets on the Susceptibility of Low-density Lipoprotein to Oxidative Modification in Mildly Hypercholesterolemic Subjects", *Journal of Clinical Investigation* 91, nº 2 (1993): 668-76.
23. L. G. Cleland, "Linoleate Inhibits EPA Incorporation from Dietary Fish Oil Supplements in Human Subjects", *American Journal of Clinical Nutrition* 55, nº 2 (1992): 395-9.

24. W. E. M. Lands, "Diets Could Prevent Many Diseases", *Lipids* 38, nº 4 (2003): 317-21.
25. Ibid.
26. W. E. M. Lands, "A Critique of Paradoxes in Current Advice on Dietary Lipids", *Progress in Lipid Research* 47, nº 2 (2008): 77-106.

CAPÍTULO 6

1. A. E. Dorr et al., "Colestipol Hydrochloride in Hypercholesterolemic Patients – Effect on Serum Cholesterol and Mortality", *Journal of Chronic Diseases* 31, nº 1 (1978): 5.
2. J. Stamler et al., "Effectiveness of Estrogens for the Long-Term Therapy of Middle-Aged Men with a History of Myocardial Infarction", *Coronary Heart Disease: Seventh Hahnemann Symposium*, W. Likoff; J. Henry Moyer, orgs. (Nova York: Grune & Stratton, 1963), 416.
3. D. Graveline, *Lipitor: Thief of Memory* (Duane Graveline, 2006), www.spacedoc.com/lipitor_thief_of_memory.html.
4. D. Kuester, "Cholesterol-Reducing Drugs May Lessen Brain Function, Says ISU Researcher", Iowa State University, última modificação 23 fev. 2009, www2.iastate.edu/~nscentral/news/2009/feb/shin.shtml.
5. Ibid.
6. M. Beck, "Can a Drug That Helps Hearts Be Harmful to the Brain?" *Wall Street Journal*, 12 fev. 2008.
7. C. Iribarren et al., "Serum Total Cholesterol and Risk of Hospitalization and Death from Respiratory Disease", *International Journal of Epidemiology* 26, nº 6 (1997): 1191-202; C. Iribarren et al., "Cohort Study of Serum Total Cholesterol and In-Hospital Incidence of Infectious Diseases", *Epidemiology and Infection* 121, nº 2 (1998): 335-47; J. D. Neaton e D. N. Wentworth, "Low Serum Cholesterol and Risk of Death from AIDS", *AIDS* 11, nº 7 (1997): 929-30.
8. D. Jacobs et al., "Report of the Conference on Low Blood Cholesterol: Mortality Associations", *Circulation* 86, nº 3 (1992): 1046-60.
9. C. Iribarren et al., "Serum Total Cholesterol"; C. Iribarren et al., "Cohort Study of Serum Total Cholesterol".
10. J. D. Neaton e D. N. Wentworth, "Low Serum Cholesterol and Risk of Death from AIDS".
11. J. Kantor, "Prevalence of Erectile Dysfunction and Active Depression: An Analytic Cross-Sectional Study of General Medical Patients", *American Journal of Epidemiology* 156, nº 11 (2002): 1035-42.

12. M. Kanat et al., "A Multi-Center, Open Label, Crossover Designed Prospective Study Evaluating the Effects of Lipid-lowering Treatment on Steroid Synthesis in Patients with Type 2 Diabetes (MODEST Study)", *Journal of Endocrinology Investigation* 32, nº 10 (2009): 852-6; R. D. Stanworth et al., "Statin Therapy is Associated with Lower Total but not Bioavailable or Free Testosterone in Men with Type 2 Diabetes", *Diabetes Care* 32, nº 4 (2009): 541-6; A. S. Dobs et al., "Effects of High-Dose Simvastatin on Adrenal and Gonadal Steroidogenesis in Men with Hypercholesterolemia", *Metabolism* 49, nº 9 (2000): 1234-8; A. S. Dobs et al., "Effects of Simvastatin and Pravastatin on Gonadal Function in Male Hypercholesterolemic Patients", *Metabolism* 49, nº 1 (2000): 115-21; M. T. Hyyppä et al., "Does Simvastatin Affect Mood and Steroid Hormone Levels in Hypercholesterolemic Men? A Randomized Double-Blind Trial", *Psychoneuroendocrinology* 28, nº 2 (2003): 181-94.
13. B. Banaszewska et al., "Effects of Simvastatin and Oral Contraceptive Agent on Polycystic Ovary Syndrome: Prospective, Randomized, Crossover Trial", *Journal of Clinical Endocrinology & Metabolism* 92, nº 2 (2007): 456-61; T. Sathyapalan et al., "The Effect of Atorvastatin in Patients with Polycystic Ovary Syndrome: A Randomized Double-Blind Placebo-Controlled Study", *Journal of Clinical Endocrinology & Metabolism* 94, nº 1 (2009): 103-8.
14. C. Do et al., "Statins and Erectile Dysfunction: Results of a Case/Non-Case Study Using the French Pharmacovigilance System Database", *Drug Safety* 32, nº 7 (2009): 591-7.
15. C. J. Malkin et al., "Low Serum Testosterone and Increased Mortality in Men with Coronary Heart Disease", *Heart* 96, nº 22 (2010): 1821-5.
16. S. Shrivastava et al., "Chronic Cholesterol Depletion Using Statin Impairs the Function and Dynamics of Human Serotonin (1A) Receptors", *Biochemistry* 49, nº 26 (2010): 5426-35; L. N. Johnson-Anuna et al., "Chronic Administration of Statins Alters Multiple Gene Expression Patterns in Mouse Cerebral Cortex", *Journal of Pharmacology and Experimental Therapeutics* 312, nº 2 (2005): 786-93; A. Linetti et al., "Cholesterol Reduction Impairs Exocytosis of Synaptic Vesicles", *Journal of Cell Science* 123, nº 4 (2010): 595-605.
17. T. B. Horwich et al., "Low Serum Total Cholesterol Is Associated with Marked Increase in Mortality in Advanced Heart Failure", *Journal of Cardiac Failure* 8, nº 4 (2002): 216-24.
18. S. Brescianini et al., "Low Total Cholesterol and Increased Risk of Dying: Are Low Levels Clinical Warning Signs in the Elderly? Results from the Italian Longitudinal Study on Aging", *Journal of the American Geriatrics Society* 51, nº 7 (2003): 991-6.

19. A. Alawi et al., "Effect of the Magnitude of Lipid Lowering on Risk of Elevated Liver Enzymes, Rhabdomyolysis, and Cancer", *Journal of the American College of Cardiology* 50, nº 5 (2007): 409-18.
20. D. Preiss et al., "Risk of Incident Diabetes with Intensive-Dose Compared with Moderate-Dose Statin Therapy", *Journal of the American Medical Association* 305, nº 24 (2011): 2556-64.
21. www.spacedoc.com, Statin Drugs, acesso em 2 maio 2012.
22. J. Graedon e T. Graedon, "Patients Find Statins Can Have Side Effects", *The People's Pharmacy*, 18 abr. 2005, acesso em 4 jan. 2012, www.peoplespharmacy.com/2005/04/18/patients-find-s.
23. J. Graedon e T. Graedon, "Can Statins Cause Debilitating Muscle Pain", *The People's Pharmacy*, 18 abr. 2005, acesso em 4 jan. 2012, www.peoplespharmacy.com/2007/09/12/can-statins-cau.
24. J. Graedon e T. Graedon, "Does Lipitor Affect Memory and Nerves", *The People's Pharmacy*, 18 abr. 2005, acesso em 4 jan. 2012, www.peoplespharmacy.com/2007/06/20/does-lipitor-af/.
25. B. A. Golomb et al., "Physician Response to Patient Reports of Adverse Drug Effects", *Drug Safety* 30, nº 8 (2007): 669-75.
26. Ibid.
27. S. Jeffrey, "ALLHAT Lipid-Lowering Trial Shows No Benefit from Pravastatin", *Heartwire*, 17 dez. 2002, www.theheart.org/article/263333.do.
28. Heart Protection Study Collaborative Drug, "MRC/BHF Heart Protection Study of Cholesterol Lowering with Simvastatin in 20,536 High-Risk Individuals: A Randomised Placebo-Controlled Trial", *The Lancet* 360, nº 9326 (2002): 7-22.
29. U. Ravnskov, "Statins as the New Aspirin", *British Medical Journal* 324, nº 7340 (2002): 789.
30. S. Boyles, "More May Benefit from Cholesterol Drugs", *WebMD Health News*, 13 jan. 2009, www.webmd.com/cholesterol-management/news/20090113/more-may-benefit-from-cholesterol-drugs.
31. M. de Lorgeril et al., "Cholesterol Lowering, Cardiovascular Diseases, and the Rousuvastatin-JUPITER Controversy: A Critical Reappraisal", *Archives of Internal Medicine* 170, nº 12 (2010): 1032-6.
32. H. S. Hecht e S. M. Harman, "Relation of Aggressiveness of Lipid-Lowering Treatment to Changes in Calcified Plaque Burden by Electron Beam Tomography", *American Journal of Cardiology* 92, nº 3 (2003): 334-6.
33. M. A. Hlatky, "Expanding the Orbit of Primary Prevention – Moving Beyond JUPITER", *New England Journal of Medicine* 359 (2008): 2280-2.

34. Ibid.
35. W. A. Flegel, "Inhibition of Endotoxin-Induced Activation of Human Monocytes by Human Lipoprotein", *Infection and Immunity* 57, nº 7 (1989): 2237-45; W. A. Flegel et al., "Prevention of Endotoxin-Induced Monokine Release by Human Low- and High-Density Lipoproteins and by Apolipoprotein A-I", *Infection and Immunity* 61, nº 12 (1993): 5140-6; H. Northoff et al., "The Role of Lipoproteins in Inactivation of Endotoxin by Serum", *Beitr Infusionsther* 30 (1992): 195-7.
36. Jacobs et al., "Report of the Conference on Low Blood Cholesterol".
37. Iribarren et al., "Serum Total Cholesterol and Risk of Hospitalization"; Iribarren et al., "Cohort Study of Serum Total Cholesterol".
38. Neaton e Wentworth, "Low Serum Cholesterol and Risk of Death from AIDS".
39. A. C. Looker et al., "Vitamin D Status: United States, 2001-2006", Centers for Disease Control and Prevention, *NCHS Data Brief No 59*, mar. 2011, www.cdc.gov/nchs/data/databriefs/db59.htm.
40. W. Faloon, "Startling Findings About Vitamin D Levels in Life Extension Members", *Life Extension Magazine*, jan. 2010, www.lef.org/magazine/mag2010/jan2010_Startling-Findings-About-Vitamin-D-Levels-in-Life-Extension--Members_01.htm.
41. "Health Conditions", Vitamin D Council, última modificação em 27 set. 2011, www.vitamindcouncil.org/health-conditions.
42. "About Us", Therapeutics Initiative, http://ti.ubc.ca/about.
43. J. R. Downs et al., "Primary Prevention of Acute Coronary Events with Lovastatin in Men and Women with Average Cholesterol Levels: Results of AFCAPS/TexCAPS", *Journal of the American Medical Association* 279 (1998): 1615-22; J. Shepherd et al., "Prevention of Coronary Heart Disease with Pravastatin in Men with Hypercholesterolemia", *New England Journal of Medicine* 333 (1995): 1301-7.
44. Therapeutics Initiative, "Do Statins Have a Role in Primary Prevention?" *Therapeutics Letter #48*, abr.-jun. 2003, www.ti.ubc.ca/newsletter/do-statins--have-role-primary-prevention.
45. J. Abramson e J. M. Wright, "Are Lipid-Lowering Guidelines Evidence-Based?" *The Lancet* 369, nº 9557 (2007): 168-9.
46. M. Pignone et al., "Primary Prevention of CHD with Pharmacological Lipid-Lowering Therapy: A Meta-Analysis of Randomised Trials", *British Medical Journal* 321, nº 7267 (2000): 983-6.

CAPÍTULO 7

1. E. G. Campbell, "Doctors and Drug Companies – Scrutinizing Influential Relationships", *New England Journal of Medicine* 357 (2007): 1796-7; M. M. Chren, " Interactions Between Physicians and Drug Company Representatives", *American Journal of Medicine* 107, nº 2 (1999): 182-3.
2. "NYHA Classification – The Stages of Heart Failure", Heart Failure Society of America, última modificação 5 dez. 2011, www.abouthf.org/questions_stages.htm.
3. P. H. Langsjoen, S. Vadhanavikit e K. Folkers, "Response of Patients in Classes III and IV of Cardiomyopathy to Therapy in a Blind and Crossover Trial with Coenzyme Q_{10}", *Proceedings of the National Academy of Sciences of the United States of America* 82, nº 12 (1985): 4240-4.
4. P. H. Langsjoen et al., "A Six-Year Clinical Study of Therapy of Cardiomyopathy with Coenzyme Q_{10}", *International Journal of Tissue Reactions* 12, nº 3 (1990): 169-71.
5. F. L. Rosenfeldt et al., "Coenzyme Q_{10} in the Treatment of Hypertension: A Meta-Analysis of the Clinical Trials", *Journal of Human Hypertension* 21, nº 4 (2007): 297-306.
6. S. Hendler, PDR for *Nutritional Supplements*, 2. ed. (Montvale, NJ: PDR Network, 2008), 152.
7. P. Davini et al., "Controlled Study on L-Carnitine Therapeutic Efficacy in Post-Infarction", *Drugs Under Experimental and Clinical Research* 18, nº 8 (1992): 355-65.
8. I. Rizos, "Three-Year Survival of Patients with Heart Failure Caused by Dilated Cardiomyopathy and L-Carnitine Administration", *American Heart Journal* 139, nº 2 (2000): S120-3.
9. L. Cacciatore et al., "The Therapeutic Effect of L-Carnitine in Patients with Exercise-Induced Stable Angina: A Controlled Study", *Drugs Under Experimental and Clinical Research* 17, nº 4 (1991): 225-35; G. Louis, Bartels et al., "Effects of L-Propionyl-carnitine on Ischemia-Induced Myocardial Dysfunction in Men with Angina Pectoris", *American Journal of Cardiology* 74, nº 2 (1994): 125-30.
10. L. A. Calò et al., "Antioxidant Effect of L-Carnitine and Its Short Chain Esters: Relevance for the Protection from Oxidative Stress Related Cardiovascular Damage", *International Journal of Cardiology* 107, nº 1 (2006): 54-60.
11. M. J. Bolland et al., "Effects of Calcium Supplements on Risk of Myocardial Infarction and Cardiovascular Events: Meta-Analysis", *British Medical Journal* 341, nº c3691 (2010).

12. P. Raggi et al., "Progression of Coronary Artery Calcium and Risk of First Myocardial Infarction in Patients Receiving Cholesterol-Lowering Therapy", *Arteriosclerosis, Thrombosis, and Vascular Biology* 24, nº 7 (2004): 1272-7.
13. Ibid.
14. U. Hoffmann et al., "Use of New Imaging Techniques to Screen for Coronary Artery Disease", *Circulation* 108 (2003): e50-e53.
15. M. C. Houston e K. J. Harper, "Potassium, Magnesium, and Calcium: Their Role in Both the Cause and Treatment of Hypertension", *Journal of Clinical Hypertension* 10, nº 7 (2008): 3-11; L. Widman et al., "The Dose-Dependent Reduction in Blood Pressure Through Administration of Magnesium: A Double-Blind Placebo-Controlled Crossover Trial", *American Journal of Hypertension* 6, nº 1 (1993): 41-5.
16. P. Laurant e R. M. Touyz, "Physiological and Pathophysiological Role of Magnesium in the Cardiovascular System: Implications in Hypertension", *Journal of Hypertension* 18, nº 9 (2000): 1177-91.
17. R. Meerwaldt et al., "The Clinical Relevance of Assessing Advanced Glycation Endproducts Accumulation in Diabetes", *Cardiovascular Diabetology* 7, nº 29 (2008): 1-8; A. J. Smit, "Advanced Glycation Endproducts in Chronic Heart Failure", *Annals of the New York Academy of Sciences* 1126 (2008): 225-30; J. W. L. Hartog et al., "Advanced Glycation End-Products (AGEs) and Heart Failure: Pathophysiology and Clinical Implications", *European Journal of Heart Failure* 9, nº 12 (2007): 1146-55.
18. A. Sjögren et al., "Oral Administration of Magnesium Hydroxide to Subjects with Insulin-Dependent Diabetes Mellitus: Effects on Magnesium and Potassium Levels and on Insulin Requirements", *Magnesium* 7, nº 3 (1988): 117-22; L. M. de Lordes et al., "The Effect of Magnesium Supplementation in Increasing Doses on the Control of Type 2 Diabetes", *Diabetes Care* 21, nº 5 (1998): 682-6; G. Paolisso et al., "Dietary Magnesium Supplements Improve B-Cell Response to Glucose and Arginine in Elderly Non-Insulin Dependent Diabetic Subjects", *Acta Endocrinologica* 121, nº 1 (1989): 16-20.
19. F. Guerrero-Romero e M. Rodríguez-Morán, "Low Serum Magnesium Levels and Metabolic Syndrome", *Acta Diabetologica* 39, nº 4 (2002): 209-13.
20. "Magnesium, What Is It?" Office of Dietary Supplements, National Institutes of Health, http://ods.od.nih.gov/factsheets/magnesium-HealthProfessional.
21. S. Hendler, *PDR for Nutritional Supplements*, 2. ed. (Montvale, NJ: PDR Network, 2008), 152.
22. E. S. Ford e A. H. Mokdad, "Dietary Magnesium Intake in a National Sample of U.S. Adults", *Journal of Nutrition* 133, nº 9 (2003): 2879-82.

23. R. Altschul et al., "Influence of Nicotinic Acid on Serum Cholesterol in Man", *Archives of Biochemistry and Biophysics* 54, nº 2 (1955): 558-9.
24. R. H. Knopp et al., "Contrasting Effects of Unmodified and Time-Release Forms of Niacin on Lipoproteins in Hyperlipidemic Subjects: Clues to Mechanism of Action of Niacin", *Metabolism* 34, nº 7 (1985): 642-50; J. M. McKenney et al., "A Comparison of the Efficacy and Toxic Effects of Sustained vs. Immediate-Release Niacin in Hypercholesterolemic Patients", *Journal of the American Medical Association* 271, nº 9 (1994): 672-7.
25. P. R. Kamstrup, "Genetically Elevated Lipoprotein(a) and Increased Risk of Myocardial Infarction", *Journal of the American Medical Association* 301, nº 22 (2009): 2331-9; M. Sandkamp et al., "Lipoprotein(a) Is an Independent Risk Factor for Myocardial Infarction at a Young Age", *Clinical Chemistry* 36, nº 1 (1990): 20-3; A. Gurakar et al., "Levels of Lipoprotein Lp(a) Decline with Neomycin and Niacin Treatment", *Atherosclerosis* 57, nºs 2-3 (1985): 293-301; L. A. Carlson et al., "Pronounced Lowering of Serum Levels of Lipoprotein Lp(a) in Hyperlipidaemic Subjects Treated with Nicotinic Acid", *Journal of Internal Medicine* 226, nº 4 (1989): 271-6.
26. J. Shepard et al., "Effects of Nicotinic Acid Therapy on Plasma High Density Lipoprotein Subfraction Distribution and Composition and on Apolipoprotein A Metabolism", *Journal of Clinical Investigation* 63, nº 5 (1979): 858-67; G. Wahlberg et al., "Effects of Nicotinic Acid on Serum Cholesterol Concentrations of High Density Lipoprotein Subfractions HDL2 and HDL3 in Hyperlipoproteinaemia", *Journal of Internal Medicine* 228, nº 2 (1990): 151-7.
27. Shepard et al., "Effects of Nicotinic Acid Therapy"; Wahlberg et al., "Effects of Nicotinic Acid on Serum Cholesterol".
28. A. Gaby, *Nutritional Medicine* (Concord, NH: Fritz Perlberg Publishing, 2011).
29. A. Hoffer, "On Niacin Hepatitis", *Journal of Orthomolecular Medicine* 12 (1983): 90.
30. McKenney et al., "A Comparison of the Efficacy and Toxic Effects of Sustained Vs. Immediate-Release Niacin"; J. A. Etchason et al., "Niacin-Induced Hepatitis: A Potential Side Effect with Low-Dose Time-Release Niacin", *Mayo Clinic Proceedings* 66, nº 1 (1991): 23-8.
31. Gaby. *Nutritional Medicine*.
32. E. Serbinova et al., "Free Radical Recycling and Intramembrane Mobility in the Antioxidant Properties of Alpha-Tocopherol and Alpha-Tocotrienol", *Free Radical Biology & Medicine* 10, nº 5 (1991): 263-75.
33. R. A. Parker et al., "Tocotrienols Regulate Cholesterol Production in Mammalian Cells by Post-Transcriptional Suppression of 3-Hydroxy-3-

-Methylglutaryl-Coenzyme A reductase", *Journal of Biological Chemistry* 268 (1993): 11230-8; B. C. Pearce et al., "Hypocholesterolemic Activity of Synthetic and Natural Tocotrienols", *Journal of Medicinal Chemistry* 35, nº 20 (1992): 3595-606; B. C. Pearce et al., "Inhibitors of Cholesterol Biosynthesis. 2. Hypocholesterolemic and Antioxidant Activities of Benzopyran and Tetrahydronaphthalene Analogues of the Tocotrienols", *Journal of Medicinal Chemistry* 37, nº 4 (1994): 526-41.

34. S. G. Yu et al., "Dose-Response Impact of Various Tocotrienols on Serum Lipid Parameters in Five-Week-Old Female Chickens", *Lipids* 41, nº 5 (2006): 453-61; M. Minhajuddin et al., "Hypolipidemic and Antioxidant Properties of Tocotrienol-Rich Fraction Isolated from Rice Bran Oil in Experimentally Induced Hyperlipidemic Rats", *Food and Chemical Toxicology* 43, nº 5 (2005): 747-53; J. Iqbal et al., "Suppression of 7,12-Dimethyl-Benz[alpha]anthracene--Induced Carcinogenesis and Hypercholesterolaemia in Rats by Tocotrienol--Rich Fraction Isolated from Rice Bran Oil", *European Journal of Cancer Prevention* 12, nº 6 (2003): 447-53; A. A. Qureshi et al., "Novel Tocotrienols of Rice Bran Suppress Cholesterogenesis in Hereditary Hypercholesterolemic Swine", *Journal of Nutrition* 131, nº 2 (2001): 223-30; M. K. Teoh et al., "Protection by Tocotrienols against Hypercholesterolaemia and Atheroma", *Medical Journal of Malaysia* 49, nº 3 (1994): 255-62; A. A. Qureshi et al., "Dietary Tocotrienols Reduce Concentrations of Plasma Cholesterol, Apolipoprotein B, Thromboxane B2, and Platelet Factor 4 in Pigs with Inherited Hyperlipidemias", *American Journal of Clinical Nutrition* 53, nº 4 (1991): 1042S-6S; D. O'Byrne et al., "Studies of LDL Oxidation Following Alpha-, Gamma-, or Delta-Tocotrienyl Acetate Supplementation of Hypercholesterolemic Humans", *Free Radical Biology & Medicine* 29, nº 9 (2000): 834-45; A. A. Qureshi et al., "Lowering of Serum Cholesterol in Hypercholesterolemic Humans by Tocotrienols (Palm Vitee)", *American Journal of Clinical Nutrition* 53, nº 4 suplemento (1991): 1021-6; A. A. Qureshi et al., "Response of Hypercholesterolemic Subjects to Administration of Tocotrienols", *Lipids* 30, nº 12 (1995): 1171-7; A. C. Tomeo et al., "Antioxidant Effects of Tocotrienols in Patients with Hyperlipidemia and Carotid Stenosis", *Lipids* 30, nº 12 (1995): 1179-83.

35. A. Stoll, *The Omega-3 Connection* (Nova York: Free Press, 2001).

36. J. Dyerberg et al., "Plasma Cholesterol Concentration in Caucasian Danes and Greenland West Coast Eskimos", *Danish Medical Bulletin* 24, nº 2 (1977): 52-5; H. O. Bang et al., "The Composition of Food Consumed by Greenland Eskimos", *Acta Medica Scandinavica* 200, nºˢ 1-2 (1976): 69-73; H. O. Bang e

J. Dyerberg, "Plasma Lipids and Lipoproteins in Greenlandic West Coast Eskimos", *Acta Medica Scandinavica* 192, n⁰ˢ 1-2 (1972): 85-94; H. O. Bang et al., "Plasma Lipid and Lipoprotein Pattern in Greenlandic West Coast Eskimos", *The Lancet* 1, nº 7710 (1971): 1143-5; J. Dyerberg et al., "Fatty Acid Composition of the Plasma Lipids in Greenland Eskimos", *American Journal of Clinical Nutrition* 28, nº 9 (1975): 958-66.

37. D. Mozaffarian e J. H. Wu, "Omega-3 Fatty Acids and Cardiovascular Disease: Effects on Risk Factors, Molecular Pathways, and Clinical Events", *Journal of the American College of Cardiology* 58, nº 20 (2011): 2047-67.

38. GISSI-Prevenzione Investigators, "Dietary Supplementation with N-3 Polyunsaturated Fatty Acids and Vitamin E after Myocardial Infarction: Results of the GISSI-Prevenzione Trial", *The Lancet* 354, nº 9177 (1999): 447-55.

39. M. R. Cowie, "The Clinical Benefit of Omega-3 PUFA Ethyl Esters Supplementation in Patients with Heart Failure", *European Journal of Cardiovascular Medicine* 1, nº 2 (2010): 14-8.

40. "Clinical Guidelines, CG48", National Institute for Health and Clinical Excellence, última modificação em 23 set. 2011, www.nice.org.uk/CG48.

41. Cowie, "The Clinical Benefit of Omega-3 PUFA Ethyl Esters".

42. D. Lanzmann-Petithory, "Alpha-Linolenic Acid and Cardiovascular Diseases", *Journal of Nutrition, Health & Aging* 5, nº 3 (2001): 179-83.

43. M. Yokoyama, "Effects of Eicosapentaenoic Acid (EPA) on Major Cardiovascular Events in Hypercholesterolemic Patients: The Japan EPA Lipid Intervention Study (JELIS)" apresentação, American Heart Association Scientific Sessions, Dallas, Texas, 13-16 nov. 2005; Medscape "JELIS-Japan Eicosapentaenoic Acid (EPA) Lipid Intervention Study", Medscape Education, www.medscape.org/viewarticle/518574.

44. G. Bon et al., "Effects of Pantethine on In Vitro Peroxidation of Low-Density Lipoproteins", *Atherosclerosis* 57, nº 1 (1985): 99-106.

45. A. C. Junior et al., "Antigenotoxic and Antimutagenic Potential of an Annatto Pigment (Norbixin) Against Oxidative Stress", *Genetics and Molecular Research* 4, nº 1 (2005): 94-9; G. Kelly, "Pantethine: A Review of Its Biochemistry and Therapeutic Applications", *Alternative Medicine Review* 2, nº 5 (1997): 365-77; F. Coronel et al., "Treatment of Hyperlipemia in Diabetic Patients on Dialysis with a Physiological Substance", *American Journal of Nephrology* 11, nº 1 (1991): 32-6; P. Binaghi et al., "Evaluation of the Hypocholesterolemic Activity of Pantethine in Perimenopausal Women", *Minerva Medica* 81 (1990): 475-9; Z. Lu, "A Double-Blind Clinical Trial: The Effects of Pantethine on Serum Lipids in Patients with Hyperlipidemia", *Chinese Journal of Cardiovascular*

Diseases 17, nº 4 (1989): 221-3; M. Eto et al., "Lowering Effect of Pantethine on Plasma Beta-Thromboglobulin and Lipids in Diabetes Mellitus", *Artery* 15, nº 1 (1987): 1-12; D. Prisco et al., "Effect of Oral Treatment with Pantethine on Platelet and Plasma Phospholipids in Type II Hyperlipoproteinemia", *Angiology* 38, nº 3 (1987): 241-7; F. Bellani et al., "Treatment of Hyperlipidemias Complicated by Cardiovascular Disease in the Elderly: Results of an Open Short-Term Study with Pantethine", *Current Therapeutic Research* 40, nº 5 (1986): 912-6; S. Bertolini et al., "Lipoprotein Changes Induced by Pantethine in Hyperlipoproteinemic Patients: Adults and Children", *International Journal of Clinical Pharmacology and Therapeutics* 24, nº 11 (1986): 630-7; C. Donati et al., "Pantethine Improves the Lipid Abnormalities of Chronic Hemodialysis Patients: Results of a Multicenter Clinical Trial", *Clinical Nephrology* 25, nº 2 (1986): 70-4; L. Arsenio et al., "Effectiveness of Long-Term Treatment with Pantethine in Patients with Dyslipidemia", *Clinical Therapeutics* 8, nº 5 (1986): 537-45; S. Giannini et al., "Efeitos da Pantetina sobre Lípides Sanguíneos", *Arquivos Brasileiros de Cardiologia* 46, nº 4 (1986): 283-9; F. Bergesio et al., "Impiego della Pantetina nella Dislipidemia dell'Uremico Cronico in Trattamento Dialitico", *Journal of Clinical Medicine and Research* 66, nᵒˢ 11-12 (1985): 433-40; G. F. Gensini et al., "Changes in Fatty Acid Composition of the Single Platelet Phospholipids Induced by Pantethine Treatment", *International Journal of Clinical Pharmacology Research* 5, nº 5 (1985): 309-18; L. Cattin et al., "Treatment of Hypercholesterolemia with Pantethine and Fenofibrate: An Open Randomized Study on 43 Subjects", *Current Therapeutic Research* 38 (1985): 386-95; A. Postiglione et al., "Pantethine Versus Fenofibrate in the Treatment of Type II Hyperlipoproteinemia", *Monographs of Atherosclerosis* 13 (1985): 145-8; G. Seghieri et al., "Effetto della Terapia con Pantetina in Uremici Cronici Emodializzati con Iperlipoproteinemia di Tipo IV", *Journal of Clinical Medicine and Research* 66, nº 5-6 (1985): 187-92; L. Arsenio et al., "Iperlipidemia Diabete ed Aterosclerosi: Efficacia del Trattamento con Pantetina", *Acta Biomed Ateneo Parmense* 55, nº 1 (1984): 25-42; O. Bosello et al., "Changes in the Very Low Density Lipoprotein Distribution of Apolipoproteins C-III2, CIII1, C-III0, C-II, and Apolipoprotein E after Pantethine Administration", *Acta Therapeutica* 10 (1984): 421-30; P. Da Col et al., "Pantethine in the Treatment of Hypercholesterolemia: A Randomized Double-Blind Trial Versus Tiadenol", *Current Therapeutic Research* 36 (1984): 314-21; A. Gaddi et al., "Controlled Evaluation of Pantethine, a Natural Hypolipidemic Compound, in Patients with Different Forms of Hyperlipoproteinemia", *Atherosclerosis* 50, nº 1 (1984): 73-83; R. Miccoli et al., "Effects of Pantethine on Lipids and Apolipoproteins in Hypercholesterolemic Diabetic and Non-Diabetic Patients", *Current Therapeutic*

Research 36 (1984): 545-9; M. Maioli et al., "Effect of Pantethine on the Subfractions of HDL in Dyslipidemic Patients", *Current Therapeutic Research* 35 (1984): 307-11; G. Ranieri et al., "Effect of Pantethine on Lipids and Lipoproteins in Man", *Acta Therapeutica* 10 (1984): 219-27; A. Murai et al., "The Effects of Pantethine on Lipid and Lipoprotein Abnormalities in Survivors of Cerebral Infarction", *Artery* 12, nº 4 (1983): 234-43; P. Avogaro et al., "Effect of Pantethine on Lipids, Lipoproteins and Apolipoproteins in Man", *Current Therapeutic Research* 33 (1983): 488-93; G. Maggi et al., "Pantethine: A Physiological Lipomodulating Agent in the Treatment of Hyperlipidemia", *Current Therapeutic Research* 32 (1982): 380-6; K. Hiramatsu et al., "Influence of Pantethine on Platelet Volume, Microviscosity, Lipid Composition and Functions in Diabetes Mellitus with Hyperlipidemia", *Tokai Journal of Experimental and Clinical Medicine* 6, nº 1 (1981): 49-57.

46. M. Houston et al., "Nonpharmacologic Treatment of Dyslipidemia", *Progress in Cardiovascular Disease* 52, nº 2 (2009): 61-94.
47. R. Pfister et al., "Plasma Vitamin C Predicts Incident Heart Failure in Men and Women in European Prospective Investigation into Cancer and Nutrition--Norfolk Prospective Study", *American Heart Journal* 162, nº 2 (2011): 246-53.
48. W. Wongcharoen e A. Phrommintikul, "The Protective Role of Curcumin in Cardiovascular Diseases", *International Journal of Cardiology* 133, nº 2 (2009): 145-51.
49. M. Houston, *What Your Doctor May Not Tell You About Heart Disease* (Nova York: Grand Central Life & Style, 2012).
50. G. Ramaswami, "Curcumin Blocks Homocysteine-Induced Endothelial Dysfunction in Porcine Coronary Arteries", *Journal of Vascular Surgery* 40, nº 6 (2004): 1216-22.
51. Houston, *What Your Doctor May Not Tell You*.
52. H. Sumi et al., "Enhancement of the Fibrinolytic Activity in Plasma by Oral Administration of Nattokinase", *Acta Haematologica* 84, nº 3 (1990): 139-43.
53. M. A. Carluccio et al., "Olive Oil and Red Wine Antioxidant Polyphenols Inhibit Endothelial Activation: Antiatherogenic Properties of Mediterranean Diet Phytochemicals", *Atherosclerosis, Thrombosis, and Vascular Biology* 23, nº 4 (2003): 622-9.
54. "Study Shows Chocolate Reduces Blood Pressure and Risk of Heart Disease", *European Society of Cardiology*, 31 mar. 2010, www.escardio.org/about/press/press-releases/pr-10/Pages/chocolate-reduces-blood-pressure.aspx.
55. M. Houston et al., "Nonpharmacologic Treatment for Dyslipidemia", *Progress in Cardiovascular Disease* 52, nº 2 (2009), 61-94.

CAPÍTULO 8

1. R. Relyea, "Predator Cues and Pesticides: A Double Dose of Danger", *Ecological Applications* 13, nº 6 (2003): 1515-21.
2. J. C. Buck, "The Effects of Multiple Stressors on Wetland Communities: Pesticides, Pathogens, and Competing Amphibians", *Freshwater Biology* 57, nº 1 (2012): 61-73; Q. Guangqiu et al., "Effects of Predator Cues on Pesticide Toxicity: Toward an Understanding of the Mechanism of the Interaction", *Environmental Toxicology and Chemistry* 30, nº 8 (2011): 1926-34; M. L. Groner e R. Relyea, "A Tale of Two Pesticides: "How Common Insecticides Affect Aquatic Communities", *Freshwater Biology* 56, nº 11 (2011): 2391-404; A. Sih et al., "Two Stressors Are Far Deadlier than One", *Trends in Ecology and Evolution* 19, nº 6 (2004): 274-6.
3. R. Sapolsky, "Stress and Your Body" (Lecture 3, The Great Courses: Teaching Company).
4. "Hypertension", World Heart Federation, www.world-heart-federation.org/cardiovascular-health/cardiovascular-disease-risk-factors/hypertension.
5. R. Sapolsky, "Stress and Your Body" (Lecture 3, The Great Courses: Teaching Company).
6. "Mental Stress Raises Cholesterol Levels in Healthy Adults", *Medical News Today*, 23 nov. 2005, www.medicalnewstoday.com/releases/34047.php.
7. M. Hitti, "Cut Stress, Help Your Cholesterol", *WebMD Health News*, 22 nov. 2005, www.webmd.com/cholesterol-management/news/20051122/cut-stress--help-your-cholesterol.
8. A. H. Glassman et al., "Psychiatric Characteristics Associated with Long-Term Mortality Among 361 Patients Having an Acute Coronary Syndrome and Major Depression: Seven-Year Follow-Up of SADHART Participants", *Archives of General Psychiatry* 66, nº 9 (2009): 1022-9.
9. A. H. Glassman, "Depression and Cardiovascular Comorbidity", *Dialogues in Clinical Neuroscience* 9, nº 1 (2007): 9-17.
10. S. Sinatra, *Heart Break and Heart Disease* (Chicago: Keats Publishing, 1996).
11. R. Foroohar, "The Optimist: Why Warren Buffet Is Bullish on America", *Time*, 23 jan. 2012.
12. Ibid.

CAPÍTULO 9

1. Johns Hopkins Medicine, "The New Blood Lipid Tests–Sizing Up LDL Cholesterol", *Johns Hopkins Health Alerts*, última modificação em 13 jun. 2008, www.johnshopkinshealthalerts.com/reports/heart_health/1886-1.html.

2. J. J. Stec et al., "Association of Fibrinogen with Cardiovascular Risk Factors and Cardiovascular Disease in the Framingham Offspring Population", *Circulation* 102, nº 14 (2000): 1634-8.
3. Ibid.; L. Nainggolan, "Fibrinogen Tests Should Be Used for Additional Information when Assessing Cardiovascular Disease", *Heartwire*, 3 out. 2000, www.theheart.org/article/180167.do.
4. Stec et al., "Association of Fibrinogen with Cardiovascular Risk Factors".
5. J. T. Salonen et al., "High Stored Iron Levels Are Associated with Excess Risk of Myocardial Infarction in Eastern Finnish Men", *Circulation* 86, nº 3 (1992): 803-11; L. K. Altman, "High Level of Iron Tied to Heart Risk", *New York Times*, 8 set. 1992.
6. Salonen et al., "High Stored Iron Levels".
7. "Statins Can Damage Your Health", Vitamin C Foundation, www.vitamincfoundation.org/statinalert.
8. H. Refsum et al., "The Hordaland Homocysteine Study: A Community-Based Study of Homocysteine, Its Determinants, and Associations with Disease", *Journal of Nutrition* 136, nº 6 (2006): 1731S-40S; Homocystein Studies Collaboration, "Homocysteine and Risk of Ischemic Heart Disease and Stroke: A Meta-Analysis", *Journal of the American Medical Association* 288, nº 16 (2002): 2015-22; D. S. Wald et al., "Homocysteine and Cardiovascular Disease: Evidence on Casualty from a Meta-Analysis", *British Medical Journal* 325, nº 7374 (2002): 1202.
9. D. S. Wald et al., "The Dose-Response Relation Between Serum Homocysteine and Cardiovascular Disease: Implications for Treatment and Screening", *European Journal of Cardiovascular Prevention and Rehabilitation* 11, nº 3 (2004): 250-3.
10. M. Haim et al., "Serum Homocysteine and Long-Term Risk of Myocardial Infarction and Sudden Death in Patients with Coronary Heart Disease", *Cardiology* 107, nº 1 (2007): 52-6.
11. M. Houston, *What Your Doctor May Not Tell You About Heart Disease* (Nova York: Grand Central Life & Style, 2012).
12. S. Seely, "Is Calcium Excess in Western Diet a Major Cause of Arterial Disease?" *International Journal of Cardiology* 33, nº 2 (1991): 191-8.
13. U. Hoffmann e T. J. Brady e J. Muller, "Use of New Imaging Techniques to Screen for Coronary Artery Disease", *Circulation* 108 (2003): e50-e53.
14. Ibid.
15. K. L. Stanhope et al., "Consumption of Fructose and High-Fructose Corn Syrup Increase Postprandial Triglycerides, LDL-Cholesterol, and

Apolipoprotein-B in Young Men and Women", *Journal of Clinical Endocrinology & Metabolism* 96, nº 10 (2011): E1596-605; "Fructose Consumption Increases Risk Factors for Heart Disease: Study Suggests US Dietary Guideline for Upper Limit of Sugar Consumption Is Too High", *Science Daily*, 28 jul. 2011, www.sciencedaily.com/releases/2011/07/110728082558.htm; K. L. Stanhope e P. J. Havel, "Endocrine and Metabolic Effects of Consuming Beverages Sweetened with Fructose, Glucose, Sucrose, or High-Fructose Corn Syrup", *American Journal of Clinical Nutrition* 88, nº 6 (2008): 1733S-7S.

16. S. Sieri et al., "Dietary Glycemic Load and Index and Risk of Coronary Heart Disease in a Large Italian Cohort: The EPICOR Study", *Archives of Internal Medicine* 12, nº 170 (2010): 640-7.
17. "How High Carbohydrate Foods Can Raise Risk for Heart Problems", *Science Daily*, 25 jun. 2009, baixado em 8 fev. 2012, www.sciencedaily.com/releases/2009/06/090625133215.htm.
18. Tel Aviv University, "How High Carbohydrate Foods Can Raise Risk for Heart Problems", *Science Daily*, 25 jun. 2009, baixado em 8 fev. 2012, de www.sciencedaily.com/releases/2009/06/090625133215.htm.
19. S. Liu et al., "Relation Between a Diet with a High Glycemic Load and Plasma Concentrations of High-Sensitivity C-Reactive Protein in Middle-Aged Women", *American Journal of Clinical Nutrition* 75, nº 3 (2002): 492-8.
20. Ibid.
21. C. Laino, "Trans Fats Up Heart Disease Risk", *WebMD Health News*, 15 nov. 2006, www.webmd.com/heart/news/20061115/heart-disease-risk-upped-by--trans-fats.
22. F. B. Hu et al., "Dietary Fat Intake and the Risk of Coronary Heart Disease in Women", *New England Journal of Medicine* 337, nº 21 (1997): 1491-9.
23. Institute of Medicine of the National Academies, *Dietary Reference Intakes for Energy, Carbohydrate, Fiber, Fat, Fatty Acids, Cholesterol, Protein, and Amino Acids* (Washington, D.C.: The National Academies Press, 2005), 504.
24. Harvard School of Public Health, "Eating Processed Meats, but Not Unprocessed Red Meats, May Raise Risk of Heart Disease and Diabetes", *news release*, 17 maio 2010, www.hsph.harvard.edu/news/press-releases/2010-releases/processed-meats-unprocessed-heart-disease-diabetes.html.
25. Ibid.
26. J. Bowden, *The 150 Healthiest Foods on Earth* (Beverly, MA: Fair Winds Press, 2007).
27. L. Zhang et al., "Pterostilbene Protects Vascular Endothelial Cells Against Oxidized Low-Density Lipoprotein-Induced Apoptosis In Vitro and In Vivo", *Apoptosis* 17, nº 1 (2012): 25-36.

28. H. C. Ou et al., "Ellagic Acid Protects Endothelial Cells from Oxidized Low-Density Lipoprotein-Induced Apoptosis by Modulating the PI3K/Akt/eNOS Pathway", *Toxicology and Applied Pharmacology* 248, nº 2 (2010): 134-43.
29. H. C. Hung et al., "Fruit and Vegetable Intake and Risk of Major Chronic Disease", *Journal of the National Cancer Institute* 96, nº 21 (2004): 1577-84.
30. Ibid.
31. F. J. He et al., "Increased Consumption of Fruit and Vegetables Is Related to a Reduced Risk of Coronary Heart Disease: Meta-Analysis of Cohort Studies", *Journal of Human Hypertension* 21, nº 9 (2007): 717-28.
32. F. J. He et al., "Fruit and Vegetable Consumption and Stroke: Meta-Analysis of Cohort Studies", *The Lancet* 367, nº 9507 (2006): 320-6.
33. H. C. Hung et al., "Fruit and Vegetable Intake and Risk of Major Chronic Disease", *Journal of the National Cancer Institute* 96, nº 21 (2004): 1577-84.
34. D. Mozaffarian et al., "Changes in Diet and Lifestyle and Long-Term Weight Gain in Men and Women", *New England Journal of Medicine* 364, nº 25 (2011): 2392-404.
35. Bowden, *The 150 Healthiest Foods on Earth*.
36. M. Burros, "Eating Well; Pass the Nuts, Pass Up the Guilt", *New York Times*, 15 jan. 2003.
37. O. H. Franco et al., "The Polymeal: A More Natural, Safer, and Probably Tastier (than the Polypill) Strategy to Reduce Cardiovascular Disease by More Than 75%", *British Medical Journal* 329, nº 7480 (2004): 1447.
38. D. M. Winham et al., "Pinto Bean Consumption Reduces Biomarkers for Heart Disease Risk", *Journal of the American College of Nutrition* 26, nº 3 (2007): 243-9.
39. E. K. Kabagambe et al., "Decreased Consumption of Dried Mature Beans Is Positively Associated with Urbanization and Nonfatal Acute Myocardial Infarction", *Journal of Nutrition* 135, nº 7 (2005): 1770-5.
40. Bazzano et al., "Legume Consumption and Risk of Coronary Heart Disease in U.S. Men and Women", *Archives of Internal Medicine* 161, nº 21 (2001): 2573-8.
41. A. Buitrago-Lopez et al., "Chocolate Consumption and Cardiometabolic Disorders: Systematic Review and Meta-Analysis", *British Medical Journal* 343 (2011): d4488.
42. S. Desch et al., "Effect of Cocoa Products on Blood Pressure: Systemic Review and Meta-Analysis", Resumo, *American Journal of Hypertension* 23, nº 1 (2010): 97-103.
43. B. Buijsse et al., "Cocoa Intake, Blood Pressure, and Cardiovascular Mortality", *Archives of Internal Medicine* 166, nº 4 (2006): 411-7.
44. M. Aviram et al., "Pomegranate Juice Consumption Reduces Oxidative Stress, Atherogenic Modifications to LDL, and Platelet Aggregation: Studies in

Humans and in Atherosclerotic Apolipoprotein E-Deficient Mice", *American Journal of Clinical Nutrition* 71, nº 5 (2000): 1062-76; M. Aviram et al., "Pomegranate Juice Flavonoids Inhibit Low-Density Lipoprotein Oxidation and Cardiovascular Diseases: Studies in Atherosclerotic Mice and in Humans", *Drugs Under Experimental and Clinical Research* 28, nºs 2-3 (2002): 49-62.

45. M. Aviram et al., "Pomegranate Juice Consumption for 3 Years by Patients with Carotid Artery Stenosis Reduces Common Carotid Intima-Media Thickness, Blood Pressure and LDL Oxidation", *Clinical Nutrition* 23, nº 3 (2004): 423-33.
46. L. J. Ignarro et al., "Pomegranate Juice Protects Nitric Oxide Against Oxidative Destruction and Enhances the Biological Actions of Nitric Oxide", *Nitric Oxide* 15, nº 2 (2006): 93-102.
47. D. K. Das et al., "Cardioprotection of Red Wine: Role of Polyphenolic Antioxidants", *Drugs Under Experimental and Clinical Research* 25, nºs 2-3 (1999): 115-20.
48. V. Ivanov et al., "Red Wine Antioxidants Bind to Human Lipoproteins and Protect them from Metal Ion-Dependent and Independent Oxidation", *Journal of Agriculture and Food Chemistry* 49, nº 9 (2001): 4442-9; M. Aviram e B. Fuhrman, "Wine Flavonoids Protect Against LDL Oxidation and Atherosclerosis", *Annals of the New York Academy of Sciences* 957 (2002): 146-61.
49. A. Lugasi et al., "Cardio-Protective Effect of Red Wine as Reflected in the Literature", Resumo, *Orvosi Hetilap* 138, nº 11 (1997): 673-8; T. S. Saleem e S. D. Basha, "Red Wine: A Drink to Your Heart", *Journal of Cardiovascular Disease Research* 1, nº 4 (2010): 171-6.
50. D. B. Panagiotakos et al., "Mediterranean Diet and Inflammatory Response in Myocardial Infarction Survivors", *International Journal of Epidemiology* 38, nº 3 (2009): 856-66.
51. J. Sano, "Effects of Green Tea Intake on the Development of Coronary Artery Disease", *Circulation Journal* 68, nº 7 (2004): 665-70.
52. S. L. Duffy, "Short- and Long-Term Black Tea Consumption Reverses Endothelial Dysfunction in Patients with Coronary Artery Disease", *Circulation* 104 (2001): 151-6.
53. Medscape, "Black Tea Shown to Improve Blood Vessel Health", *Medscape News*, 17 jul. 2001, www.medscape.com/viewarticle/411324.
54. A. Trichopoulou et al., "Mediterranean Diet and Survival Among Patients with Coronary Heart Disease in Greece", *Archives of Internal Medicine* 165, nº 8 (2005): 929-35.
55. A. Ferrera et al., "Olive Oil and Reduced Need for Antihypertensive Medications", *Archives of Internal Medicine* 160, nº 6 (2000): 837-42.

56. "Olive Oil Contains Natural Anti-Inflammatory Agent", *Science Daily*, 6 set. 2005, www.sciencedaily.com/releases/2005/09/050906075427.htm.
57. American Botanical Council, "Garlic", *Herbalgram*, http://cms.herbalgram.org/expandedE/Garlic.html.
58. J. Bowden, *The Most Effective Natural Cures on Earth* (Beverly, MA: Fair Winds Press, 2008).
59. J. W. Pennebaker, *Opening Up: The Healing Power of Expressing Emotions* (Nova York: Guilford Press, 1997); J. Frattaroli, "Experimental Disclosure and Its Moderators: A Meta-Analysis", *Psychological Bulletin* 132, nº 6 (2006): 823-65.

SOBRE OS AUTORES

JONNY BOWDEN é um especialista conhecido por seu trabalho em perda de peso, nutrição e saúde. Além de nutricionista aprovado pela Associação Médica Norte-Americana, tem mestrado em psicologia e é autor de doze livros sobre saúde, recuperação de ferimentos e lesões, alimentação e longevidade. É diretor da área de nutrição da revista *Pilates Style* e colabora regularmente com a Clean Eating, Better Nutrition, and Total Health Online.

É membro do American College of Nutrition e da American Society for Nutrition.

Mora em Woodland Hills, Califórnia.

Acompanhe-o em www.jonnybowden.com e @jonnybowden.

STEPHEN T. SINATRA, cardiologista registrado no Conselho de Medicina Norte-Americano e professor clínico adjunto da Faculdade de Medicina da Universidade de Connecticut. Com formação em psicoterapia bioenergética e nutrição, além de especialização em antienvelhecimento, o Dr. Sinatra integra as terapias psicológicas, nutracêuticas e eletrocêuticas na matriz dos processos de cura. É fundador do www.heartmdinstitute.com, um site informativo que tem por finalidade promover a conscientização pública da medicina integrativa. Além de membro do American College of Cardiology e do American College of Nutrition, é diretor do boletim informativo de alcance nacional, *Heart, Health and Nutrition*. Seus sites mais conhecidos são: www.heartmdinstitute.com e www.drsinatra.com.

AGRADECIMENTOS

EM PRIMEIRO LUGAR, deixo aqui meus agradecimentos às pessoas extremamente brilhantes cujos textos sobre o mito do colesterol prepararam o terreno para o presente livro. Sem elas, é muito provável que não tivesse sido escrito – ou, pelo menos, que não ficasse tão bom: Dwight Lundell, Anthony Colpo, Russell L. Smith, Malcolm Kendrick, Ladd R. McNamara, Duane Graveline, Ernest N. Curtis e, sem dúvida, o maior de todos, Uffe Ravnskov, cuja obra pioneira está na origem de tudo. Deixo também um agradecimento muito especial a Chris Kresser e a Chris Masterjohn, por seu trabalho do mais alto nível.

Quero também reconhecer o empenho de Steve Sinatra, o brilhante e dedicado coautor deste livro. Steve tem iluminado os caminhos da comunidade da medicina integrativa graças à excelência de seu trabalho em cardiologia e em nutrição, para não mencionar sua irretocável formação em psicoterapia. À sinceridade com que expõe suas opiniões vem somar-se o fato ter sido sempre infalível em seus posicionamentos sobre os objetos de estudo e pesquisa de seu interesse. É um dos profissionais de saúde mais competentes e sensíveis que conheço.

Também deixo aqui um agradecimento especial à Dra. Stephanie Seneff e a John Abramson, que tiveram a gentileza de ler o capítulo "O embuste da estatina" e nos oferecer sugestões valiosas. Um agradecimento especial também a Karger Publishing, que nos emprestou textos de imenso valor para que os utilizássemos na preparação deste livro.

Muito obrigado a Will Kiester, meu visionário editor que soube antever a importância deste polêmico livro; a Jill Alexander, a primeira pessoa que nos sugeriu escrevê-lo; a Cara Connors, minha inveterada, muito querida e pouco valorizada editora, e a Coleen O'Shea, minha maravilhosa agente literária.

Christopher Loch foi meu grande arrimo e sustentáculo durante quase uma década, ajudando a dar-me visibilidade na internet e supervisionando tudo, desde a formatação de textos de sites ou blogues até as estratégias de marketing, passando pelos empreendimentos conjuntos, sem nunca me deixar sozinho quando eu dele precisava, o que acontecia frequentemente. Devo-lhe muito, muitíssimo obrigado por tudo. Hoje, amanhã e sempre.

Não passo um único dia sem agradecer o trabalho extraordinário do nutricionista Jason Boehm e o obstinado empenho do "trabalhador mais incansável em Relações Públicas", Dean Draznin, bem como a sua equipe da Dean Draznin Communications.

Anos atrás, o acaso me levou a conhecer um homem brilhante e talentoso, Marc Stockman, e a partir de então eu sempre dizia a meus amigos: "Como eu gostaria de trabalhar com esse sujeito!" Hoje, cinco anos e alguns projetos bem-sucedidos depois, somos coproprietários da empresa Rockwell Nutrition. Nunca imaginei que um dia viria a ter um sócio tão competente.

Serei para sempre grato a esse incrível "banco de ideias" de profundos conhecimentos médicos e científicos com que tenho podido contar – ano após ano, livro após livro – e que tem sido infalível em responder, com grande presteza, cordialidade e generosidade, a todos os meus e-mails e telefonemas: Larry McCleary, Mike Eades, Mary Dan Eades, Mark Houston, Jacob Teitelbaum, Beth Traylor, Barry Sears, Leigh Broadhurst, Jeff Volek, John Abramson, Keith McCormick e J. J. Virgin.

Agradeço também a meus amigos e familiares, pessoas às quais sou unido por laços de sangue ou afinidades pessoais: meu irmão Jeffrey, minha cunhada Nancy, meu sobrinho Pace e minha sobrinha Cadence; à minha família de Los Angeles: Sky London, Doug Monas, Bootsie,

Zack, Lukey e Sage Grakal; a meu filho Drew Christy, e a meus amigos, tanto os da vida inteira como os mais recentes, Peter Breger, Jeannette Lee Bessinger, Susan Wood, Christopher Duncan (e Charlie Ann, Brock e Miles), Janet Aldrich, Lauree Dash, Randy Graff, Kimberly Wright, Scott Ellis, Ketura Worthen, Ann Knight, Diana Lederman, Gina Lombardi, Kevin Hogan e Jerry White. Ah, e novamente a Sky, para encerrar com chave de ouro.

E a duas garotinhas que são donas absolutas do meu coração: Zoe e Jade Hochanadel.

E à minha querida família canina: Emily Christy-Bowden, Lucy Bowden e Bubba Mosher.

E aos escritores Robert Sapolsky, cujos textos científicos continuam a ser o inatingível padrão pelo qual julgo minha própria obra; William Goldman, que é geneticamente incapaz de escrever uma frase desinteressante; e a todo o resto de meus autores favoritos, que muitas vezes me levam quase ao desânimo diante das coisas maravilhosas que põem no papel: Ed McBain, Jess Walter, Adam Davies, T. Coraghessan Boyle, Merrill Markoe, Lee Child, James Frey, Jim Nelson, Gail Collins, Peggy Noonan e Aaron Sorkin.

A Howard, Artie, Gary, Fred e Robin, que me fazem rir todos os dias, há mais de quinze anos – e pelo 11 de setembro, que está gravado a ferro e fogo em minhas lembranças. Mais uma vez, muito obrigado.

A Werner Erhard, que me ajudou na vida muito mais do que pode imaginar; e a Robyn Symon, por ter resgatado sua reputação com seu maravilhoso filme *Transformation: The Life and Legacy of Werner Erhard*. Não deixem de assisti-lo.

Mil vezes obrigado, Richard Lewis.

E, acima de tudo, a três mulheres incríveis sem as quais minha vida não teria sentido:

Amber Linder, minha assistente, meu braço direito (e esquerdo também!), além de amiga muito querida;

Anja Christy, minha melhor amiga, musa e conselheira, e...

Michelle Mosher, minha alma gêmea, meu amor, companheira e parceira de vida. Finalmente entendi o que significa, de fato, "ser feitos um para o outro". Muito obrigado.

– Dr. Jonny

ÍNDICE REMISSIVO

A
A dieta de South Beach (Arthur Agatston), 179
AACE Insulin Resistance Syndrome Task Force [Força-Tarefa para a Síndrome da Resistência à Insulina da Associação Norte-Americana de Endocrinologistas Clínicos], 67
Abramson, John, 125, 162
acidentes, 47
ácido elágico, 250
ácido fólico, 238, 259
ácido linoleico conjugado (CLA), 246
ácido linoleico, 113-4
ácido úrico, 83, 174
ácidos biliares, 45, 47, 157
ácidos graxos ômega-3. *Ver também* gorduras.
   dietas com baixo teor de gorduras e, 115-6
   dupla ligação, 111
   equilíbrio entre [ômega-3 e ômega-6], 88, 92-3, 112, 248
   estatinas e, 136
   Estudo MRFIT, 114
   fonte de, 167, 190, 250
   gorduras poli-insaturadas, 86, 111
   inflamação e, 167, 190
   pressão arterial e, 171, 188, 190
   suplementos, 167, 190
   tipos de, 112-3
   triglicérides e, 171, 188, 190
ácidos graxos ômega-6. *Ver também* gorduras.
   ácido linoleico, 113
   carne de animais alimentados em regime de pastoreio e, 251-2
   dietas com baixo teor de gorduras e, 115
   dupla ligação, 111
   equilíbrio entre [ômega-6 e ômega-3], 88, 92-3, 112, 248
   Estudo MRFIT, 114
   fontes de, 248, 251-2, 261
   gorduras poli-insaturadas, 86, 111
   inflamação e, 88, 111, 113, 248

açúcar. *Ver também* insulina.
carga glicêmica, 108
células e, 62
consumo médio de, 79, 83
cortisol e, 198
eliminação do, 242
frutose e, 81-2, 83, 115
glicação, 63, 70
glicose, 80, 82, 83
inflamação arterial e, 63
insulina e, 61-2
magnésio e, 180-2
metabolização do, 81
proporção entre triglicérides e HDL e, 78
proteínas e, 71
refrigerantes, 242
subtipos de LDL e, 78
taxa glicêmica, 108, 109
triglicérides e, 82
xarope de milho com alta concentração de frutose (HFCS), 69, 83-4
"Açúcar: a amarga verdade", conferência (Robert Lustig), 83
adrenalina, 197-8, 201, 205-6, 221
adrenalina, 210
Advanced Glycation End Products (AGEs) [Produtos da Glicação Avançada], 63, 71, 82
Adventist Health Study [Estudo Adventista de Saúde], 253, 254
Agatston, Arthur, 179, 239
agentes inotrópicos, 173
agregação plaquetária, 180, 190
Agus, David, 136
ALA (ácido alfa-linolênico), 112-3, 189

Alemanha Ocidental, 26
Alemanha, 26, 194
alfa-tocoferol, 186
alho, 262
alicina, 262-3
alimentos
açúcar e, 32, 241-2
alho, 262-3
azeite de oliva, 260-2
calorias, 60
carboidratos processados, 242, 244
carboidratos, 32
carne de boi criado no pasto, 251-2
carnes processadas, 246-7
cerejas (*cherries*), 250-1
chá verde, 259-60
chocolate amargo, 255-6
cúrcuma, 256-7
e *marketing*, 32-3
feijões (*beans*), 254-5
fontes de bons carboidratos, 104
fontes de maus carboidratos, 104
frutas silvestres (*berries*), 250
gorduras trans, 33, 245-6
hormônios e, 60
industrializados, 32-3, 57, 246
legumes, 252-3
nozes (*nuts*), 253-4
óleos hidrogenados, 33
polirrefeição (*polymeal*), 254
salmão selvagem do Alasca, 249-50
suco de romã, 257-8
vinho tinto, 258-9
American Association of Clinical Endocrinologists [Associação Norte-Americana de Endocrinologistas Clínicos], 67
American Biogenetic Sciences, 234

American College of Cardiology [Colégio Americano de Cardiologia], 239
American College of Nutrition [Colégio Americano de Nutrição], 6, 9
American Heart Association [Associação Norte-Americana do Coração], 2, 28, 91, 98, 185, 239, 241
American Heart Journal, 192
American Journal of Cardiology, 155, 257
American Journal of Clinical Nutrition, 73, 107, 108, 166
amnésia global transitória (AGT), 130-1, 143
angina, 15, 106, 173, 174, 214
angina refratária, 174
angiografias, 10
Anglo-Scandinavian Cardiac Outcomes Trial-Lipid Lowering Arm (ASCOT-LLA) [Ensaio Anglo-Escandinavo de Desfechos Cardíacos Subdivisão de Redução de Lipídios], 148, 160
antidepressivos, 139
Antihypertensive and Lipid-Lowering Treatment to Prevent Heart Attack Trial (ALLHAT) [Ensaio para Tratamento Anti-Hipertensivo e Redutor de Lipídios para Prevenção de Infartos], 147, 160
Antioxidantes
 alho, 262
 astaxantina, 250
 azeite de oliva, 260-2
 coenzima Q_{10} (CoQ_{10}), 131, 132, 170
 curcumina, 192, 257
 definição de, 44
 estatinas como, 149
 frutas silvestres, 250
 L-carnitina, 175-6
 legumes, 252
 nozes (*nuts*), 253-4
 polifenóis, 259, 261
 resveratrol, 258
 vinho tinto, 258-9
 vitamina C, 44, 192
 vitamina E, 185
antocianinas, 250-1
apoliproteína, 233
Archives of Internal Medicine, 33, 73, 154, 242, 261
arginina, 253
artérias
 açúcar e, 63
 cálcio e, 178, 238-9
 coágulo sanguíneo (trombo), 211
 cortisol e, 198
 endotélio, 45-6, 53, 54, 232, 237, 243, 253
 "estrias lipídicas" nas, 55
 homocisteína e, 237
 hormônios do estresse e, 201
 inflamação das, 78
 insulina e, 64
 lipoproteína de baixa densidade MGmin, 51
 magnésio e, 180
 oxidação e, 53
 paredes arteriais, 45, 55
 placa, 53, 54, 75, 155, 214, 262
 resveratrol e, 192, 194
 revestimento fibroso, 56
 teste de reatividade braquial, 243
artrite reumatoide, 42
AstraZeneca, 149, 154
atividade sexual, 267-8

Atkins, Robert, 72, 178
Atkins Center, 103
atuação dos *lobbies*, 31, 78-9, 81, 136, 154, 245
azeite de oliva, 260-2

B

Baltimore, David, 117
banha de porco, 86, 90, 110, 113, 202
Benson-Henry Institute for Mind Body Medicine [Instituto Benson-Henry para a Medicina do Corpo e da Mente], 265
Benson, Herbert, 264-6
Berkeley HeartLab, 69, 232
bifenilas policloradas (PCBs), 249
Blackburn, Henry, 27
Blaine, David, 130
Bowden, Jonny, XV
Briscoe, Andrew, 79
British Heart Foundation [Fundação Britânica do Coração], 51
British Medical Journal, 73, 254, 256
Brody, Jane, 31
Bruhn, John, 202
Buffett, Astrid, 229
Buffett, Susie, 229
Buffett, Warren, 229

C

cálcio, 178-80, 238-9, 241
câncer
    colesterol LDL e, 141
    consumo de álcool e, 147, 259
    estatinas e, 121, 141
    insulina e, 61
    Pravacol e, 148, 151
Cannon, Walter B., 215, 216

carbaril, 196
carboidratos
    carboidratos processados, 242, 244
    colesterol HDL e, 77
    dietas com baixo teor de gorduras e elevados teores de carboidratos, 5, 32, 33, 76-7, 104, 105, 108, 113, 115-6
    doenças cardíacas e, 106, 242, 243
    e substituição por gorduras poli-insaturadas, 106
    e substituição por gorduras saturadas, 107
    "fenômeno Snackwell" e, 32
    fibras e, 83
    fontes de, 106
    gordura saturada e, 101, 107, 108
    resistência à insulina e, 67, 70, 75, 92
    taxa glicêmica, 109
    triglicérides e, 77
carboidratos processados, 7, 32, 63, 65, 70, 71, 92, 107, 115, 242, 244
carga glicêmica, 107, 108, 242
carne bovina, 251-2
carne de gado bovino criado no pasto, 251-2
carnes processadas, 246-7
Castelli, William, 37
Celebra®, 251
células
    açúcar e, 52
    células musculares, 63
    ciclo de Krebs, 177
    coenzima Q_{10} (CoQ_{10}), 12
    colesterol e, 11, 157-8
    membranas, 48
    mitocôndrias, 175-6
    oxitocina e, 139
    serotonina e, 140

ÍNDICE REMISSIVO | 317

síntese do colesterol pelas, XIV
células "Little Ms. Pac-Man", 54-6
"células espumosas", 54, 55
Centers for Disease Control and Prevention [Centros para Controle e Prevenção de Doenças], 159
Centro Médico Tufts, 141
cérebro
   colesterol e, 11, 47, 121, 127, 157-8
   comunicação com o coração, 221
   estatinas e, 139
   hipocampo, 206
   hipotálamo, 197
   oxitocina, 139
   receptores da serotonina, 139
cerejas (*cherries*), 250
Certification Board for Nutrition Specialists [Conselho de Certificação para Especialistas em Nutrição], 6
chá-verde, 259-60
Children's Hospital Oakland Research Institute [Instituto de Pesquisas do Hospital Infantil de Oakland], 96, 109
chocolate amargo, 255-6
Cholesterol Conspiracy, The (Russell Smith), 122
Cholesterol Myths, The (Uffe Ravnskov), 74
Cholesterol Treatment: A Review of the Clinical Trials Evidence [Tratamento para o Colesterol: uma Análise sobre as Provas Obtidas em Experiências Clínicas], 13
choro, 265
Ciclo de Krebs, 177
cicloxigenase (COX), 251
cigarro, 34, 52-3, 76, 77, 94, 202
Circulation, periódico, 259
citocinas, 54

coenzima Q_{10} (CoQ_{10})
   colesterol LDL e, 170-1
   estatinas e, 121, 131, 133, 134-5, 168-9
   importância da, 12, 131, 132-3, 167-8, 169
   insuficiência cardíaca congestiva e, 176
   L-carnitina e, 177
   mitocôndrias e, 168
   oxidação e, 132, 170
   trifosfato de adenosina e, 168
   vitamina E e, 170-1, 186
colestiramina, 35
Colomb, Beatrice, 142
Connecticut Medicine, 103
consumo de álcool, 18, 147-8, 207, 259
Corn Refiners Association [Associação de Refinadores de Milho], 81
cortisol, 61, 157, 197-8, 199, 201
Cousins, Norman, 265
Crestor, 138, 153, 154
cúrcuma, 257
curcumina, 192
curcuminoides, 257
Cure for Heart Disease, The (Dwight Lundell), 39, 72

D

D-ribose, 171, 172-4, 175, 178
Damasio, Antonio, 218
Departamento de Clínica da Família, Universidade de British Columbia, 160
Departamento de Farmacologia e Terapêutica, Universidade de British Columbia, 160
Department of Atherosclerosis Research [Departamento de Pesquisas sobre a Aterosclerose], 109

depressão, 45, 47, 118, 159, 217, 221, 224, 226-8, 265
DHA (ácido docosaexaenoico), 112-3
diabetes
   colesterol LDL e, 51-2
   estatinas e, 140, 156
   glicação e, 70, 181
   inflamação e, 56
   insulina e, 63, 65, 66
   magnésio e, 181
   pandemia de, 7, 33
Diet Revolution (Robert Atkins), 72
Diet, Blood Cholesterol, and Coronary Heart Disease: A Critical Review of the Literature, 122
Diet, Nutrition and the Prevention of Chronic Diseases [Dieta, Nutrição e a Prevenção de Doenças Crônicas] (relatório), 79
dieta Atkins, 3-4, 72, 75
Dieta da Zona, 4
Dieta das Proteínas, 5
dieta mediterrânea, 15, 110, 227, 260
Dietary Fats, Carbohydrate, and the Progression of Coronary Atherosclerosis in Postmenopausal Women (estudo) [Consumo de Gorduras, Carboidratos e a Progressão da Aterosclerose Coronariana em Mulheres Pós--Menopáusicas], 102-3
disfunção endotelial (DE), 46
disfunção erétil (DE), 46, 137
dislipidemia, 191, 194

E
Eades, Mary Dan, XI-XV
Eades, Michael R., XI-XV
"Efeito Roseto", 200-1
"efeito Velcro", 54
eicosanoides, 111
Eilperin, Juliet, 79
Einhorn, Daniel, 67
End of Illness, The (David Agus), 136
endotélio, 45-6, 53, 54, 232, 237, 253
Enig, Mary, 6, 103
Ensaio GISSI-Prevenzione, 189
Ensaio japonês de intervenção lipídica, 150
Environmental Working Group [Grupo de Trabalho Ambiental], 249
Enzima HMG-CoA redutase, 65, 127
EPA (ácido eicosapentaenoico), 112-3
Equinox Fitness Clubs [Clubes para Condicionamento Físico], 4
Erhard, Werner, 207
Escola de Medicina da Universidade de Boston, 260
Escola de Medicina da Universidade de Tufts, 141
Escore de Agatston, 179, 239
esportes, 269
estatinas. *Ver também* produtos farmacêuticos.
   Anglo-Scandinavian Cardiac Outcomes Trial-Lipid Lowering Arm (ASCOT-LLA) [Ensaio Anglo-Escandinavo de Desfechos Cardíacos Subdivisão de Redução de Lipídios], estudo, 148-9, 160
   Antihypertensive and Lipid-Lowering Treatment to Prevent Heart Attack Trial (ALLHAT) [Ensaio para Tratamento Anti-Hipertensivo e Redutor de Lipídios para Prevenção de Infartos], 147, 160
   benefícios das, 120, 121, 136, 143, 147, 156, 160-3

câncer e, 141
cérebro e, 140
coenzima Q_{10} (CoQ_{10}) e, 12, 121, 131, 132, 167, 171
Crestor, 138, 153, 156
diabetes e, 141
disfunção erétil (ED) e, 137
disfunção sexual e, 137-9
e vitamina D, 128-9
efeitos colaterais das, 118, 121, 125, 126, 130-1, 133, 134, 142-3, 162
Ensaio japonês sobre a intervenção lipídica, 150-1
Enzima HMG-CoA redutase E, 127
Exame do tamanho das partículas LDL e, 232
fator nuclear kappa B (NF-kB) e, 135
função das, 126
Heart Protection Study (HPS) [Estudo de Proteção ao Coração], 150
hormônios sexuais e, 121, 137-9
inflamação e, 14, 120, 134
Justification for the Use of Statins in Primary Prevention (JUPITER) Study [Estudo sobre a Justificação do Uso de Estatinas na Prevenção Primária] 152-6
Lipitor, 130, 142, 146, 148-9
moléculas Lp(a) e, 236
necessidade de, 14
oxitocina e, 139
placas e, 155
Pravacol, 148, 151
pravastatina, 148, 151
prevenção primária, 146
prevenção secundária, 146
promoção das, 9, 12

Prospective Study of Pravastatin in the Elderly at Risk (PROSPER) [Estudo Prospectivo da Pravastatina em Idosos em Risco], 151-2, 160
receptores da serotonina e, 139
risco absoluto *versus* risco relativo, 146
rosuvastatina, 153
Stephanie Seneff sobre as, 119, 120
via do mevalonato e, 127, 128, 135
Zocor, 132, 149, 150
estresse
"A Resposta do Relaxamento", 265, 266
adrenalina, 199, 201, 205, 221
animais e, 228, 230
artérias e, 199
choro e, 265
colesterol e, 223-6
companheirismo e, 210-2
cortisol, 199, 201, 206
depressão e, 226-8
dor/tristeza e, 224, 228
"Efeito Roseto", 200-1
estágio de alarme, 205
estágio de exaustão, 206
estresse agudo, 198-9
estresse crônico, 198-9, 210, 211
estressores, 205, 206
estrutura social e, 201-2, 227
exercícios de redução, 266
exercícios respiratórios, 264-5
expressão emocional e, 227, 228, 229, 230
fase de resistência, 205
fenômeno de "triagem", 210
General Adaptation Syndrome (GAS)

[Síndrome Geral de Adaptação], 205-6
hipertrofia do ventrículo esquerdo, 213
hipocampo e, 206
homeostase, 205
hormônio antidiurético (ADH) e, 212
hormônios, 62, 197-8, 201, 211
inadaptação, 207
inflamação e, 213
lidar com o, 206-7, 208, 210
meditação, 264
"morte por vodu", 214-5
negação do, 223
placas e, 214
plaquetas e, 210-2
pressão arterial e, 198, 205, 213, 219, 220
rins e, 212
risada e, 265
sistema imunológico e, 206
sistema nervoso autônomo e, 219
sistema nervoso parassimpático e, 220
sistema nervoso simpático e, 220
trombo (coágulo) e, 201, 211
úlceras e, 204
estresse agudo, 198
estresse crônico, 199, 210, 211
estrógeno, 45, 47, 137, 157
estudo clínico ENHANCE, 16-7
Estudo MRFIT, 34, 114, 137, 158
estudos com animais, 24, 71, 82, 83, 203-4, 228, 230
ex-Iugoslávia, 27
exames
  da molécula Lp(a), 236-7
  de escaneamento de cálcio coronariano, 238-9, 241
  de níveis de interleucina-6, 238
  de reatividade braquial, 243
  determinação quantitativa de fibrinogênio (método de Clauss para), 234
  do fibrinogênio intacto funcional por imunoprecipitação (FiF), 234
  do tamanho das partículas LDL, 22, 232
  dos níveis de homocisteína, 237-8
  escala de Agaston, 179, 239
  NMR LipoProfile, 232
  [para o controle e a medição] da ferritina, 235
  proteína-C reativa (CRP), 233
  VAP (Vertical Auto Profile), 69, 232
exames de sangue. *Ver* exames.
expressão emocional, 263, 265-9

F
Faculdade de Medicina de San Diego, 121
Faculdade de Medicina de Yale, 82
Faculdade de Medicina Johns Hopkins, 84
Faculdade Queen Elizabeth, 73
Fair Wind Press, 8
Fallon, Sally, 103
fator nuclear kappa B (NF-kB), 127, 135
Federation of American Societies for Experimental Biology [Federação de Sociedades Norte-Americanas de Biologia Experimental], 51
"Fenômeno Snackwell", 32-3
ferritina, 235
ferro, 235-6
fibratos, 122
fibrinogênio, 193, 233-4, 258

FiF (immunoprecipitation functional intact fibrinogen) [teste do fibrinogênio intacto funcional por imunoprecipitação]), 234
fígado
  colesterol HDL e, 49
  criação do colesterol pelo, 47-8, 157
  fígado gordo, 82
  frutose e, 81-2
  gorduras saturadas e, 109
  interleucina-6 e, 238
  niacina e, 183
  resistência à insulina e, 82
fígado gordo, 82
Finlândia, 27, 28, 235
fitonutrientes, 253
flavonoides, 256
flavonoides do cacau, 194
Food and Drug Administration (FDA) [Agência Reguladora de Alimentos e Medicamentos], 80, 121, 143, 237
Foreman, Carol Tucker, 29-30
Foroohar, Rana, 229
framboesas, 250
Framingham Heart Study [Estudo Cardiológico de Framingham], 11, 37, 38, 47, 50, 74
Free Radical Theory of Aging [Teoria do Envelhecimento Baseada nos Radicais Livres], 44
frutas silvestres (*berries*), 250
frutose, 80-1, 82, 83, 84, 115
função diastólica, 173
Fundação Weston A. Price, 7, 103

G
Gaby, Alan, 183
Galeno, XI

gamatocoferóis, 186
General Adaptation Syndrome (GAS) [Síndrome Geral de Adaptação], 205
glândula hipófise, 197
glândulas suprarrenais, 197, 199, 201, 204
Glassman, Alexander, 227
glicação, 51, 70
glicocorticoides, 210
glicose, 80, 83, 84
Glifage, 167
glucagon, 60
Goff, David, Jr., 64
gorduras. *Ver também* ácidos graxos ômega-3; ácidos graxos ômega-6; gorduras poli-insaturadas; gorduras saturadas.
  ácido linoleico, 113-4
  ALA (ácido alfa-linolênico), 112-3
  banha de porco, 86, 90, 110, 113, 202
  colesterol e, 85
  definição de, 87-8
  DHA (ácido docosaexaenoico), 112-3
  EPA (ácido eicosapentaenoico), 112-3
  gorduras monoinsaturadas, 87, 105, 110
  ligações químicas duplas, 87
  quadro de tipos de, 89
gorduras insaturadas, 33, 87, 90, 115
gorduras monoinsaturadas, 86, 105, 110
gorduras poli-insaturadas. *Ver também* gorduras.
  ácidos graxos ômega-3 como, 87, 111
  ácidos graxos ômega-6, 87, 111
  duplas ligações, 87
  eicosanoides e, 111
  estudo sobre, 105, 106

gordura saturada comparada com, 106
óleos vegetais e, 110
substituição de carboidratos por, 106
gorduras saturadas. *Ver também* gorduras.
  benefícios das, 108
  carboidratos e, 2, 102-3, 108, 109
  colesterol e, 93, 96, 101
  colesterol HDL e, 88, 95, 101
  colesterol LDL e, 88, 95
  comparada com gorduras trans, 6
  definição de, 86
  dieta Atkins e, 5
  dietas ricas em carboidratos e com baixos teores de gorduras e, 4, 115
  doenças cardíacas e, 93, 95-6
  em comparação com as gorduras poli-insaturadas, 87
  estabilidade das, 90
  estudos sobre, 6, 26-8, 96-8, 106-7
  fama das, 91, 92, 93, 95
  fígado e, 109
  fontes de, 84
  hipótese lipídica e, XIII
  inflamação e, 93
  orientações dietéticas e, 2
  resistência à insulina e, 93
gorduras trans, 7, 33, 245-6
Graedon, Joe, 142
Graedon, Teresa, 142
Graveline, Duane, 48, 120, 130-1, 141
Grécia, 28

H

Hamptons Diet, The (Fred Pescatore), 103
Handler, Philip, 30-1
Harman, Denham, 44
Harvey, William, XI
HDL (lipoproteína de alta densidade)
  carboidratos e, 77
  e vitamina E, 186
  função da, 48
  gordura saturada e, 88, 93, 95, 101, 105
  infecções e, 48
  inflamação e, 52
  introdução à, 20-2
  niacina e, 171, 183
  pantetina e, 191
  perigos da, 51-2
  subtipos, 20, 49-50, 232
  teste de, 22
  triglicérides e, 43, 70, 78
Health Professionals Follow-up Study [Estudo de Acompanhamento dos Profissionais de Saúde], 252
Heart Protection Study (HPS) [Estudo de Proteção ao Coração], 149-50
Hegsted, Mark, 29, 30
hemocromatose, 192, 235
hepatotoxicidade, 183
hipertensão. *Ver* pressão arterial.
hipertrofia do ventrículo esquerdo, 213
hiperviscosidade, 193
hipocampo, 206
hipotálamo, 197
hipótese dieta-coração, 24, 85, 91
hipótese lipídica, XIII, XIV
Hirsch, Jules, 39
Hlatky, Mark A., 156
HMG-CoA reductase (mevalonato) pathway [via da HMG-CoA redutase (mevalonato)], 127, 128, 135, 168
Hoffer, Abram, 183
Holanda, 27, 28, 108, 109

homocisteína, 237
hormônio anabólico, 60
hormônio do crescimento humano, 61
hormônios. *Ver também* insulina.
adrenalina, 210
adrenalina, 61, 197, 198, 201, 205, 221
alimentos e, 60
anabólicos, 60-1
colesterol e, 157
cortisol, 61, 157, 197-8, 201, 206
eicosanoides, 111
estatinas e, 121
esteroides, 157
estrógeno, 45, 47, 137, 157
glicocorticoides, 210
glucagon, 60
hormônio antidiurético (ADH), 212
hormônio do crescimento humano, 61
hormônios do estresse, 62, 197-8, 199-200, 201, 205-6, 211
hormônios sexuais, 45, 47, 121, 138-9, 157
noradrenalina, 61
oxitocina, 139-40
plaquetas e, 211-2
progesterona, 45, 47, 137, 157
síndrome do ovário policístico (SOP) e, 138
testosterona, 137, 139, 157
vitamina D, 158
hormônios esteroides, 157
hormônios sexuais, 45, 47, 121, 138-9, 157
Hospital Abbott Northwestern, 159
Hospital Chiba Hokusoh, 260
Houston, Mark, 46, 191, 194

Hu, Charlene, 245
Hu, Frank B., 96
Hypertension Institute [Instituto de Hipertensão], 46

I
infecções, 12, 42, 48, 136-7, 158, 233
inflamação
ácidos graxos ômega-3 e, 167, 190
ácidos graxos ômega-6 e, 88, 111, 248-9
açúcar e, 63, 244
artrite reumatoide e, 42
carboidratos e, 242
carnes processadas e, 246-7
células do sistema imunológico e, 41-2
cicloxigenase (COX) e, 251
citocinas e, 54
colesterol HDL e, 51
doenças degenerativas e, 42
envelhecimento e, 8-9
estatinas e, 14, 120, 134
estresse e, 213
exame da proteína-C reativa (PCR), 233
exemplos comuns de, 41
frutas silvestres (*berries*) e, 250
gordura saturada e, 92-3
infecções e, 42
inflamação aguda, 41-2
inflamação crônica, 42
insulina e, 66, 78
moléculas Lp(a) e, 236
oxidação e, 44-5, 52, 53, 54, 55, 56, 57
polifenóis, 261
resveratrol e, 192

inflamação aguda, 41-2
inflamação crônica, 42
Institute of Medicine [Instituto de Medicina], 79-80
Instituto Penny George para a Saúde e a Cura, 159
insuficiência cardíaca congestiva, 169, 176
insulina. *Ver também* hormônios; açúcar.
  açúcar e, 62-3
  artérias e, 64
  células gordurosas e, 60
  colesterol e, 65
  fibra e, 82
  fígado gordo e, 82
  função da, 61
  gordura saturada e, 92-3
  hipertensão e, 64
  idade e, 68
  inflamação e, 66, 78
  insulina em jejum, 65, 69-70
  magnésio e, 181
  obesidade e, 65-6, 67-8
  pâncreas e, 62
  pressão arterial e, 64
  proporção entre triglicérides e HDL e, 68
  resistência à, 64-5, 72, 82, 92, 181
  rins e, 64
  sódio e, 64
insulina em jejum, 65, 69-70
interleucina-6, 238
International Journal of Cardiology, 176
International Network of Cholesterol Skeptics [Liga Internacional dos Céticos do Colesterol], 9
Iowa 65+ Rural Health Study [Estudo da Saúde Rural dos Maiores de 65 Anos no Iowa] 238

Isehara Study, 100
isquemia, 173
isquemia cardíaca, 214
isquemia miocárdica silenciosa, 223
Itália, 27
Italian Longitudinal Study on Aging [Estudo Longitudinal Italiano sobre o Envelhecimento], 141

J

Japan Atherosclerosis Society [Sociedade Japonesa de Aterosclerose], 99
Japão, 27, 83, 98, 100, 150, 169
Journal of Cardiac Failure, 141
Journal of the American Geriatric Society, 141
Justification for the Use of Statins in Primary Prevention (JUPITER) Study [Estudo sobre a Justificação do Uso de Estatinas na Prevenção Primária], 141, 152-6

K

Karajan, Herbert von, 218
Kendrick, Malcolm, 27
Keys, Ancel, XIII, XIV, 24, 25, 27-8, 72, 74
Krauss, Ronald, 96

L

L-carnitina, 171, 172, 174, 175-7
L-dopa, 238
Lancet, The, 16, 73, 125
Lands, Bill, 115
Lane, M. Daniel, 84
lazer, 269
LDL (lipoproteína de baixa densidade)
  ácido linoleico, 113

câncer e, 140-1
"células espumosas" e, 55
definições de "colesterol alto" e, 100
e vitamina E, 186
Ensaio japonês de intervenção
    lipídica, 150
exame do tamanho das partículas, 232
função da, 49
gordura saturada e, 93, 101
gorduras trans e, 245-6
Heart Protection Study (HPS) [Estudo
    de Proteção ao Coração], 149-50
indústrias farmacêuticas e, 50
introdução à, 21
lipoproteína, 183
niacina e, 182-3
oxidação, 53, 55, 250, 257
pantetina e, 191
placa e, 155
Produtos Finais da Glicação Avançada
    (AGEs) e, 63
sistema imunológico e, 136-7, 158
subtipos de, 49-50, 51, 69, 78, 88,
    100, 102, 170, 232
tabagismo e, 52-7
testes de, 22, 69
tocotrienóis e, 186
leguminosas, 254-5
Lexapro, 139
Life Extension Foundation [Fundação
    pelo Prolongamento da Vida], 159
Lifestyle Heart Trial [Pesquisa sobre o
    Estilo de Vida e o Coração], 76
Lipid Research Clinics Coronary
    Primary Intervention Trial (LRC-
    CPPT) [Experiência sobre o Papel
    dos Lipídios na Prevenção Coronária
    Primária], 35, 36

Lipitor, 130, 142, 146, 148-9
Lipitor: Thief of Memory (Duane
    Graveline), 48, 120
Lipoprotein Particle Profile Test (LPP)
    [Teste do Perfil das Partículas de
    Lipoproteínas], 69
lipoproteína, 69, 171, 183
lipoproteína de baixa densidade
    MGmin, 51
lipoproteína VLDL (de densidade
    muito baixa), XIV
Lodish, Harvey, 117
Lorgeril, Michel de, 39, 140
lumbroquinase, 171, 193
Lundell, Dwight, 39, 54-5, 72
Lustig, Robert, 82, 83, 84
Lyon Diet Heart Study [Estudo de
    Lyon sobre Dieta do Coração], 6, 7,
    14-5, 40, 140

M

macrófagos, 54, 56
magnésio, 167, 171, 178-82
Mann, George, 10-1, 38, 74
manteiga, 33
massagem, 267-8
Matz, Marshall, 29
McGovern, George, 28-9
medicamentos. *Ver* produtos
    farmacêuticos.
medicina holística, 217
meditação, 264
MedWatch, 121, 143
Merck [indústria química e
    farmacêutica], 17
metanálises, 94-5, 96, 98, 170, 178
metformina, 167
metotrexato, 238

Micha, Renata, 247
mirtilos, 250
MIT [Massachusetts Institute of Technology], 117-8
mitocôndria, 168, 175-6
moléculas de adesão, 54
moléculas Lp(a), 236-7
monócitos, 54
morangos, 250
"morte por vodu", 214-5
Mosher, Michelle, 89
Most Effective Natural Cures on Earth, The (Jonny Bowden), 132
Most Effective Ways to Live Longer, The (Jonny Bowden), 43, 70
Mottern, Nick, 29, 30
Mozaffarian, Dariush, 105, 106, 188-9

N

National Academy of Sciences (NAS) [Academia Nacional de Ciências], 30, 31-2
National Centre for Scientific Research [Centro Nacional para a Pesquisa Científica], 39
National Cholesterol Education Program (NCEP) [Programa Nacional de Educação sobre o Colesterol], 163
National Cholesterol Education Program [Programa Nacional de Educação sobre o Colesterol], 24, 76, 162
National Heart, Lung, and Blood Institute [Instituto Nacional do Coração, dos Pulmões e do Sangue], 35, 76
National Institute of Medicine [Instituto Nacional de Medicina], 165
National Institutes of Health (NIH) [Institutos Nacionais de Saúde], 35, 36, 39
National Library of Medicine [Biblioteca Nacional de Medicina], 188
natoquinase, 171, 193, 234
Near-Perfect Sexual Crime: Statins Against Cholesterol, A (Michel de Lorgeril), 140
Netherlands Journal of Medicine, 97
neuropatias, 143
New England Journal of Medicine, 16, 17, 21, 156, 237
New York Heart Association (NYHA) [Associação Nova-Iorquina do Coração], 169
New York State Psychiatric Institute [Instituto Psiquiátrico do Estado de Nova York], 227-8
New York Times, 9, 31, 67, 82
niacina, 171, 182-3, 184-5
nicotinamida, 182
noradrenalina, 61
nozes (*nuts*), 253-4
núcleo lipídico da placa, 54, 56
Nurses' Health Study [Estudo da Saúde das Enfermeiras], 6, 17, 88, 107, 245, 252, 254

O

obesidade
    ácido linoleico conjugado (CLA) e, 246
    ácido úrico e, 83
    açúcar e, 63, 79
    frutose e, 83
    inflamação e, 42
    pandêmica, 7, 33
    resistência à insulina e, 65-6, 67, 72, 75

óleo de canola, 103
óleo de peixe. *Ver* ácidos graxos ômega-3.
óleos hidrogenados, 33
óleos vegetais, 7, 33, 90, 106-9, 111, 113, 248
Oliver, Michael, 38
Organização Mundial da Saúde (OMS), 27, 78-9, 212
Orientações Dietéticas para os Americanos, 241
Ornish, Dean, 76-7, 115
osteoporose, 159, 178
Overdose America (John Abramson), 125, 162
oxidação
    ácido linoleico e, 113
    alho e, 262-3
    azeite de oliva e, 260-2
    coenzima Q_{10} (CoQ_{10}) e, 131, 169-70
    colesterol LDL e, 53, 54
    curcumina e, 257
    envelhecimento e, 8
    estatinas e, 149, 157
    feijões (*beans*) e, 255
    ferro e, 234-5
    frutas silvestres (*berries*) e, 250
    gorduras insaturadas e, 90
    homocisteína e, 237-8
    inflamação e, 44-5, 54, 70
    L-carnitina e, 177
    nozes (*nuts*) e, 254
    pantetina e, 191
    resveratrol e, 192, 194, 258
    vitamina C e, 192
    vitamina E e, 185, 186
óxido nítrico, 194, 253, 257
oxitocina, 139

P

pâncreas, 62
pantetina, 191
Pennebaker, James, 268
People's Pharmacy, The (Teresa e Joe Graedon), 142
Pescatore, Fred, 103
pesticida Sevin, 195-6
Pfizer [indústria farmacêutica internacional], 149
Physicians' Health Study [Estudo da Saúde dos Médicos], 253, 254
Pinckney, Edward, 122, 123
placa, 20, 53, 54, 75, 155, 214, 250, 262
plasmina, 193
Plotnikoff, Gregory, 159
polifenóis, 259, 261
polirrefeição, 254
povo massai, 74
Power of Clan, The (Stewart Wolf e John Bruhn), 202
Pravacol, 148, 151
pravastatina, 148, 151
pressão arterial
    ácidos graxos ômega-3 e, 188, 189, 190
    adrenalina e, 198, 205
    azeite de oliva e, 260
    chocolate amargo e, 255-6
    coenzima Q_{10} (CoQ_{10}) e, 170-1
    cortisol e, 206
    estresse e, 213-4, 219, 220
    flavonoides do cacau e, 194
    insulina e, 64-5, 66
    magnésio e, 167, 180, 181
    massagem e, 267-8
    meditação e, 264
    resveratrol e, 192
    sistemas simpáticos e, 220
    terapia de toque e, 267-8

prevenção primária, 146
prevenção secundária, 146
Price, Weston A. [Fundação Weston A. Price], 7
Pritikin, Nathan, 76
Pritikin Longevity Center [Centro de Longevidade Pritikin], 76
Proceedings of the National Academy of Sciences, 169
produtos farmacêuticos. *Ver também* estatinas.
  antidepressivos, 139
  AstraZeneca, 149, 154
  Celebra®, 251
  colestiramina, 35
  Crestor, 138, 153, 156
  efeitos colaterais, 118, 121
  enzima HMG-CoA redutase e, 65
  Estudo ASCOT-LLA e, 147-8
  fibratos, 122
  Glifage, 167
  L-dopa, 238
  Lexapro, 139
  Lipitor, 130, 142, 146, 148-9
  lucros resultantes dos, 18
  marketing, 1, 50, 119, 136, 149, 165, 166
  Merck [indústria química e farmacêutica], 17
  metformina, 167
  metotrexato, 238
  National Cholesterol Education Program [Programa Nacional de Educação sobre o Colesterol] e, 24
  níveis de LDL e, 50
  Pfizer [indústria farmacêutica internacional], 149
  Pravacol, 148, 151
  pravastatina, 148, 151
Prozac, 139
risco absoluto *versus* risco relativo, 144
Schering-Plough [Indústria química e farmacêutica], 17
teofilina, 238
Vioxx®, 251
Vytorin, 16-7
Zocor, 132, 149, 150
Zoloft, 139
progesterona, 45, 47, 137, 157
Progress in Cardiovascular Diseases, 191, 194
Progress in Lipid Research, 115
projeto Carélia do Norte, 28
Prospective Study of Pravastatin in the Elderly at Risk (PROSPER) [Estudo Prospectivo sobre a Pravastatina em Idosos em Situação de Risco], 152, 160
Proteína C-reativa (CRP), 120, 153, 170, 233, 244
proteínas
  açúcar e, 63, 70
  apolipoproteína, 236, 241
  dietas com altos teores de proteínas, 4, 5, 6, 8, 72
  fibrinogênio, 193, 233-4, 258
  glicação e, 70
  lipoproteínas de muito baixa densidade (VLDL), XIV
  Produtos Finais da Glicação Avançada (AGEs), 71
  proteína C-reativa (PCR), 120, 153, 170-1, 233, 244
Prozac, 139
pterostilbeno, 250

Q

$Q_{10.}$ *Ver* coenzima Q_{10}.

R
Rader, Daniel, 21
radicais livres, 44, 53
Ravnskov, Uffe, 74, 150
Reaven, Gerald, 67
Relyea, Rick, 196
[República do] Quênia, 74
[República Unida da] Tanzânia, 74
"Resposta de Relaxamento", 264, 266
resveratrol, 192, 194, 258
revestimento fibroso, 56
rins, 64, 71, 197, 212
risada, 265
risco absoluto, 144, 155
risco relativo, 146
rosuvastatina, 153
Rússia, 24-5

S
sal. *Ver* sódio.
salmão selvagem do Alasca, 249-50
salmão Vital Choice, 190, 249-50
Samuel, Varman, 82
sangria, XI
Sapolsky, Robert, 198
"Saturated Fat Prevents Coronary Artery Disease? An American Paradox" [As gorduras saturadas previnem as doenças arteriais coronarianas? Um paradoxo americano], relatório, 107
"Saturated Fat, Carbohydrates, and Cardiovascular Disease" [Gorduras Saturadas, Carboidratos e Doenças Cardiovasculares], estudo, 97
Scanu, Angelo, 51-2
Schering-Plough [Indústria química e farmacêutica], 17
Scripps Whittier Diabetes Institute [Instituto Scripps Whittier para o Diabetes], 67
Sears, Barry, 4, 60
Seely, Stephen, 239
Select Committee on Nutrition and Human Needs [Comitê sobre Nutrição e Necessidades Humanas], 28-9
Selye, Hans, 203-4
Seneff, Stephanie, 117-20, 132, 134, 156
Seven Countries Study (Estudo de Sete Países), 25, 27-8
Shechter, Michael, 243
Sinatra, Stephen, XV
Sinclair, Upton, 18
síndrome do ovário policístico (SOP), 138
síndrome metabólica, 72, 83
Siri-Tarino, Patty, 96
sistema imunológico
  colesterol e, 158
  colesterol LDL e, 136-7
  estresse e, 206
  glicação e, 71
  inflamação e, 41-2
  macrófagos e, 54
sistema nervoso autônomo, 219-20
sistema nervoso parassimpático, 220
sistema nervoso simpático, 220
sites
  American College of Cardiology [Faculdade Norte-Americana de Cardiologia], 239, 241
  American Heart Association [Associação Norte-Americana do Coração], 239, 241
  Duane Graveline, 141

International Network of Cholesterol Skeptics [Liga Internacional dos Céticos do Colesterol], 9
National Institute of Medicine [Instituto Nacional de Medicina], 165
Therapeutics Initiative, 161
Uffe Ravnskov, 74
Smith, Russell, 122, 123-4
sódio, 64, 247
Stanhope, Kimber, 241
Steptoe, Andrew, 266
Stone, Alan, 29
suco de romã, 257-8
Sugar Association [Associação Açucareira], 79
Suíça, 26
suicídios, 47
suplementos
ácido fólico, 238, 259
ácido pantotênico, 171
ácidos graxos ômega-3, 167, 188
coenzima Q_{10} (CoQ_{10}), 167-8, 174
curcumina, 192
D-ribose, 171, 173-4, 175, 178
ferro, 234-5
flavonoides de cacau, 194
L-carnitina, 171, 172, 174, 176-7
lumbroquinase, 193
magnésio, 167, 171, 178-82
natoquinase, 193, 234
niacina, 171, 182-3, 184-5
pantetina, 191
resveratrol, 192, 194
"tocoferóis mistos", 187-8
vitamina B_{12}, 238
vitamina B_6, 238
vitamina C, 192, 236
vitamina D, 158
vitamina E, 185-8
suplementos de "tocoferóis mistos", 187-8
Sweet and Dangerous (John Yudkin), 73, 74

T

Tappy, Luc, 82
Taubes, Gary, 9, 67, 75, 80
taxa glicêmica, 107-8, 109, 243
Technion-Israel Institute of Technology [Instituto Tecnológico de Israel], 257
teofilina, 238
terapia de toque, 267
teste de reatividade braquial, 243
teste NMR LipoProfile, 69, 232
testosterona, 45, 47, 137, 139, 157
"The Great Con-Ola", artigo, 103
Therapeutics Initiative, 160
Thompson, Tommy G., 79
Time (revista), 229
tocoferóis, 186
tocotrienóis, 186
tomografia ultrarrápida, 178
Toward Healthful Diets, orientações, 31
trifosfato de adenosina (ATP), 168, 172, 173, 177
triglicérides
ácidos graxos ômega-3 e, 171, 188, 189
alho e, 262
carboidratos e, 77
centenários e, 65
colesterol HDL e, 43, 68-9, 77, 78
colesterol LDL e, 68
dietas com baixos teores de gorduras e ricas em carboidratos, 77
frutose e, 82

gordura saturada e, 102
insulina e, 67
niacina e, 171, 182
pantetina e, 191
síndrome metabólica e, 83
turbulência dos fluidos, 213
Turku, 28

U

U.S. Department of Agriculture (USDA) [Departamento de Agricultura dos Estados Unidos], 30, 31
U.S. Department of Health and Human Services [Departamento de Saúde e Serviços Humanos dos Estados Unidos], 79
U.S. Government Accountability Office [Agência de Prestação de Contas do Governo dos Estados Unidos], 13
Universidade da Califórnia, 82
Universidade de Harvard, 17, 29, 88, 96, 105, 125, 154, 188, 242, 247, 264
Universidade de Londres, 26, 73
Universidade de Munique, 173
Universidade de Pittsburgh, 196
Universidade de Tel-Aviv, 243
Universidade de Vanderbilt, 38, 46
Universidade de Yale, 103
Universidade McGill, 203
Universidade Rockefeller, 39
Universidade Stanford, 67
Using the Dietary Guidelines for Americans, 31

V

Vertical Auto Profile (VAP) [Teste do Autoperfil Vertical], 69, 232

via do mevalonato, 127, 128, 135, 168
vinho, 258-9
vinho tinto, 258-9
Vioxx®, 251
Vita, Joseph, 260
vitaminas. *Ver* suplementos.
Volek, Jeff, 66
Vytorin, 16-7

W

Wake Forest Baptist Medical Center [Centro Médico Batista de Wake Forest], 64
Washington Post, 79
Washington, George, XII
Weissmann, Gerald, 52
"What If It's All Been a Big Fat Lie?" ["E se tudo for uma grande mentira?"] (Gary Taubes), 9
Why Zebras Don't Get Ulcers (Robert Sapolsky), 198
Wolf, Stewart, 202
Women's Health Initiative [Iniciativa para a Saúde das Mulheres], 38
xarope de milho com alta concentração de frutose (HFCS), 81, 83-4

Y

Yudkin, John, 26, 73-4, 75

Z

Zimmer, Heinz Gerd, 173
Zocor, 132, 149-50
Zoloft, 139
Zutphen Elderly Study [Estudo dos Idosos de Zutphen], 256

GRÁFICA PAYM
Tel. [11] 4392-3344
paym@graficapaym.com.br